全国中医药行业高等教育"十四五"规划教材

全国高等中医药院校规划教材（第十一版）

推拿功法学

（新世纪第三版）

（供针灸推拿学、中医康复学、中医骨伤科学等专业用）

主 编 吕立江

U0343621

中国中医药出版社

·北 京·

图书在版编目（CIP）数据

推拿功法学 / 吕立江主编 . —3 版 . —北京：
中国中医药出版社，2021.6
全国中医药行业高等教育"十四五"规划教材
ISBN 978-7-5132-6844-8

Ⅰ . ①推… Ⅱ . ①吕… Ⅲ . ①推拿—中医学院—教材
Ⅳ . ① R244.1

中国版本图书馆 CIP 数据核字（2021）第 053570 号

融合出版数字化资源服务说明

全国中医药行业高等教育"十四五"规划教材为融合教材，各教材相关数字化资源（电子教材、PPT 课件、视频、复习思考题等）在全国中医药行业教育云平台"医开讲"发布。

资源访问说明

扫描右方二维码下载"医开讲 APP"或到"医开讲网站"（网址：www.e-lesson.cn）注册登录，输入封底"序列号"进行账号绑定后即可访问相关数字化资源（注意：序列号只可绑定一个账号，为避免不必要的损失，请您刮开序列号立即进行账号绑定激活）。

资源下载说明

本书有配套 PPT 课件，供教师下载使用，请到"医开讲网站"（网址：www.e-lesson.cn）认证教师身份后，搜索书名进入具体图书页面实现下载。

中国中医药出版社出版

北京经济技术开发区科创十三街 31 号院二区 8 号楼
邮政编码　100176
传真　010-64405721
保定市西城胶印有限公司印刷
各地新华书店经销

开本 889×1194　1/16　印张 13.75　字数 367 千字
2021 年 6 月第 3 版　2021 年 6 月第 1 次印刷
书号　ISBN 978-7-5132-6844-8

定价　55.00 元
网址　www.cptcm.com

服 务 热 线　010-64405720　　微信服务号　zgzyycbs
购 书 热 线　010-89535836　　微商城网址　https://kdt.im/LIdUGr
维 权 打 假　010-64405753　　天猫旗舰店网址　https://zgzyycbs.tmall.com

如有印装质量问题请与本社出版部联系（010-64405510）
版权专有　侵权必究

全国中医药行业高等教育"十四五"规划教材
全国高等中医药院校规划教材（第十一版）

《推拿功法学》
编 委 会

主　编

吕立江（浙江中医药大学）

副主编

姚　斐（上海中医药大学）　　　　　彭　亮（湖南中医药大学）

吴云川（南京中医药大学）　　　　　齐凤军（湖北中医药大学）

郭现辉（河南中医药大学）

编　委（以姓氏笔画为序）

于志国（黑龙江中医药大学）　　　　王　列（辽宁中医药大学）

王卫刚（陕西中医药大学）　　　　　王继红（广州中医药大学）

牛红社（浙江中医药大学）　　　　　刘俊昌（新疆医科大学）

李　洁（河北中医学院）　　　　　　李冬梅（云南中医药大学）

李忠正（天津中医药大学）　　　　　杨　帆（海南医学院）

杨　宇（广西中医药大学）　　　　　吴高鑫（贵州中医药大学）

郝歆宇（成都中医药大学）　　　　　姚斌彬（北京中医药大学）

黄英如（重庆医科大学）　　　　　　矫俊东（长春中医药大学）

曾庆云（山东中医药大学）　　　　　廖　军（福建中医药大学）

谭亚芹（内蒙古医科大学）

学术秘书

徐泉珍（浙江中医药大学）

《推拿功法学》
融合出版数字化资源编创委员会

全国中医药行业高等教育"十四五"规划教材
全国高等中医药院校规划教材（第十一版）

主　编

吕立江（浙江中医药大学）

副主编

姚　斐（上海中医药大学）　　　　　　彭　亮（湖南中医药大学）

吴云川（南京中医药大学）　　　　　　齐凤军（湖北中医药大学）

郭现辉（河南中医药大学）

编　委（以姓氏笔画为序）

于志国（黑龙江中医药大学）　　　　　王　列（辽宁中医药大学）

王继红（广州中医药大学）　　　　　　牛红社（浙江中医药大学）

刘佳利（北京中医药大学）　　　　　　刘俊昌（新疆医科大学）

李　丹（天津中医药大学）　　　　　　李　洁（河北中医学院）

李小琴（江西中医药大学）　　　　　　李冬梅（云南中医药大学）

杨　帆（海南医学院）　　　　　　　　杨　宇（广西中医药大学）

郝歆宇（成都中医药大学）　　　　　　黄英如（重庆医科大学）

矫俊东（长春中医药大学）　　　　　　曾庆云（山东中医药大学）

廖　军（福建中医药大学）　　　　　　谭亚芹（内蒙古医科大学）

学术秘书

徐泉珍（浙江中医药大学）

全国中医药行业高等教育"十四五"规划教材
全国高等中医药院校规划教材（第十一版）

专家指导委员会

名誉主任委员

余艳红（国家卫生健康委员会党组成员，国家中医药管理局党组书记、副局长）

主任委员

王志勇（国家中医药管理局党组成员、副局长）

副主任委员

王永炎（中国中医科学院名誉院长、中国工程院院士）
张伯礼（天津中医药大学名誉校长、中国工程院院士）
黄璐琦（中国中医科学院院长、中国工程院院士）
卢国慧（国家中医药管理局人事教育司司长）

委　员（以姓氏笔画为序）
王　伟（广州中医药大学校长）
石　岩（辽宁中医药大学党委书记）
石学敏（天津中医药大学教授、中国工程院院士）
匡海学（教育部高等学校中药学类专业教学指导委员会主任委员、黑龙江中医药大学教授）
吕文亮（湖北中医药大学校长）
朱卫丰（江西中医药大学校长）
刘　力（陕西中医药大学党委书记）
刘　星（山西中医药大学校长）
安冬青（新疆医科大学副校长）
许二平（河南中医药大学校长）
李灿东（福建中医药大学校长）
李金田（甘肃中医药大学校长）
杨　柱（贵州中医药大学党委书记）
余曙光（成都中医药大学校长）
谷晓红（教育部高等学校中医学类专业教学指导委员会主任委员、北京中医药大学党委书记）

冷向阳（长春中医药大学校长）

宋春生（中国中医药出版社有限公司董事长）

陈　忠（浙江中医药大学校长）

陈可冀（中国中医科学院研究员、中国科学院院士、国医大师）

金阿宁（国家中医药管理局中医师资格认证中心主任）

周仲瑛（南京中医药大学教授、国医大师）

胡　刚（南京中医药大学校长）

姚　春（广西中医药大学校长）

徐安龙（教育部高等学校中西医结合类专业教学指导委员会主任委员、北京中医药大学校长）

徐建光（上海中医药大学校长）

高秀梅（天津中医药大学校长）

高树中（山东中医药大学校长）

高维娟（河北中医学院院长）

郭宏伟（黑龙江中医药大学校长）

曹文富（重庆医科大学中医药学院院长）

彭代银（安徽中医药大学校长）

路志正（中国中医科学院研究员、国医大师）

熊　磊（云南中医药大学校长）

戴爱国（湖南中医药大学校长）

秘书长（兼）

卢国慧（国家中医药管理局人事教育司司长）

宋春生（中国中医药出版社有限公司董事长）

办公室主任

张欣霞（国家中医药管理局人事教育司副司长）

李秀明（中国中医药出版社有限公司副经理）

办公室成员

陈令轩（国家中医药管理局人事教育司综合协调处副处长）

李占永（中国中医药出版社有限公司副总编辑）

张峘宇（中国中医药出版社有限公司副经理）

沈承玲（中国中医药出版社有限公司教材中心主任）

全国中医药行业高等教育"十四五"规划教材
全国高等中医药院校规划教材（第十一版）

编审专家组

组　长

余艳红（国家卫生健康委员会党组成员，国家中医药管理局党组书记、副局长）

副组长

张伯礼（中国工程院院士、天津中医药大学教授）

王志勇（国家中医药管理局党组成员、副局长）

组　员

卢国慧（国家中医药管理局人事教育司司长）

严世芸（上海中医药大学教授）

吴勉华（南京中医药大学教授）

王之虹（长春中医药大学教授）

匡海学（黑龙江中医药大学教授）

刘红宁（江西中医药大学教授）

翟双庆（北京中医药大学教授）

胡鸿毅（上海中医药大学教授）

余曙光（成都中医药大学教授）

周桂桐（天津中医药大学教授）

石　岩（辽宁中医药大学教授）

黄必胜（湖北中医药大学教授）

前　言

　　为全面贯彻《中共中央 国务院关于促进中医药传承创新发展的意见》和全国中医药大会精神，落实《国务院办公厅关于加快医学教育创新发展的指导意见》《教育部 国家卫生健康委 国家中医药管理局关于深化医教协同进一步推动中医药教育改革与高质量发展的实施意见》，紧密对接新医科建设对中医药教育改革的新要求和中医药传承创新发展对人才培养的新需求，国家中医药管理局教材办公室（以下简称"教材办"）、中国中医药出版社在国家中医药管理局领导下，在教育部高等学校中医学类、中药学类、中西医结合类专业教学指导委员会及全国中医药行业高等教育规划教材专家指导委员会指导下，对全国中医药行业高等教育"十三五"规划教材进行综合评价，研究制定《全国中医药行业高等教育"十四五"规划教材建设方案》，并全面组织实施。鉴于全国中医药行业主管部门主持编写的全国高等中医药院校规划教材目前已出版十版，为体现其系统性和传承性，本套教材称为第十一版。

　　本套教材建设，坚持问题导向、目标导向、需求导向，结合"十三五"规划教材综合评价中发现的问题和收集的意见建议，对教材建设知识体系、结构安排等进行系统整体优化，进一步加强顶层设计和组织管理，坚持立德树人根本任务，力求构建适应中医药教育教学改革需求的教材体系，更好地服务院校人才培养和学科专业建设，促进中医药教育创新发展。

　　本套教材建设过程中，教材办聘请中医学、中药学、针灸推拿学三个专业的权威专家组成编审专家组，参与主编确定，提出指导意见，审查编写质量。特别是对核心示范教材建设加强了组织管理，成立了专门评价专家组，全程指导教材建设，确保教材质量。

　　本套教材具有以下特点：

　　1.坚持立德树人，融入课程思政内容

　　把立德树人贯穿教材建设全过程、各方面，体现课程思政建设新要求，发挥中医药文化育人优势，促进中医药人文教育与专业教育有机融合，指导学生树立正确世界观、人生观、价值观，帮助学生立大志、明大德、成大才、担大任，坚定信念信心，努力成为堪当民族复兴重任的时代新人。

　　2.优化知识结构，强化中医思维培养

　　在"十三五"规划教材知识架构基础上，进一步整合优化学科知识结构体系，减少不同学科教材间相同知识内容交叉重复，增强教材知识结构的系统性、完整性。强化中医思维培养，突出中医思维在教材编写中的主导作用，注重中医经典内容编写，在《内经》《伤寒论》等经典课程中更加突出重点，同时更加强化经典与临床的融合，增强中医经典的临床运用，帮助学生筑牢中医经典基础，逐步形成中医思维。

3.突出"三基五性"，注重内容严谨准确

坚持"以本为本"，更加突出教材的"三基五性"，即基本知识、基本理论、基本技能，思想性、科学性、先进性、启发性、适用性。注重名词术语统一，概念准确，表述科学严谨，知识点结合完备，内容精炼完整。教材编写综合考虑学科的分化、交叉，既充分体现不同学科自身特点，又注意各学科之间的有机衔接；注重理论与临床实践结合，与医师规范化培训、医师资格考试接轨。

4.强化精品意识，建设行业示范教材

遴选行业权威专家，吸纳一线优秀教师，组建经验丰富、专业精湛、治学严谨、作风扎实的高水平编写团队，将精品意识和质量意识贯穿教材建设始终，严格编审把关，确保教材编写质量。特别是对32门核心示范教材建设，更加强调知识体系架构建设，紧密结合国家精品课程、一流学科、一流专业建设，提高编写标准和要求，着力推出一批高质量的核心示范教材。

5.加强数字化建设，丰富拓展教材内容

为适应新型出版业态，充分借助现代信息技术，在纸质教材基础上，强化数字化教材开发建设，对全国中医药行业教育云平台"医开讲"进行了升级改造，融入了更多更实用的数字化教学素材，如精品视频、复习思考题、AR/VR等，对纸质教材内容进行拓展和延伸，更好地服务教师线上教学和学生线下自主学习，满足中医药教育教学需要。

本套教材的建设，凝聚了全国中医药行业高等教育工作者的集体智慧，体现了中医药行业齐心协力、求真务实、精益求精的工作作风，谨此向有关单位和个人致以衷心的感谢！

尽管所有组织者与编写者竭尽心智，精益求精，本套教材仍有进一步提升空间，敬请广大师生提出宝贵意见和建议，以便不断修订完善。

国家中医药管理局教材办公室

中国中医药出版社有限公司

2021 年 5 月 25 日

编写说明

　　本教材是在国家中医药管理局的宏观指导下，以全面提高中医药人才的培养质量、积极与医疗卫生实践接轨、为临床服务为目标，依据中医药行业人才培养规律和实际需求，由国家中医药管理局教材办公室和中国中医药出版社组织编写的，旨在正本清源，突出中医思维方式，体现中医药学科的人文特色和"读经典，做临床"的实践特点。

　　推拿功法学、推拿手法学、推拿治疗学是针灸推拿学专业推拿方向的三大主干课程，而推拿功法学则是进一步学习推拿手法学和推拿治疗学的基础，可为学生日后从事推拿、康复、正骨等临床工作打下基础。

　　本教材的编写坚持以人为本，充分发挥教材在提高人才培养质量中的基础性作用，强化课程思政内容，充分体现最新的教育教学改革和教材改革成果；以提高教材质量为核心，全面推进素质教育，实施精品战略，强化质量意识；以学生为中心，坚持以基本知识、基本理论、基本技能为指导，突出思想性、科学性、先进性、启发性与适用性。编写前，编委会认真研究了全国中医药行业高等教育"十三五"规划教材《推拿功法学》的特点，并根据上一版教材的使用情况，进行相应的修订，尤其是就推拿功法对人体的生物学效应等新理论、新进展做了补充完善，并对中篇和下篇部分章节的编序和结构进行了调整，使教材内容更加合理和完善。

　　本教材是在上一版教材的基础上修订而成。全书分上、中、下三篇及附篇。上篇为基础篇，内容包括概论、推拿功法学的历史沿革、推拿功法学的基本理论、推拿功法学的基础知识、推拿功法常用术语与常用练功穴窍、推拿功法对人体的生物学效应等。中篇为功法篇，内容包括易筋经、少林内功、其他传统功法、推拿器械练功等，重点介绍了易筋经与少林内功的特点与习练步骤，使学生能够进行重点操练，并熟练掌握，以提高功法锻炼的效果。下篇为应用篇，主要介绍推拿功法应用概述、应用原则及其在常见伤科疾病、内科疾病方面的应用。附篇为古代文献选读，供学生学习时参考使用。

　　本教材的编写工作，第一章由吕立江、曾庆云编写，第二章由吴云川、廖军编写，第三章由郭现辉、王继红编写，第四章由姚斐、李冬梅编写，第五章由王列编写，第六章由郝歆宇、李洁、王卫刚编写，第七章由彭亮、牛红社、李洁编写，第八章由李忠正、李冬梅编写，第九章由齐凤军、王继红编写，第十章由吕立江、姚斌彬、谭亚芹、杨宇、杨帆编写，第十一章由刘俊昌、于志国、黄英如、矫俊东编写。附篇由姚斐、吴高鑫编写。

　　本教材融合出版数字化工作的全部内容由吕立江、姚斐负责，编委会各成员负责各自完善补充对应章节的数字化资源。

本教材适合高等中医药院校本科针灸推拿学、中医康复学、中医骨伤科学等专业教学使用；同时根据各院校专业课程设置的差异，也可供中医学、康复治疗学等相关专业教学使用。本教材在编写过程中得到了浙江中医药大学、上海中医药大学、湖南中医药大学等高等中医药院校的大力支持。书中的功法图片除由浙江中医药大学吕立江教授与吴勇韬摄影师拍摄外，还有陆森伟、周海旺、张海文等同志协助拍摄，在此一并表示感谢。另外，也要对"十三五"规划教材编写组井夫杰、刘玉超、王晓东、吴中秋、张欣、张友健、林丽莉、房纬、曹锐、雷龙鸣等专家、学者所做出的工作表示衷心的感谢，他们对"十三五"规划教材做过系统的整理工作，提出了很多重要意见或建议。

在编委会的集体努力下，本次教材编写使得教材内容更加完善，结构更加合理，但由于时间仓促，水平所限，书中存在不足或疏漏之处，敬请各院校师生在使用本教材的过程中提出宝贵意见，以便今后修订完善。

《推拿功法学》编委会

2021 年 5 月

目　录

中篇 功法篇

上篇

基础篇

学习提要：

掌握推拿功法学的基本概念，理解推拿功法学是推拿专业的一门基础学科，领会推拿功法学的内在特点；熟悉推拿功法与推拿手法的关系，明确推拿功法是学习推拿手法的基础；了解推拿功法学的研究内容和研究方法，并懂得学习功法的方法与意义。

第一节　推拿功法学的基本概念

推拿功法学是推拿学科的重要组成部分，是以中医学理论为指导，研究推拿功法的锻炼原则、操作方法、作用原理和临床应用规律的一门基础学科。推拿功法中的"功"指功夫，通过各种特定的锻炼方法，使推拿技能得以提高。功夫主要由功底、功时、功力等要素组成。功底是一个人的悟性与练功素质；功时是指练功时间的累积；功力是指练功的效果。"法"为练习方法与法则，主要有徒手练功法、器械练功法、武术练功法及医疗练功法等，重点讲述能增强推拿专业人员指力、臂力、腰力及腿力等练功方法，掌握这些方法并注重意、气及力的转换，以内蓄功夫积聚霸力，从而达到内劲外壮的目的。

推拿功法学的主要任务是如何应用传统功法，以提高临床推拿医生的素质和体质，增强其临床运用手法的功力、耐力和巧力，充分发挥推拿的疗效，并通过自身长期的功法锻炼，以积蓄内劲，激发体内潜能。推拿治疗疾病是以手法为主要手段，这就要求推拿专业人员必须具备充沛的精力、强健的体魄、深厚的功夫、灵活的肢体、灵敏的指感、持久的体力和耐力，这些就是推拿功法训练的目的所在。同时，推拿功法还具有强身健体、防病保健、功能康复的作用，患者可在医生指导下，根据不同疾病的需要练习推拿功法，可以恢复体能和功能，从而达到有病治病、无病强身的目的。

第二节　推拿功法的特点

推拿功法学中的功法都属传统功法的范畴，它具备以下特点。

一、内外兼修，由外及内

"修内"本义是"修心"，炼丹家在主张修练形神与内丹的同时，也十分强调提高个人内在的道德修养。这里将"修内"引申为人体内在的脏腑、气血、经络及精气神等；而"修外"，则引申为人体外在的皮毛、肌肉及筋骨等。内外兼修是指在推拿功法的锻炼过程中注重对内在脏腑、气血、经络、精气神和外在皮肉、筋骨兼顾修炼的锻炼方法，即所谓"内练一口气，外练筋骨皮"。初学推拿手法者，尤其是年轻气盛者，自觉体力强壮，但在实际操作时，却发现手法的持久力较差，手法的柔韧度不够，肢体关节的灵活性不高，手法的功力不够。所以，推拿功法采用由外及内的训练方法，即开始阶段以皮毛、肌肉、筋骨的功法锻炼为主，逐步过渡到与内在脏腑、气血、经络、精气神相结合的功法锻炼，以培养初学推拿手法者由外及内的修炼功夫，最后达到内外兼修的目的。

二、动静结合，以动致静

功法的动静结合，一方面是指在练功方式上强调静功与动功的密切结合，另一方面是指在练动功时要掌握"动中有静"，在练静功时要体验"静中有动"。动，指形体外部和体内"气"（感觉）的运动，前者可视为"外动"，而后者可视为"内动"。静，指形体与精神的宁静，前者可视为"外静"，后者可视为"内静"。动与静是相对的，静功主要是指锻炼身体内部，没有肢体活动、肌肉骨骼的外在锻炼。动功指肢体活动及肌肉骨骼的锻炼，既有利于疏通经络、调和气血，又有利于入静。对于初练者，肢体动作的动功有助于集中注意力，通过动而达到静。静功的静不是绝对的静，虽然没有形体的动作，但气血在大脑高度入静状态下按它本身的规律运行，它的种种微妙变化，都是动功所不能体会到的。没有形体动作，更能一心一意。入静的程度越深，机体的感受能力和反应能力就越敏锐，这是更高级的功法状态。在这种功法状态下，人体自身内在潜能的激发逐步提高。同时，静还要求锻炼的环境安静，即没有各种外界干扰因素，所以动静结合是推拿功法的最重要特点。

在推拿功法的锻炼过程中，强调四肢筋骨的运动采用动中求静、以动致静的锻炼方法，即保持肢体外在运动形式；同时又运用了意念的入静和呼吸的调节，力求精神专注，进而调节内在脏腑的功能，促进气血的运行。

三、练力重气，形神合一

推拿功法的很多动作看似以锻炼力量为主，然而实质是通过锻炼调节内在意与气，从而达到内劲的积蓄。练内劲者要注重意和气的锻炼，而不是表面的力量锻炼，具有"练力重气"之特征。而形指形体，是以肌肉、筋骨、脏腑、血脉等组织器官为结构基础；所谓神，是以情志、意识、思维为特点的精神活动，以及生命活动的全部外在表现。神本于形而生，依附于形而存，形为神之基，神为形之主。"形神合一"构成了人的生命，神是生命的主宰。神以形为物质基础，"形具"才能"神生"，"形神合一"的生命观为推拿功法学奠定了坚实的理论基础。从本质上看，推拿功法锻炼不外"养神"与"练形"两大部分，即所谓"守神全形"和"保形全神"。功法通过形体、呼吸和意念三个主要环节，对练功者的神志、脏腑进行锻炼。守神而全形，就是从"调神"入手，保护和增强心理健康及形体健康，达到调神和强身的统一。形体的运动与锻炼也是为了全神，形盛则神旺，形衰则神衰。

四、意气合练，强调内劲

意，即意念、意境。"意"的领悟是锻炼推拿功法的关键，锻炼时做到意念集中而不呆滞，意念能随形体动作的变化而变化，通过动作变化引导气的运行，做到意随形走，意气相随。如易筋经的"出爪亮翅势"，在出掌外推时，先意想轻推窗户，用力外推时意想有排山之势；松腕、屈肘、收臂时，意想海水缓缓退潮。通过如此反复练习，反复引导，达到"形随意转，意随心动"的境界。推拿功法锻炼时，要逐步领悟动作的意境，尽可能排除不利于身体健康的情绪，创造一个美好的内环境。如各功法的起始动作，都是通过简单的肢体动作配合呼吸，调整意念，集中思想，排除杂念，达到心静形松。气是指呼吸之气和人体内在气机，指练功时对呼吸的锻炼，称之谓调息。即习练者有意识地注意呼吸匀畅、自然，或按照特定呼吸方法练习，不断体会、掌握、运用与自己身体状况或动作变换相适应的呼吸方法。意的境界，气的和顺，意气合练，才能增添功夫，这也是与其他运动锻炼相区别之处。

内劲是由身体内部积蓄的一种内力，而不是通过单纯的伸拳踢腿所发出的外在劲力。推拿功法常把内劲蓄积于下丹田，认为是内气通过经络路径来外显的劲力，如少林内功的明劲可以简单体会为以下丹田为中心的躯体发力；太极推手的暗劲化劲则不那么简单，可以体会是由全身各系统同时参与的劲力发放，而不是单纯的骨骼肌肉系统。所以，推拿功法强调内劲是指练习者能懂得驾驭内气在体内的运行，并通过运气以意领气，以求气到意到、形气结合、内外兼修。这种内劲的产生，可以说是人体功能态的最好发挥，其不仅有益自身的生命功能，更可以在对他人进行推拿手法治疗时产生积极的康复作用。

五、自我锻炼，贵在坚持

坚持推拿功法的自我锻炼是十分重要的，在学习过程中，一方面要重视学习推拿功法的基本理论，研读一些有关导引、吐纳、养生的古代文献，熟悉一些推拿功法常用的研究方法，对学习推拿功法很有裨益；另一方面要身体力行，坚持不懈地锻炼，而不能一曝十寒、半途而废。功夫不负有心人，只要有恒心，功到自然成。5分钟的站桩，谁都可以站；连续1个月的站桩，多数人可以坚持；连续1年的站桩，则并非很多人可以做到。所以，推拿功法锻炼是一个长期的过程，只有持之以恒，才能见效，即使走上工作岗位，也应坚持锻炼。在推拿临床实践中，如能根据治疗需要，将一些推拿功法应用到疾病的预防、治疗和康复中，必将进一步加深对推拿功法的认识。

第三节 推拿功法与推拿手法的关系

推拿功法是学习推拿手法的基础，两者关系十分密切，在临床应用中可以相互配合，相得益彰。功法来源于古代的导引，按跷是推拿的古称，在古代，二者合而为用。"中央者，其地平以湿，天地所以生万物也众，其民食杂而不劳，故其病多痿厥寒热，其治宜导引按跷"（《素问·异法方宜论》）。古时把"导引""按跷"作为治疗疾病的主要手段之一，反映出导引与按跷不分家，这种情况一直延至宋代。唐·孙思邈《备急千金要方》中记载"导引按摩"的方法，如"老子按摩法""天竺国按摩法"，都说明手法和功法在古代被广泛地应用于治病和强身之中。

直到宋代，手法与功法作为两种不同的治疗方法而各自发展，形成两门学科，但作为推拿医生，需将手法与功法有机地结合应用。历代推拿名家都有一个共同观念，即推拿医生必须要有内劲外壮的身体，方能行推拿之事。因此，推拿医生广泛地采用传统功法如易筋经、少林内功、五禽戏等作为"身心并练"的主要功法。值得一提的是，像内功推拿派、崂山点穴派等推拿医生，不仅将功法作为自己的锻炼方法，而且将功法与推拿手法结合起来应用于临床实践，并指导患者练功以达到康复的目的。

对于推拿初学者而言，功法的学习和锻炼尤为重要，学好功法能够为手法学习打下坚实的体能、力量和身体平衡协调等基础。没有深厚的功法锻炼功夫，就不能很好地应用持久、有力、均匀、柔和，达到深透的手法。如少林内功中"前推八匹马""倒拉九头牛"等动作的训练，可明显增强练功者的肌肉力量，这将有助于振法、抖法等手法的学习；通过较长时间练习易筋经"三盘落地""卧虎扑食"动作可以增强肌肉的耐力，这是保持手法持久性和连贯性的基础；而站桩功、八段锦等功法的锻炼，则是通过锻炼内气，使气到意到、意到力到，做到用力不僵、不顶、不脱、不拙，关节灵活适度，身体平衡协调，是保持手法均匀和缓、刚柔相济、舒适柔和的基础。所以说，功法是手法的基础。可见，推拿功法所锻炼的功力直接影响着推拿手法的疗效，"工欲善其事，必先利其器"，只有练好功法，方能更好地发挥推拿手法的作用。

然而，长期的推拿手法训练，也能增强医生体能，使其功力不会退化。按照练功姿势练习手法，或临床治疗保持练功的架势及其与手法相对应的身法、步法，如㨰法、推法、揉法、按法等许多手法的临床操作，均要求在一定的裆势下进行，功法与手法相结合，两者相辅相成，可使推拿医生的手法技术日渐娴熟，达到临床治疗的基本要求。

第四节   推拿功法学的内容、任务与研究范围

推拿功法学是推拿手法学与推拿治疗学的主要基础课程。

一、推拿功法学的主要内容

推拿功法学由基础篇、功法篇、应用篇及附篇组成，具体内容如下。

1. 基础篇   主要介绍推拿功法学的基本概念、历史沿革、基本理论、基本知识、功法分类与功法的作用、锻炼原则及注意事项等内容。首先阐明什么是推拿功法学，功法中"功夫"的含义，以及推拿功法学的内涵与外延、形成过程、在推拿专业中的重要地位及发展的主要内容，让学生了解推拿功法的重要性及功法的过去、现在与将来的发展，以激发他们对功法学习的自觉性与积极性。

2. 功法篇   主要介绍易筋经、少林内功、站桩功、五禽戏、六字诀、八段锦和保健功等功法，重点介绍易筋经与少林内功的锻炼方法、功法的基本作用等，并选择行之有效的其他功法。

3. 应用篇   主要将推拿功法与临床、治疗、康复相结合，应用功法练习以维持或恢复机体的生理功能或代偿功能，指导临床实践。推拿功法"动静结合"的治疗原则，也是治疗骨关节疾病的重要原则，尤其是在损伤后遗症治疗中占有重要地位；对各种慢性疾病，如脊椎退行性疾病、骨关节疾病、糖尿病、高血压、肥胖症、哮喘、失眠等的康复治疗也有良好的指导作用。正确掌握和运用推拿功法，可以发挥患者主观能动性，调动医患双方的积极因素，以加速疾病的康复。

4. 附篇   主要为文献选读，供学习时参考之用。

二、推拿功法学的主要任务与研究范围

（一）推拿功法学的主要任务

推拿练功属于防治结合的健身方法，通过学习各种练功方法的动作要领，进行各种姿势的动静练习，增强人体素质，有针对性地进行肩、臂、腰、腿的力量、耐力、韧性等练习，将动作与呼吸、意念有机结合，增强心肺功能，指导患者选择适合病情的练功方法，矫正错误动作，巩固和促进治疗效果。

1. 理论学习及功法锻炼 通过系统学习，让学生掌握推拿功法学的常用功法，不同功法的项目特性、基本档势，对姿势、呼吸、意念的具体要求，体会练功过程中循序渐进的原则，合理掌握练功的运动量，包括练功的强度、频次、时间、顺序、数量等，熟悉练功前后的准备和结束动作，体会功法锻炼前后身体功能的变化，达到增强内力与体能，为推拿手法的学习与临床治疗打下坚实基础的目的。

2. 运用现代技术进行全面、系统研究 学习应用现代仪器、技术方法对不同推拿功法的动力学、运动学特征进行记录、评测，研究练习功法对人体生理功能和病理现象的影响，进一步探讨推拿功法的作用机制，并应用运动康复学、运动生物力学、解剖学和生理学知识对功法进行改良，用现代通用语言来构建推拿功法学的理论体系，从而使推拿功法训练逐步达到规范、定量、可控的要求。

（二）推拿功法学的研究范围

要完成上述任务，需要深入持久地开展多学科参与的研究工作。

1. 继承传统理论，确立发展方向 推拿功法学的理论来源于中医基本理论、导引功法和长期的临床医疗实践，诸如"阴阳平衡""法于阴阳，和于术数""天人相应""整体观念""辨证施功"等中医理论应全面掌握，深刻领悟，并用以指导练功实践。随着社会的发展和进步，具有现代特征的身心疾病越来越多，而对于其康复治疗却是现代医学的一个难题，这些方面恰恰是传统功法的优势所在。长期以来，功法锻炼一直是中医养生、康复治疗的重要手段。推拿功法学应该主动适应现代社会医疗环境的发展、疾病谱系的变化、人民群众对于健康的追求等，使功法最终成为防治疾病的一种重要手段。

2. 应立足学科交叉，不断有所创新 近年来，现代科学的新技术、新方法逐渐被应用到生物学、心理学、行为医学、运动医学、康复医学、脑科学等学科中，生命科学得到空前的发展。推拿功法学的研究对象是人，因而一切关于人体科学乃至生命科学的研究成果，都是值得我们学习和借鉴的。同时，中医学、养生学、武术、气功等学科或专业也有许多可以汲取的内容。

总之，推拿功法学只有在继承的基础上不断创新，随着时代的发展而汲取新的营养，并且不断构建完整的学科体系，才能使这个学科始终充满活力。

最后，还是要客观评价疗效，开展科学研究。由于现代诊断技术的不断发展，疾病的诊断方法越来越多，疗效判定也越来越客观，这对于评价一种治疗方法的疗效水平是十分重要的。在进行推拿功法学的科学研究时，应尽可能地吸收这些方法为我所用，以便得出更加客观可靠、重复性强、应用面广的结果。但同时也要认识到，由于历史的局限性，对于传统功法的研究存在着明显的不足，这正是我们现代推拿功法科研工作者所要努力解决的问题。

第五节 推拿功法学的学习方法与意义

推拿功法作为推拿手法、临床治疗的基本功法，包括理论学习和练功实践两个方面。学习推拿功法不但需要系统的理论知识，而且需要长期的功法锻炼及反复体悟，做好理论与实践结合，要有一定的恒心和毅力，"外练筋骨皮，内练一口气"，增强身体素质，尤其是要增强从事推拿临床工作所需要的指力、臂力、腰腿支撑力等。

一、推拿功法学的学习方法

推拿练功学常用的功法是经过历代推拿前辈改良过的，练功不仅包括形体动作，还要注意意念、精气的锻炼和转化，因此要防止练功不当而导致自伤，必须掌握一定的学习方法。

1. 老师的正确指导 在功法锻炼过程中，需要专业老师的正确指导。推拿练功讲究循序渐进，比如初学者的呼吸、意念、形体动作的要点等，必须有老师指导方能顺利进行练习，不至于出现身体的损伤。以呼吸的方法为例，初学者一般采用自然呼吸、顺腹式呼吸、鼻吸口呼的方法，等熟练掌握了这些呼吸方法，则可以进一步在练习抱球式时采用逆腹式呼吸，这样有助于精气的蓄炼。为了更好地提高身体功能，老师要教授学生练功后适用的各种收功方法，如摩腹、叩齿、搅海、吞津、摇臂膀等，以促进人体"精、气、血"转化，达到"阴平阳秘"的状态。除此之外，对学生练功过程出现的各种生理现象，也需要老师进行正确的解读和引导。

2. 学生的认真体悟与实践 推拿功法的古今练功家都强调"悟性"的重要性。悟性其实指的是人们在练功过程中对功法的感悟与间接思维方式，这种悟性在练功中确实能起到一定的作用。另外一点，功法练习的理论来自练武实践，是对练功者身心体验和境界的描述、分析与总结。如果仅仅学习功法理论，而没有自身的功法锻炼基础，那么对于理论的把握只能停留在空洞的字句和概念上，只有具备了实际的练功体验，才能真正理解功法理论的内涵所在。脱离了练功实践的理论，即使感悟了也只是"口头"上的。因此，练习者不仅要有好的悟性，还要坚持不懈地练功实践。

3. 长期的功夫积累 练功是一项艰苦而长期的锻炼过程，非一日之功。功夫是随着练功时间的积累而逐步凸显出来的，练习者应该具有"只顾攀登，莫问山高"的精神，才能使功夫由小到大、由微至著，功到自然成。诸如三天打鱼，两天晒网；或者朝三暮四，盲目改换功法；或者异想天开，追求所谓的神功异术，即使有再好的悟性也达不到练功效果。只有循序渐进，长期坚持，反复体会，将功法、手法与临床相结合，才能达到满意的临床治疗效果。

4. 有益的相互促进 首先，要在中医基本理论指导下，将推拿功法学与现代运动康复学、运动生物力学结合，学习功法的基本理念，探讨不同功法锻炼的部位、技巧，可以在充分传承的基础上进行相应的改良。其次，功法练习是推拿学生入门的第一步，第二步则是手法学习，两者相互促进，相得益彰。推拿练功有助于提高推拿手法的持久性、柔韧性，增强臂力及腰腿部的支撑力，改善手法动作的协调性及各关节的灵活性，促进呼吸、意念和肢体动作的配合。再次，将功法锻炼与临床诊疗相结合。以少林内功为例，治疗颈肩腰背痛时，嘱患者练习相应的裆势，配合医者应用棒击法、拳背击法、掌心击法可事半功倍；对很多慢病患者而言，进行针对性的运动康复训练，对巩固推拿治疗的效果、预防复发大有裨益。

二、学习推拿功法的意义

学习推拿功法的意义在于其可促进手法的练习，并提高临床疗效。推拿之所以能够发挥治疗作用，有两个重要因素：一是作为治疗手段的手法，二是手法作用的部位或穴位。二者兼用，从而达到对患者身体状态进行有效调节的目的。因此，推拿功法锻炼的好坏，不仅直接决定推拿手法的优劣，甚至可以影响推拿治疗的效果。

习练不同的推拿功法，对练功者机体会产生不同的效果。例如少林内功偏重于腰背、下肢的霸力和上肢的力量锻炼，这与内功推拿流派特色手法中以各种擦法和叩击类手法为主有关。而易筋经动作姿势刚劲有力，注重对肌肉和肌腱的拉伸、关节的协调配合，将力与形很好地结合在一起，经过长期的锻炼，可以使练习者的身体强健、力量增长、骨壮筋柔，达到形神兼备、增力强筋之效。以静为主的锻炼功法，如五禽戏、六字诀、八段锦等，则以养内气为主，强调"精、气、神"的训练，使"意、气、力"专注、筋骨柔顺，可以培养练习者对内气、内力的体会与感受，学会怎样控制力的大小、方向、角度等，有利于手法"持久、有力、均匀、柔和，达到深透"，从而实现"手随心转，法从手出"的效果；这类功法还可以教给患者习练，通过使经气周流全身、宣达经络，达到防治疾病、延年益寿的目的。

【思考题】

1. 简述推拿功法学的基本概念。
2. 如何理解推拿功法学是推拿专业的一门基础学科？
3. 推拿功法有哪些特点？
4. 如何理解推拿功法学与推拿手法学的关系？
5. 如何正确掌握推拿功法学的学习方法？

第二章

推拿功法学的历史沿革

学习提要：

通过本章学习功法发展的历史过程，掌握推拿功法学的历史沿革，熟悉推拿功法的主要历史人物及著作，理解"导引"与推拿功法的关系，了解推拿功法学的起源、形成与发展。

第一节　推拿功法的起源

推拿功法的起源是远古人根据当时生产和生活的需要，在采集和渔猎生活中，受行走、跑步、跳跃、投掷、攀登、游水、角斗等生产与生活技能的启发，或为了丰富生活而进行的各种舞蹈动作，或为缓解身体病痛进行的自我保健按摩。这些生活中的跑跳、为了争夺领地的搏斗，或舞蹈娱乐，或按摩疗伤的古老方法，逐渐演变为自觉的、有意识的身心锻炼功法。据考证，其历史可以追溯到公元前 3000 至公元前 2000 年的新石器时代。有历史文物证实，舞蹈是当时的一种比较流行的锻炼方法。

一、来源于生活

远古人在劳动过程中体会到，劳作时身体会发热，呼吸加深加快；休息时，随着呼吸的平稳，身体便觉凉爽。这种简单的劳作和静息方式，就是推拿功法动功和静功两种基本形式的起源。古人为了生存而总结出"吐纳""导引"等方法，都是推拿功法的古老自我保健活动的方法。

二、古代的角斗

远古人为了生存，力搏猛兽；为了争夺食物与地盘，而有群体之间的角斗；为了性别之间的情感，而有个体之间的搏斗。这些角斗的技能成为后期功法动作的雏形（图 2-1），同时也演变成后期统治阶级取乐的主要表演项目。

三、古代的舞蹈

远在 3000 多年前，殷商甲骨文中就有象形文字（图 2-2）。今天汉字的"舞"字，是一个人两手拿着牛尾巴的

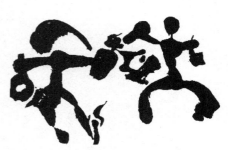

图 2-1　远古角斗

形象，这表明了古代舞蹈的原始形态。在远古时代还没有发明鼓和乐器，是用石击出节奏，狩猎者们披着各种兽皮，或头插羽翎，踏着强烈的节奏，模拟各种鸟兽生动的形象而舞蹈。这样的舞蹈古朴、简单，有较强的象形性和聚集性，动作彪悍，情绪激越，富有朴素气势，用来强身健体。如新石器时代，舞

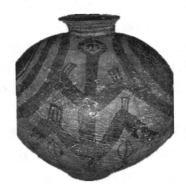	准备动作		翻转身子		跳跃动作
	伸腿动作		翻手动作		鸟飞合跳
	起立动作		旋转动作		侧体飞翔

图 2-2　象形文字

蹈彩陶盆为马家窑文化的艺术珍品，1973 年出土于青海省大通县上孙家寨新石器时代遗址墓葬中。其舞蹈纹共分三组，每组有舞蹈者五人，手拉着手，踏歌而舞，面向一致。他们头上有发辫状饰物，身下也有飘动的饰物，似是裙摆。人物头饰与下部饰物分别向左右两边飘起，增添了舞蹈的动感。每组外侧两人的外侧手臂均画出两根线条，好像是为了表现空着的两臂，舞蹈动作较大和摆动频繁。彩陶盆用细泥红陶制成，大口微敛，卷唇鼓腹，下腹内收成小平底，口沿及外壁上部采用了一些简单的线条装饰，作为主要装饰的舞蹈纹在内壁上部，反映了新石器时代马家窑文化的舞蹈（图 2-3）。另有一件彩陶罐上，有一彩绘浮塑人，二目微闭，口形近圆，微向前翻，腹部隆起，双手张开，放在腹部两旁，两膝微屈，双脚分开，略比肩宽。经有关专家考证，该文物已有 5000 多年的历史，练功人像是古人服气吐纳的一种姿势（图 2-4）。

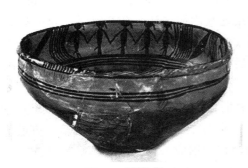

图 2-3　彩陶盆

图 2-4　彩陶罐

四、仿生舞蹈的演变

远古人在长期劳动实践中，在原有的新石器时代舞蹈基础上，不断模仿动物的一些简单动作，如"熊经鸟伸、饿虎扑食"等，逐渐演变成功法的雏形。这种原始的功法形式在远古的舞蹈中得到保留。据《吕氏春秋·古乐篇》记载："昔陶唐氏之始，阴多滞伏而湛积，水道壅塞，不行其源，民气郁阏而滞着，筋骨瑟缩不达，故作为舞以宣导之。"可见，我国功法最早是以仿生舞蹈的形式出现的。这种"舞"的基本作用是宣达腠理，通利关节，适用于风寒湿所致的各种病证。随着时间的推移，经过历代人们的不断实践，早期的原始功法形式逐渐演变为"挢引案扤"，独立地用于医疗保健。据《史记·扁鹊仓公列传》记载，上古名医俞跗擅长应用挢引、案扤疗法。俞跗是黄帝时的名将，说明功法最晚在黄帝时代就已经成为完全独立的医疗保健手段（图 2-5）。

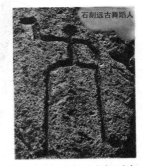

图 2-5　石刻远古舞蹈人

第二节 历代推拿功法的发展

一、先秦时期

（一）发展概要

先秦时期，人们已经开始对健康长寿有了刻意的追求。随着社会生产力的提高，社会经济的发展促进了文化的繁荣，因而出现了"诸子蜂起，百家争鸣"的学术高潮。医家如扁鹊，道家如老庄，儒家如孔孟，杂家如吕不韦等对于导引吐纳、强身祛病皆有论述，使推拿功法的理论水平得到了提高，功法的"坐忘法""吐纳法"等大量实践活动受到各方面的重视。此期的养生思想与方法为推拿功法学奠定了坚实的理论与方法学基础，尤其是其中的精气神兼养、"天人合一"与"顺应自然"等养生思想对后世功法产生了深远的积极影响，但此期的推拿功法无论是理论还是方法均是萌芽阶段。

（二）发展主要内容

1.《周易》与八卦 据传，《周易》为周文王所著，其易卦最基本的要素为阴阳概念，而阴阳概念包括阴阳的性质和状态两层含义，如艮卦所载内容是内视法的萌芽，反映出殷周时期静功养生的一个侧面。艮卦卦辞说："艮其背，不获其身，行其庭，不见其人。"艮，训诂为止，意为注视；艮背，即返观。艮卦之意旨在阐发用返观内照之法来防止动欲。这一思想，直接影响到后世功法意念引导法的形成与发展。《周易》在认识生命运动规律方面，强调天人谐调、动静结合，以此顺应阴阳二气变化的性命之理，后世功法养生理论因此被深深烙上中国古代哲学的印记。

2. 老子与《道德经》 相传《道德经》为春秋时期的老子所撰，是道家哲学思想的重要来源。老子曾做过周朝的史官，相传他"修道而养寿"，活了二百多岁，"著书上下篇，言道德之意五千余言"，亦即《道德经》。书中除"虚其心，实其腹""绵绵若存，用之不勤""致虚极，守静笃"及"专心致柔能婴儿乎"等具一定哲学观点外，对功法亦有指导意义。其自然无为、见素抱朴、少私寡欲与贵柔尚弱等养生主张为后世功法养生家所重视（图2-6，图2-7）。

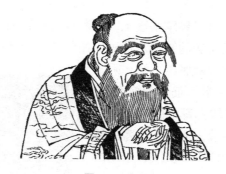

图 2-6 老子

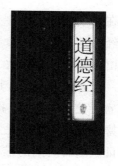

图 2-7 道德经

3. 庄子与坐忘功法 庄子继承和发展了老子的"道法自然"观，著《庄子》一书，提出静以养神、以正其形的主张，明确地将养生功法具体分为"养神"与"养形"两个方面。书中除介绍

"坐忘"这一静养方法外，对"导引、行气"亦有记载。导引，简称为"引"，是当时动功一类的总称，包括按蹻等保健功法。行气是当时静功一类的总称，包括服气、食气等法。据《庄子·刻意》记述："吹呴呼吸，吐故纳新，熊经鸟伸，为寿而已矣，此导引之事，养形之人，彭祖寿考者之所好也。"所谓吹呴呼吸、吐故纳新，是导引中的调息锻炼；熊经鸟伸则是导引中的调身锻炼。说明当时导引术主要由呼吸运动和仿生运动组成。行气，是专讲调息凝神的功夫。再者，老庄的"抱一守中""坐忘心斋"的修道功夫，为静功内养开了先河。

4. 孔子与儒家功法 孔子为春秋末期的思想家和教育家，儒家的创始人。儒家功法强调静坐，孔子向颜回介绍了"心斋"之说："回曰：敢问心斋。仲尼曰：若一志，无听之以耳，而听之以心，无听之以心，而听之以气。听止于耳，心止于符。气也者，虚而待物者也。唯道集虚，虚者心斋也。"颜回则向孔子报告了自己坐忘的体会："回坐忘矣。仲尼蹴然曰：何谓坐忘？颜回曰：堕肢体，黜聪明，离形去知，同于大通，此谓坐忘。"这种静坐时松垂身体，思想单一，好像离开自己的形体，不知自己的知觉，好似与宇宙浑然一体，是静坐之高深境界。所以郭沫若在《静坐的功夫》短文中指出："静坐这项功夫……当溯源于颜回……颜回坐忘之说，这怕是我国静坐的起始。"

5.《黄帝内经》的理论贡献 该书全面地对先秦诸子的养生思想与实践进行了总结，首次站在医学的角度阐述功法的祛病养生问题。书中以"气"这个共同的物质基础来阐明人体的生理活动、精神意识、病理变化、临床诊断、针药治疗等，从而说明了气是人体生命的根源。它以气为总纲，根据其分布部位及作用的不同，命名了80余种气，广泛论述了这些气在人体中的重要作用，为功法练气打下了理论基础。《素问·上古天真论》中指出："恬淡虚无，真气从之，精神内守，病安从来……呼吸精气，独立守神，肌肉若一。"其中"呼吸精气"即是呼吸的锻炼，"独立守神"就是练神，而"肌肉若一"则是最好的形体调节。在功法习练方面，强调天人合一、形神兼养与动静结合，如《素问·刺法论》指出"至真之要，在乎天玄，神守天息，复入本元，命曰归宗"，道出了吐纳功法的奥妙。书中还强调，有些疾病用导引与中药等其他疗法相结合治疗能提高疗效，如《素问·奇病论》中所说"积"的病证要"积为导引服药，药不能独治也"。《素问·血气形志》所说的筋病亦须结合导引之法："形苦志乐，病生于筋，治之以熨引。"

6.《吕氏春秋》的动静结合理论 战国时期，诸子百家对功法锻炼也有诸多描述，尤其是吕不韦在其杂家巨擘《吕氏春秋》一书中指出了功法动静结合锻炼的重要意义。他首先指出："精神安乎形，而年寿得长焉"及"形不动则精不流，精不流则气郁。"提出"动以养生"的运动养生与运动健身思想。

7.《行气玉佩铭》的铭文 这是1975年在长沙马王堆汉墓中发现的重要随葬品。据考证，此为战国时期的文物。此器为一杖首，青玉，有灰黑色晕斑，十二面棱柱体，在这十二面中，每面自上而下用阴文篆刻三字，有重文符号，共计45字铭文，记述了功法"行气"的要领。"行气，深则蓄，蓄则伸，伸则下，下则定，定则固，固则萌，萌则长，长则退，退则天。天几春在上，地几春在下。顺则生，逆则死。"此铭文主要阐述小周天功的锻炼方法、感受和注意事项，是研究古代吐纳术的珍贵资料。郭沫若先生对此文进行了考释，认为铭文意思是"深呼吸的一个回合，吸气深入则多其量，使它往下伸，往下伸则定而固；然后呼出，如草木已萌芽，往上长，与深入时的路径相反而退出，退到绝顶。这样天机便朝上动，地机便朝下动。顺此行之则生，逆此行之则死。"该玉佩为现存最早的有关功法的文物（图2-8，图2-9）。

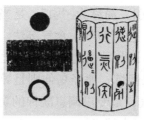

图 2-8   行气玉佩铭

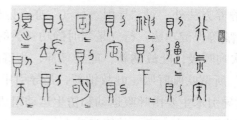

图 2-9   铭文

二、秦汉时期

（一）发展概要

秦汉时期对医学相当重视，此期的功法有了很大发展。汉代著名医家张仲景、华佗对功法做了进一步的理论总结与推广，表现在功法的具体化，理论也较前丰富。《导引图》《引书》《却谷食气篇》《养生方》等医著对功法养生作出了重要贡献。《周易参同契》以《周易》为指导，以练功实践为基础，并结合自身丰富的炼丹术作类比，总结了内丹学的练功规律。此时期，佛教传入中国，其将"禅定"作为重要的修行方法。此期的功法思想在推拿功法发展史中起到了承前启后的作用。

（二）发展主要内容

1. 张仲景与《金匮要略》 仲景认为，功法具有行气血、利九窍的作用。《金匮要略·脏腑经络先后病脉证》中记载："病邪……适中经络，未流传脏腑，即医治之，四肢才觉重滞，即导引吐纳……勿令九窍闭塞。"并在书中首次提出"丹田"一词，与《难经》所说的"肾间动气"同为后世功法中之"丹田""命门"，为后来的内丹术锻炼奠定了基础。

2. 华佗与五禽戏 华佗为东汉末年的医学家（图 2-10），他依据《吕氏春秋》中"流水不腐，户枢不蠹"的思想和《淮南子》上提到的五种动物的动作，结合自己的临床经验，创编了一套动功，名为"五禽之戏"：一曰虎，二曰鹿，三曰熊，四曰猿，五曰鸟。五禽戏是通过对五种动物活动的模仿来活动肢体以维持身体健康。华佗创编的五禽戏在推拿功法史上具有划时代意义，使功法从单个术式正式演化为套路形式。现在的五禽戏均为后人重新整编，以致派别众多，练法不一（图 2-11）。

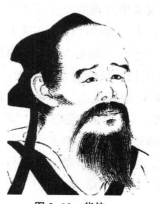

图 2-10   华佗

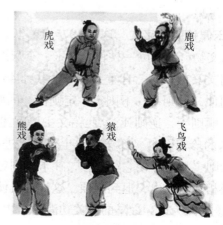

图 2-11   五禽戏

3.《导引图》《却谷食气篇》与《养生方》 三者均发现于长沙马王堆三号汉墓出土的随葬品中。《导引图》是一张彩色帛画，是我国发现的最早的一张导引养生图谱，其上绘有男女多种练功姿势，内容上分为养生导引与医疗导引，形式上分为徒手和器械两类。现存的 44 幅图分 4 行排列，每行各有 11 幅小图（图 2-12）。《却谷食气篇》是以描述"食气"为主的练功方法之专著，也是历史上首部专论"却谷"的著作。"食气"即呼吸锻炼，可视为早期的吐纳功法。《养生方》是我国最早的养生及性学专著，书中有关于功法养生的原则与方法的论述。该书"午问"篇描述的"治气"（即炼气）方法是"息必深而久，新气易守，宿气易老，新气易寿。善治气者，使宿气夜散，新气朝聚，以彻九窍，面实六腑……"强调了呼吸锻炼、吐故纳新之作用（图 2-13）。

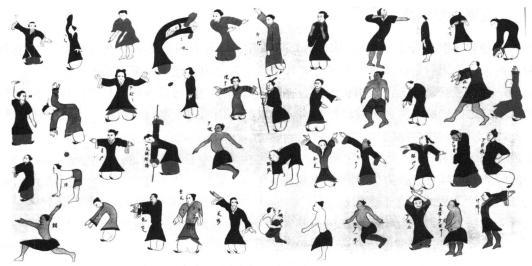

图 2-12　导引图

4. 佛教与《安般守意经》 东汉初年，佛教传入中国。汉代译出的佛经中，有专讲禅定修持的《安般（bō）守意经》。佛教"禅定"的理念与方法是佛教修行与养生的秘诀所在。禅定是在佛教基本理论指导下，使精神专注一处，通过修禅充分调动自己身心具有的巨大潜能来实现祛病健身、延年益寿的目的。"安般守意"即坐禅数息，为坐禅时通过专心计数呼吸出入，使精神专注，进入禅定意境。该书提出了两种禅定法：一是"谓散息、相随、止观、还净……"是后世六妙法和数息观派的基础；二是提出呼吸四相，"一为风，二为气，三为息，四为喘"，即结合意念锻炼，调呼吸至柔和轻细，对后世佛教功法也颇具影响。

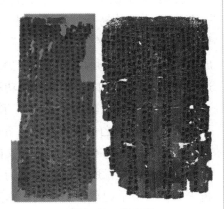

图 2-13　养生方

5.《太平经》与《周易参同契》 这两部重要著作都论及古代功法的内容。《太平经》是道教的主要经典，它对功法的贡献体现在两个方面：一是在方法上，倡"守一法"和"观五脏颜色法"等意念存想。二是在理论上，阐述了精气神的相互转化及其效用，认为"气生精，精生神，神生明，本于阴阳之气，气转为精，精转为神，神转为明。欲寿者，当守气而合神……"书中开始出现的"玉"字，专指内练功法中的元气、先天之气，沿用至今。因此有人认为，《太平经》是中医运气学说的理论渊源。《周易参同契》是一部用《周易》理论、道家哲学与道家炼丹术三者参合而成的炼丹修仙著作，自唐代始为内丹派所重视，被后世视为"万古丹经王"及"丹经之祖"。

三、魏晋南北朝时期

（一）发展概要

魏晋南北朝时期，战事频繁，社会动荡，玄学盛行，"八王之乱"使经济生活发展滞缓，人们的健康生活得不到保障，佛、道二教因此大兴，但功法理论与实践在神秘的玄学思想影响中仍然得到了较大进步与积极发展。如《黄庭经》对内丹理论得到发挥。此时期的功法注重人体内部的积极因素，强调动静结合，并提倡不必拘于形式，要重实效。

（二）发展主要内容

1. 内丹经典《黄庭经》　它是一部道教炼养著作，倡导存思炼养术，被内丹家奉为内丹修炼的主要经典，据传为魏华存所著。全书分《外景经》与《内景经》两部。书中首次提出了三丹田的理论——黄庭三宫，即上宫脑中、中宫心中、下宫脾中，这与后世的三丹田位置基本相合。著名书法家王羲之曾用楷书写过《黄庭经》引，并以此与山阴道士换得一群鹅，以鹅掌划水动作为启发，创编了一套动功"鹅掌戏"。

2. 葛洪与《抱朴子》　葛洪，字稚川，自号抱朴子，为晋代医学家、道教理论家、炼丹家，他对功法的最大贡献在于极力倡导和遵循"形神合一"思想。其所著《抱朴子》总结了战国以来道教神仙的理论，从此确立了道教理论体系，同时继承魏伯阳炼丹理论，集魏晋炼丹术之大成。书中倡导胎息法，强调"行气有数法……其大要者，胎息而已"。他也发展了《太平经》的守一法，提出了意守三丹田的理论与方法，明确了三丹田的部位，收集了较多行之有效的动功功法，并丰富了仿生功法，但在论述养生长寿时所强调的神仙方药与鬼怪变化是不可取的。

3. 许逊与《灵剑子》　晋代许逊著《灵剑子》，书中以四季配五脏，设计了 16 个姿势，形成一套完整的简单易行的动功功法。同时在丹药养生中提出"内丹"概念，"凡服气调咽用内气，号曰内丹，心中意气，存之绵绵"。这比《周易参同契》的描述更为明白易行。"内丹"概念的形成主要由于外丹修炼的失败，不少想寻求长生不老之人因服外丹（丹药）慢性中毒而死，正是在这样一种背景下，内丹养生术在功法锻炼中慢慢总结并开始兴起。

4. 陶弘景与《养性延命录》　陶弘景为南北朝时期著名医药家和道家，他是这个时期的道教茅山派代表人物之一。其所著《养性延命录》是我国古代较早且颇具影响的一部道教养生专著。书中辑录的《五禽戏诀》是现存文献关于五禽戏功法的最早文字记载。书中提出锻炼功法应动静结合，以静为主，所以将以静功为主的《服气疗病篇》列为先，介绍了闭气法、吐气法、引气攻病法等，并最早记载了著名的"六字气诀"功法，还将动功部分的《导引按摩篇》列在后，内容更为丰富。其中的躯体运动八式，从动作术式可以看出有"八段锦"发展前期的印记。

5. 菩提达摩与壁观　佛教功法方面，天竺僧人菩提达摩于南北朝时期来中国传授禅宗，直指人心，见性成佛，不立文字，教外别传，成为中国佛教禅宗初祖。面壁而坐，终日默然，其所创制的面壁参禅方法，称之为"壁观"，对以后的禅定派功法的发展有较大的影响。

四、隋唐时期

（一）发展概要

隋唐时期的导引功法十分盛行，并广泛应用于内、外、伤、妇、五官科病证的预防和治疗，是功法发展的黄金时期，相传为唐代钟离所传的"八段锦法"是这一时期影响最广的功法。隋代巢元方所撰的《诸病源候论》及唐代孙思邈所撰的《备急千金要方》、王焘的《外台秘要》等均记载了大量的导引按摩内容。由于《诸病源候论》的引用，才使不少内容得以保存下来，对隋代以后的医学影响很大，孙思邈和王焘在他们的著作中也引用了《诸病源候论》的一些内容。隋唐时期的推拿功法无论在理论上，还是临床应用上都得到了较大的发展，当时的佛教功法亦得到很大发展，并形成了不少宗派。隋唐时期还在太医署内设按摩科。此期我国对外交流活跃，因此国外的按摩导引术亦传入中国，如天竺国按摩法与婆罗门导引法的引进。其中的天竺国按摩法名为按摩法，实为健身功法。

（二）发展主要内容

1. 太医署与功法　随着隋唐时期导引按摩医学教育的展开，导引按摩专业技术人员得到了广泛的培训。这也反映了当时医疗临床和功法养生对导引按摩人才的迫切需求，所以官方设立了"太医署"，负责培养导引按摩的医学专业人才。太医署内设按摩、导引、伤科并列，可见当时对功法的重视。

2. 巢元方与《诸病源候论》　巢元方为隋朝太医令，医术高明，精通医理，他对疾病病因病源和证候的研究尤为精深，临床经验丰富。他在《诸病源候论》中未涉及一方一药，但却辑录"养生方导引法"289 条，用来治疗 110 种病候，其中可见不同疾病用不同功法治疗、一种病候可用多种导引法治疗，体现了推拿功法辨证应用的原则，书中功法数量之多、方法之全、实用性之强，在功法的发展史上是少见的。它对隋朝以前代表性的功法进行了收集、整理，使不少内容得以完整或部分保存，有的融入该书创编的多种导引功法中，六字诀就是该书完整收集的代表功法。该书对后世功法创编的启示不可忽视，书中的徒手导引动作与现代体操十分类似。该书还提出"内视丹田""存心念五脏"等意念内视的概念，在推拿功法发展史上起到了承前启后的作用。

3. 孙思邈与《备急千金要方》　孙思邈既是著名医药学家，又是造诣极高的练功家。孙氏认为保护精、气、神是实现延年益寿的前提，是祛病延年的内在因素，所以提出功法养老之要，"耳无妄听，口无妄言，身无妄动，心无妄念"，旨在安神。《备急千金要方》中除记载了针灸、导引、按摩、养生之术外，还记载了以"调气""闭气"法为主的静功，并对动功"天竺按摩法""老子按摩法"等做了详细说明。《备急千金要方》是对唐代以前中医导引学发展很好的总结。

4. 智颛与《童蒙止观》　隋唐时期的佛教功法得到很大发展，并形成了不少宗派。佛教天台宗创始人隋代智颛（yǐ）所著的《童蒙止观》，被视为吐纳养生的经典著作之一。书中首先提出八触（痛、痒、冷、暖、轻、重、涩、滑）的概念，为后世的功法练功效应打下了基础。

五、宋金元时期

（一）发展概要

由于宋代印刷技术的创新与发展，为推拿功法理论的保存提供了基础。宋代在关注功法养生、发展行气按摩的同时，还创造了成套徒手功法，这个时期汇集散在的功法理论，并使其理论得到融合，是功法理论发展的一个重要时期，称为"新学肇兴"。

金元时期，由于长期的战乱，人民生活贫苦，疾病流行，奠定了产生金元四大家的社会基础。道教的修炼与理学主静思想相结合，在某种程度上有助于坐功的发展，在前人基础上丰富了推拿功法的理论和实践操作。

（二）发展主要内容

1. 邹朴庵与《太上玉轴六字气诀》　六字诀功法历史久远，流传广泛。在六字的发音及与脏腑的配合上，也有不少发展和变化，其中尤以宋代邹朴庵论述最详。他在《太上玉轴六字气诀》中，不仅对呼吸和读音方法提出具体要求，如"念时耳不得闻声……念闭低头闭口，以鼻徐徐吸天地之清气……吸时耳亦不得闻声"，而且还加了叩齿、搅海、咽津等预备功。

2. 徒手八段锦　宋代整理成套的徒手八段锦，最早出现在南宋《夷坚志》。南宋书籍《道枢》中记载了八段锦最早的口诀："仰掌上举以治三焦，左肝右肺如射雕；东西独托所以安其脾胃，返而复顾所以理其伤劳；大小朝天所以通五脏，咽津补气左右挑其手；摆鳝之尾所以祛心疾，双手攀足所以治其腰。"这套八段锦包括四肢及全身活动，是较为科学的徒手功法，成为后世大众健身的功法。

3. 内丹术的发展　这个时期的内丹术进入了一个不断繁衍、创新的发展阶段。一是神仙道教中金丹派（外丹）的衰落和内丹学的兴起。外丹术在唐代失败，在失去其宗教诱惑力后，内丹家应运而生。修内丹有成，开发了人体潜能，获百岁以上高寿，隐显世间传道度人，屡有灵异，被世人传为活神仙。神仙道教内丹派多以内丹的观点解《周易参同契》，汲取其中以日月运行规律描述炼丹过程的理论框架和套用其龙虎铅汞的术语，故尊《周易参同契》为丹经之祖。张伯端晚年得道，著《悟真篇》，被后人尊为南宗五祖。

4. 金元四大家　此时期最值得一提的是金元四大家的功法特点。寒凉派代表人物刘完素（河间）在他的《素问病机气宜保命集》中就有"六字功法"养生的记载："吹嘘呼吸，吐故纳新……此皆修真之要也。"他将五行学说与六字气诀相结合，完善了六字气诀功法与季节的关联性。补土派代表李杲（东垣）曰："夜半收心静坐少时，此生发周身血气之大要也。"他还主张"安于淡泊，少思寡顾。省语以养气，不妄作劳以养形，虚心以维神"。攻下派的张子和主张"邪去则正安"，多用攻伐药，将导引作为汗法的一种。朱丹溪则以"相火论"和"阳有余阴不足论"的滋阴理论为核心，探讨人之情欲无涯，极易引起相火妄动，阴精耗损，因而提出去欲念、主静养，以养阴保精为原则，借以指导人们养生保健、延年益寿。

六、明清时期

（一）发展概要

明清时期经过很多练功家的提炼更新，使推拿功法更加系统科学，功法的形式更加多样，如功法与武术的结合，促进套路功法的产生，使其以独特的锻炼风格深受人们喜爱。这一时期专论功法、导引、武术之著作很多，积累了大量的功法资料。其中静坐法和各种动功在医疗应用上发挥了很大作用，这是明清时期对推拿功法的重大发展和贡献。此时期最有代表性的功法成就就是易筋经的创编，八段锦也在此时期演变出了十六段锦、十二段锦等功法，形成了庞大的八段锦体系。

（二）发展主要内容

1.《普济方》与运气功法　原作 168 卷，其中卷六至卷十二部分着重描述了运气练功方法。

2. 李时珍与《奇经八脉考》　仙丹多用含汞、铝、丹砂、硫黄、锡等成分的矿石炼取，当时有不少人服用后中毒而亡。李时珍（图2-14）大声疾呼：丹药能长寿的说法绝不可信！

　　李时珍在《奇经八脉考·阴跷脉》（图2-15）中对经脉的本质做了说明，指出经脉是"内景隧道，惟返观者能照察之"。这是对《内经》经脉学说的发展，说明经络是气血运行的环形通道。李时珍进一步指出经络是可以内视返观的通道，使后世练功之人对奇经八脉的循行有了实证依据。他综合历代医家的看法，首先提出肾间命门的观点，明确指出了命门的位置在"两肾之间"；命门为有形质，填补了历代没有论及命门之形质的空白；强调命门为生命形成的本原，精气之府，相火的发源地。命门的作用在男子促进精室藏精、在女子维系胞宫，均可维持人的成长和生殖。

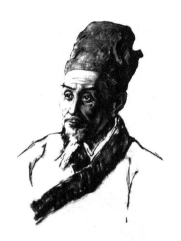

图2-14　李时珍

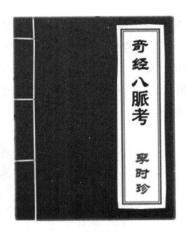

图2-15　奇经八脉考

　　3. 菩提达摩与易筋经　易筋经在明代方在社会上流行。一说是佛传禅宗第二十八祖、中国禅宗初祖菩提达摩在少林寺面壁九年后所创，开始在寺内秘传，明代时流传至社会。一说是明代紫凝道人所创，"易筋""洗髓"等术语本源自道家。历代学者认为，练此功法可以使人体的神形合一，经过循序渐进、持之以恒的锻炼，使五脏六腑、十二经脉及全身得到充分的调理，平衡阴阳，舒筋活络，从而达到强身健体、延年益寿的目的（图2-16）。

　　4. 敬慎山房主与《导引图》　敬慎山房主彩绘二十四幅《导引图》，将功法、导引、按摩熔为一炉，使其有理、有法、有方，自成体系，便于练习，的确起到了"内练精气神，外练筋骨皮"的保健延年之效。在此时期，由于武术功法的空前发展，不论道佛寺院，还是山寨水乡，都有练功习武的时尚，武术健身得到了普及。

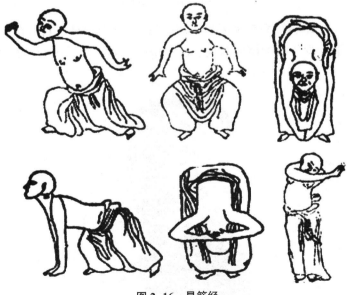

图2-16　易筋经

七、近代

（一）发展概要

近代功法的发展主要自 1840 年鸦片战争至 1949 年中华人民共和国成立，这百余年中，由于各种原因，使功法发展基本处于停滞状态。但这一时期的一些著名医家为功法的发展也作出了一定的努力。

（二）发展主要内容

1. 潘蔚与《卫生要术》《卫生要术》（图 2-17）系潘蔚（图 2-18）辑录《十二段锦》《分行外功诀》《内功静坐气功图说》《易筋经》及《却病延年法》等著作编撰而成。潘蔚认为对待疾病应"防"重于"治"，而功法锻炼是疾病预防的方法之一，若"能日行一二次，无不身轻体健，百病皆除"。《卫生要术》后又经王祖源于 1881 年重摹，改称《内功图说》，此书重视动功锻炼，并配有插图。

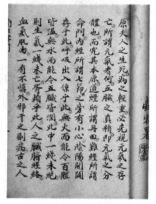

图 2-17　卫生要术

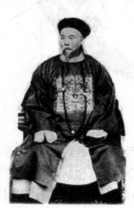

图 2-18　潘蔚

2. 蒋维乔与《因是子静坐法》 蒋维乔是著名教育家、功法养生家（图 2-19），自号因是子。他青少年时期体弱多病，医治服药无效。从"民国"初年开始，在知识分子阶层中，静坐功法较

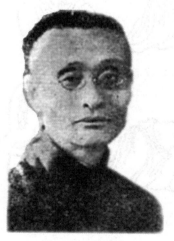

图 2-19　蒋维乔

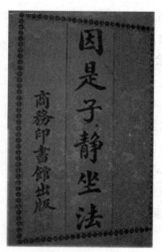

图 2-20　因是子静坐法

为流行，因是子后来坚持练习呼吸静坐功法，体魄日益康健。1914年，他总结自身静坐实践经验，写成《因是子静坐法》一书（图2-20）。之后，他又研习佛教的"止观法门"与"六妙法门"，并结合多种坐禅法，于1918年写成《因是子静坐法续编》，专讲止观禅定法。中华人民共和国成立后，应上海市卫生局之邀，他主持静坐法训练班，成为中国倡导科学锻炼静坐法的第一人。

八、现代

（一）发展概要

中华人民共和国成立后，中医药事业得到空前的重视，推拿学科的发展面临前所未有的发展机遇和挑战。全国各中医药院校相继开设了推拿功法学课程，课程设置对象从最初的中专、大专学历教育，发展到本科、硕士与博士研究生学历教育。推拿功法的现代科学研究也得以逐步深入而广泛开展。

（二）发展主要内容

1. 推拿功法现代研究的兴起 在临床研究领域中，研究人员开始进行推拿功法临床效应的研究。从20世纪50年代开始，随着推拿功法的普及，临床观察研究也从少数病例发展到上千例的临床统计研究。研究的疾病涉及呼吸、消化、循环、泌尿、神经、内分泌和免疫等人体各系统多种常见病、多发病，诸如呼吸系统的阻塞性肺气肿等。在实验研究方面，研究人员开始应用现代科学研究方法对人体生理、生化、生物力学等客观指标进行检测及观察，如观察了推拿功法对血压、心率，以及皮肤温度、血管通透性、血液成分等指标的影响等，对推拿功法的保健作用亦开展了相关临床与实验研究。

2. 推拿功法应用的推广 进入21世纪以来，推拿功法事业迅速发展。在传统功法基础上，现代医家创立适应现代人群的功法，如放松功等。尤其是近十年来，随着经济的发展和社会文明的进步，国家对功法进行了规范管理和科学推广，向全国推出多种传统健身功法，如易筋经、五禽戏、六字诀和八段锦等；并组织科研人员对功法的功效进行科学研究，对功法的作用机理及传统理论作进一步阐述。

3. 推拿功法教育的开展 为了适应新时期大学生的锻炼及推拿学科人才培养的需要，推拿功法学课程在高等中医药院校中广为开设。一指禅推拿、㨰法推拿和内功推拿成为主要推拿流派，而易筋经和少林内功功法也逐渐成为推拿功法的重要内容（图2-21）。

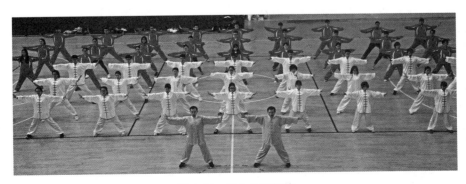

图2-21 学生功法锻炼

【思考题】

1. 试述远古时期舞蹈与功法的渊源。
2. 试述先秦时期功法发展的主要内容。
3. 秦汉时期，《导引图》《却谷食气篇》与《养生方》的具体内容有哪些？
4. 试述孙思邈对推拿功法的重要贡献。
5. 金元四大家对功法发展有何贡献？
6. 试问潘蔚所编著的《卫生要术》辑录了哪些功法？

第三章
推拿功法学的基本理论

学习提要：

熟悉推拿功法的基本理论与分类方法，理解推拿功法学是在中医基础理论的指导下，开展一系列功法锻炼与功法研究，并在学习过程中深刻理解推拿功法与阴阳五行、脏腑经络、精气神之间的关系。

第一节　阴阳五行与推拿功法的关系

一、阴阳学说与推拿功法

阴阳学说是以自然界运动变化的现象和规律来探讨人体的生理功能和病理变化，从而说明人体的功能活动、组织结构及其相互关系的学说。在阴阳概念基础上建立起来的中医学基本理论，认为是阴阳对立统一、消长转化、相反相成的关系贯穿于一切事物之中，是人体生理和病理发生、发展、变化的根源及规律。它认为万事万物都包含着阴阳两个方面，而阴阳的对立统一活动是宇宙间一切事物产生、发展、变化和消亡的根本原因。《素问·阴阳应象大论》中也说："阴阳者，天地之道也，万物之纲纪，变化之父母，生杀之本始，神明之府也，治病必求于本。"《素问·宝命全形论》说："人生有形，不离阴阳。"这些都是以阴阳学说阐明人体的组织结构、生理功能、疾病的发生发展规律，并指导着临床诊断和治疗的各个方面。

阴阳学说的基本内容，可以用"对立、互根、消长、转化"八个字来概括。对立，即互为矛盾。就人体言，下为阴、上为阳，内为阴、外为阳，脏为阴、腑为阳。以寒热言，寒为阴、热为阳。以动静言，静为阴、动为阳。以虚实言，实为阳、虚为阴。阴阳两个方面不断地对立依存、转化相移、相互运动，推动着事物不断地发展与变化。如《素问·疟论》说："阴阳上下交争，虚实更作，阴阳相移。"且阴阳相互制约，以求动态中的"阴平阳秘"。互根，即互为依存。由于阴和阳是相对的，事物的任何方面都要有与其相反的方面作为参照物，所以阴阳既是互相对立，又是相互依存的，任何一方都不能脱离另一方而单独存在。阳依存于阴，阴依存于阳，这种相互依存的关系又称为互根。消长和转化，皆指变化之意。阴阳虽相互对立，相互依存，却不是处于静止不变的状态，阴阳平衡亦不是指绝对静止不变的平衡，而是于相对平衡的状态中、在一定范围内处于此消彼长的运动变化之中，并且在一定条件下可以互相转化。如果消长过程超出一定的限度，只有"阴消阳长"或只有"阳消阴长"就破坏了阴阳的相对平衡，就会出现某一方面的偏盛偏衰，"阴胜则阳病，阳胜则阴病，阳胜则热，阴胜则寒"（《素问·阴阳应象大论》）。综上所述，阴阳学说的基本内容不是孤立的，而是互相联系、互相影响、互为因果，是矛盾的、辩证的统一。

推拿功法锻炼的目的是寻求人体的平衡协调，尤其是调整人体阴阳，使之保持动态平衡。如推拿功法中的动静结合，在阴阳学说中动为阳，静为阴，因此在练功原则上要求动和静密切结合，互为补充，动中有静，静中有动，练动功时要做到外动内静，练静功时则做到外静内动，也就是阳中求阴，阴中求阳，这样才符合阴阳互根互生的原理。练功者在功法练习过程中，要注意不同动作的快与慢、虚与实、刚与柔、开与合、屈与伸、进与退、力度的大与小、配合呼吸上的缓与急、深与浅，以及意念上的轻与重、有与无等，这些都是阴阳对立在推拿功法中的具体应用。在意念的运用上也分阴阳，凡是意念向上属阳，可升阳气，意守印堂和百会穴；凡是意念向下属阴，具有滋阴潜阳作用，可守会阴和涌泉穴。在呼吸锻炼方面，呼气为阳，吸气为阴，阳亢体质者多呼以潜阳，阴虚体质者多吸以滋阴。在功法锻炼的动作上，向上、向外、轻快、刚性的属阳，可以提升阳气；向下、向里、重缓、柔性的属阴，可潜阳补阴。

"法于阴阳，和于术数"（《素问·上古天真论》）。人体作为自身一个动态平衡的整体，同时也作为自然界这个大整体的一个部分，练功者应与自然界变化协调一致。人的阴阳气血随四季气候阴阳的变化而变化，《素问·八正神明论》说："天温日明，则人血淖液而卫气浮，故血易泻，气易行；天寒日阴，则人血凝泣而卫气沉。"《灵枢·五癃津液别》说："天暑腠理开，故汗出……天寒则腠理闭，气湿不行，水下留于膀胱，则为溺与气。"这说明，春夏阳气发泄，气血易趋向于表，故皮肤松弛、疏泄多汗等；秋冬阳气收藏，气血易趋向于里，表现为皮肤致密、少汗溺，故提出"春夏养阳、秋冬养阴"的四时练功法则。夏天应以练静功为主，冬天应以练动功为主，以符合"春夏养阳、秋冬养阴"的原则，保持机体内部环境与自然界外部环境的阴阳平衡。

二、五行学说与推拿功法

五行学说认为，世界上的一切事物都是由金、木、水、火、土五种基本物质之间的运动变化而生成的。同时，还以五行之间的生克关系来阐释事物之间的相互联系。认为任何事物都不是孤立的、静止的，而是在不断相生相克的运动中维持着平衡协调，它比阴阳学说更为细致深入地研究事物或现象的差异性。中医学认为，五行的归属同样也可以反映在人体上，如《灵枢·阴阳二十五》中说："天地之间，六合之内，不离于五，人亦应之，非徒一阴一阳而已也。"并且认为，五行不仅是一种分类方法，而且通过五行之间的生克制化即相生、相克、相乘、相侮，可以探索和阐释复杂系统内部各事物之间的相互联系，以及从这些基础上所体现出的统一性、完整性和自我调控机制。相生，即是表现事物间正常的相互资助、相互养育、相互促进的关系。相克，又称相胜，即是指一类事物对另一类事物具有承袭、克制等作用。相乘，是承袭之意，即乘虚而袭之，是克制太过的表现。相侮，即超出了正常允许的范围，而引起的一种异常克制，它可能在克制的强度上有所异常，但主要是在克制的方向上，出现了反向的克制，所以又称为"反克"。

推拿练功中融汇了五行学说的理论，如六字诀锻炼中就有"嘘"属肝木、"呵"属心火、"呼"属脾土……六字吐纳法用于治疗疾病时，则首先辨明疾病所属的脏腑和经络，再分别选用相应的吐音，如肝嘘、心呵、脾呼、肺呬、肾吹、三焦嘻等方法。在功法练形的姿势方面，如五禽戏就用五行学说指导姿势锻炼；又如功法治疗肝阳上亢时，选意守肾经涌泉穴功法，就是取其滋肾水以平肝木之意，包含了五行生克乘侮关系。练功者还可用五行取类比象的方法，将练功的环境联系在一起，并归属于某一行，把五行与脏腑、五气、五窍、五体、五志、五音、五色、方向和季节等对应起来。如方位配五行和五脏配五行，旭日东升与木之升发特性相符，故可将东方归属于木，面东练习可调理肝脏功能；南方炎热，与火之炎上特性相符，故可将南方归属于火，面南练习可清泻心火。如在养生时，则根据五行配属的季节着重锻炼某个吐音，如春嘘、夏呵、长夏呼、秋呬、冬吹等，正应春属木、夏属火、长夏属土、秋属金、冬属水的五行规律。五行生克乘侮的理论，也可作为选择功法的依据，如五禽戏有虎主肝、鹿主肾、熊主脾、猿主心、鸟主肺的功能。五行生克对应着脏腑的动态平衡，如肝血足以济心阳，心阳足以温脾祛湿。可是脾喜燥，而肝的阴血过及又对脾阳运化不利，因此，要遵循"抑木扶土"的原则，在功法实践中要坚持练习有利于疏肝、舒心、健脾、平肝和胃的功法，以调理心、肝、脾功能。正常情况下，功法锻炼以全面改善身体功能，增进健康为主；在临床应用时，功法锻炼可结合五行学说，选择适宜功法治疗疾病，并可根据五行生克防止顺序传变，如肝病传脾，采取培育脾土法以阻止肝病传变的方法，增选一些着重锻炼脾胃的动作等，这就是治未病功法锻炼的体现。

第二节　脏腑经络与推拿功法的关系

一、藏象学说与推拿功法

藏指藏于体内的内脏，象指表现于外的生理、病理现象。藏象包括各个内脏实体及其生理活动和病理变化表现于外的各种征象。藏象学说是研究人体各个脏腑的生理功能、病理变化及其相互关系的学说。中医藏象学说将人体看成一个有机整体，并分为心、肝、脾、肺、肾五大功能系统，各系统分司其职，相互依存、相互联系，共同维持身体的功能平衡。如：①心主神明，《素问·六节藏象论》说"心者，生之本，神之处也"，这里神是指各种思维活动的集中表现，它与心的关系是：心是生命的根本，神居心中，为心所主；心主血脉，血液的生成，来源于脾胃运化的水谷精微，而血液能在血脉中运行，周流不息，营养全身，主要依赖于心气的推动。②肺主气、司呼吸，《素问·阴阳应象大论》说"天气通于肺"。肺主皮毛，《素问·五脏生成论》说"肺之合皮也，其荣毛也"。"皮毛"指"一身三表"，包括皮肤、汗腺与毛发等组织。通过有意识的自然柔和的呼吸锻炼，可以使皮肤温暖，或微微出汗，使阳虚畏冷者因此得到改善。③肾的主要功能是藏精、主水、纳气，内藏元阴、元阳，为人体生命活动的源泉。④肝主疏泄，是指肝具有疏散宣泄功能，主要关系到人体气机的畅通。《素问·灵兰秘典论》又说"肝者，将军之官，谋虑出焉"。谋虑是一种思维活动，可见人的情志活动与肝密切相关。⑤脾位于中焦，主运化，主肌肉，统摄血液。脾主运化，往往与胃的受纳不可分割，脾和胃的功能密切相关，所以《素问·刺节真邪》云"真气者，所受于天，与谷气并而充身者也"。真气虽来源于先天，但必须有后天水谷之精的不断补充，才能发挥其功能，而后天水谷精气则依赖于胃的受纳、脾的运化转输，故称"脾为后天之本"，又有"有胃气则生，无胃气则死"之说。

藏象学说与推拿功法的关系十分密切。心、肝、脾、肺、肾是藏象学说中的核心。历代练功家都十分重视它们在修炼中的重要作用，因而在功法中的具体运用相当广泛。推拿功法非常重视意念的运用，练功家所说的"全凭心意练功夫"就说明了这一点。练静功通过调心，能达到思想入静，从而进入练功状态。这一修炼过程，离不开心神的调摄作用。其练功目的，也正是通过意念的集中、思想的入静和肌体的松弛，从而达到调养心神、协调脏腑功能，使脏腑之间的关系相对平衡。"心者，五脏六腑之大主也"，练功时一旦排除外界事物的干扰，就可以发挥"心"协调脏腑平衡的功能，进而"主明则下安，以此养生则寿……"这说明，通过练功使心神安宁，才能使脏腑各司其职，发挥应有的作用，从而使身体健康。练功后心神安宁，心气更能发挥其推动血液运行的功能，具体反映在练功后脉搏和缓有力，面色红润，如《素问·六节藏象论》云"心者……其华在面，其充在血脉"。练功中的呼吸锻炼，使天地之精气以纳，脏腑之浊气以吐。所吸之精气，不但充实了真气，并能进一步推动气血在全身的运行，使全身气血流畅，五脏六腑、四肢百骸都得到营养与活力，身体抵抗力增强，免疫力提高。肺主气，肾主纳气，"肺为气之主，肾为气之本"，通过有意识的"气沉丹田"，可以加强"肾主纳气"的功能；不断练习呼吸的控制和调节，可以使机体活动时呼吸更加平稳，为机体节省能量，同时降低心肺负荷。功法中，可以通过呼吸的开阖升降作用，意守脐中，或直接意守命门，以加强命门的作用，从而使五脏六腑更能充分发挥其应有作用。又如太极拳运动在"主宰于腰"的前提下，由腰部来带动四肢，使"全身一动无有不动"，来加强命门的作用。此外，通过推拿功法使真气充足以后，不但元阴元阳可以互济互根，肾水还可上济于心（君火）。因此，对因"心肾不交"而造成的心悸、失眠、遗精等症就可起到改善的作用，而心的协调脏腑功能也随之加强。李中梓在《内经知要》中说"津与肾水原是一家"，练功中常常津液增多，也是元阴充足的体现，是"治阴虚无上妙方"。在练功过程中放松入静，神情安宁，能使肝气舒和条达，所以在练功后，人常感到气血平和，心情舒畅。在进行腹式呼吸、意守丹田时，能使人的唾液和胃液等消化液分泌增多，并能增强横膈肌的运动幅度，改变腹内压力，使腹部温度升高，加强腹部的血液循环，对肠胃可起到很好的"按摩"作用，如五禽戏、八段锦等都有调理脾胃的功能。久而久之，可使三焦气机通畅，运化水谷功能健旺，从而增加营卫气血津液的化生。坚持功法锻炼，可使食欲、食量显著增加，面色渐趋红润，体力随之增强，从而增进健康。

二、经络学说与推拿功法

按照《黄帝内经》所述，经络是气血在机体内循行的特殊通道，是经脉和络脉的总称。经脉有正经十二条，称"十二经脉"，分别与某一脏腑相对应；奇经八条，称"奇经八脉"。正经之外，还有别出的延伸部分，称为"十二经别"；分布于机体表层筋肉的十二条通路，为"十二经筋"，同样以手足三阴三阳分类并与其同名的十二正经有一定的对应关系。由十二经脉及任、督脉各分出一支别络和脾之大络，总称为十五络脉。络脉的分支叫孙络，它们越分越小，浮现于体表的则称之为浮络。人体的经络系统不是彼此孤立的，而是按照一定规律，形成气血运行于全身各部位的有机整体，通过这个网络系统，内连五脏六腑，外络四肢筋肉。

经络为气血运行的通道，是元气所派生的，也是被称为内气的一部分，通过推拿功法是可以被人感知的。功法锻炼时，可以出现末梢循环旺盛、腺体活动增强等现象。这些变化，都说明推拿功法具有疏通经络的作用。此外，许多功法都是在经络学说的影响下，依据功法原理编创的，如李时珍在《奇经八脉考》中就反复强调了奇经八脉对于练功和诊病的重要性。针灸学家杨继洲在《针灸大成》中指出了任督二脉与练功的密切关系，认为许多功法虽有"种种不同，岂离任督"，有些功法便是通过凝神入气穴，结合返观，内视机体情况。由此可见，功法与经络关系密切。应该说，人体内的经脉之气原是相通的，但一般人体会不到，只有通过练功，充实了元气，活跃了经气，故在入静状态下才可感知这种内气循行的情况。《千金翼方》指出："凡孔穴者，是经络所行往来处，引气远入抽病也。"说明对体表的腧穴给予适当的刺激，能够通过经脉而调整脏腑的功能活动。在练习不同的功法时，旋腰转脊，屈伸四肢，会使肌肉与韧带处于不同的张力变化之中，从而对全身 300 多个腧穴产生牵拉、拧挤和压揉的作用；亦可意守几个穴位，使气血运行此处，从而起到防病治病的效用。锻炼周天的功法与任督二脉关系更为密切，一般以气在任督脉上周流循环为小周天，如扩大至十二经络路线上周流循环则为大周天。

第三节　精气神与推拿功法的关系

　　精、气、神是人体生命活动的三大要素，自古以来一直被称为人身之"三宝"。精、气、神三者相互为用，是保持和恢复人体健康、维持正常生理活动的重要物质，为养生长寿之根本。精气神学说，是古代医家和练功养生家在整体观思想指导下，在探索生命奥秘、防治疾病的实践中，逐步形成的一种整体生命观。精、气、神被视作人体生命活动的原动力与物质基础。如《悟真篇正义》中讲："三元者，三才也，其在天为日、月、星之三光，在地为水、火、土之三要，在人为精、气、神之三物也。"借以强调精、气、神对于生命的重要程度。它与阴阳五行、脏腑经络学说共同组成中医的理论基础，并指导练功实践。

　　精是指构成人体的基本物质，是人体各种功能活动的物质基础，是人体各种营养物质的总称。如《素问·金匮真言论》云："夫精者，身之本也。"精有先天与后天之分，先天之精禀受于父母，它由父母媾和而成，能繁殖后代，所以又称生殖之精；后天之精是指水谷等营养物化生的物质，其通过脾胃的受纳与运化而生成，分别藏于五脏，所以又称脏腑之精。先天之精与后天之精是相辅相成的。

　　气概括起来有两个含义：一是构成人体和维持人体生命活动的精微物质，如水谷之气、呼吸之气等。二是指脏腑组织的功能活动，如脏腑之气、经络之气等。这两者是相互联系的，前者是后者的物质基础，后者是前者的功能表现。气的重要性正如《难经·八难》中所言"气者，人之根本也，根绝则茎叶枯矣"。

　　神有广义与狭义之分，广义的神是人体整个生命活动的总称；狭义的神是指心所主的神志，即精神、思维活动。神从其性质分为元神和识神两种。元神由父母之精在胚胎时形成，是先天之神，它具有不受人的精神意识、思维活动的支配而主宰生命活动的功能；识神是人出生之后，受天地自然界万物影响后所产生的精神意识、思维活动。元神和识神相互协调统一，共同维持正常的生命活动。明代《医门法律》说："寿命之本，积精自刚，然精生于谷。"这说明精、气、神虽最初是受于父母之精，但也要重视后天充养，这样才能源源不断地滋生。

　　推拿功法更偏重于对精、气、神的直接锻炼，以达祛病强身、延年益寿之目的。功法的练气是通过培补体内元气而实现的。元气充沛则脏腑气血功能健旺，元气不足则难以抗御外邪侵犯而发病，正所谓"正气存内，邪不可干""邪之所凑，其气必虚"。推拿功法可以不断调动和充盈人体元气，推动和激发脏腑气血功能，扶正而祛邪，达到强壮体质的目的。由于体内的神与气都是无形的，需赖有形的精作为物质基础，因此，古代练功家强调练功首先实精，精满则气壮，气壮则神旺，神旺则五脏功能健旺，输布精华以滋养肌肤肢节，达到养生、延年、却病目的。"神"是生命活动的主宰，人体生命活动变化和脏腑精气盛衰，可通过神表露出来，"得神者昌，失神者亡"。因此，练功养生家很重视通过调心练意的锻炼，充分发挥人体各种潜能，直接激发身体效应。总之，精属有形，气属无形，神由精气所化生，为生命之主宰。功法修炼人体内的精、气、神，主要通过调心练意使心存正念而除杂念，意静则神不外耗，心肾相交、水火共济，则精气得养，精充气足则神更旺，如此生生不已。

【思考题】

1. 阳阳学说与推拿功法的关系？
2. 五行在推拿功法练习中的应用？
3. 精气神在推拿功法练习中有何作用？

学习提要：

掌握推拿功法锻炼的基本原则，正确理解松静自然、灵活准确、圆软柔和、意气合一、树立三心、循序渐进的内在含义，掌握形体、呼吸、用意的要求；熟悉推拿功法锻炼常用的基本手型、基本步法与呼吸锻炼方法；了解功法锻炼中的呼吸锻炼方法与常用的用意方法，了解功法锻炼中出现的正常效应及注意事项等。

第一节　推拿功法的分类

推拿功法历经几千年的发展，形成了诸多门派，功法种类繁多，名称不一，目前主要按功法锻炼的姿势、动静、锻炼部位等进行分类。

一、按功法锻炼的姿势分类

（一）卧功

凡是按照一定的姿势要求，采取卧式进行锻炼的功法，统称为卧功。常用的锻炼姿势有仰卧式、侧卧式等。

1. 仰卧式　练功者仰卧，垫枕的高低以舒适为度。两手交叉相握，轻放于小腹上，肘臂放松。两腿自然平伸，两脚靠拢或稍有分开，或将一只脚放在另一只脚的脚踝上，练久时两脚可以调换一下。口唇轻闭，舌抵上腭，两眼睁开含视或两眼轻轻闭合微留一线之缝。此法易于"意守"，也有助于形成腹式呼吸（图4-1）。

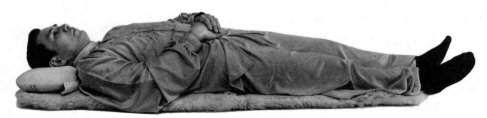

图4-1　仰卧式

2. 侧卧式　左侧卧或右侧卧均可，一般以右侧卧为宜。若胸腹腔器官有病者，宜卧向健侧或采用仰卧式。右侧卧者，右肩在下，面向右侧躺卧，枕头高低以舒适为宜。右腿微屈在下，左腿弯曲，轻放在右腿上。右手自然地垫在眼睛下方的枕头上，左手自然地轻放在左腿上，口齿轻闭，舌抵上腭（图4-2）。

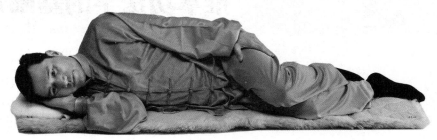

图4-2　侧卧式

卧功主要适用于某些卧床不起和久病体弱者，也可用于睡前的诱导入睡，加快消除疲劳。但卧式容易使人入睡，在锻炼内劲方面不如站功和坐功。

（二）坐功

凡是采取坐势练功的，并有一定姿势要求的功法，统称坐功。常用的坐功有平坐式、盘坐式及靠坐式。

1. 平坐式　坐在椅子、凳子或床边上练功，高度适宜，坐时能使两脚踏地。上体端正，含胸拔背，松腰收腹，两脚平行踏地，与肩同宽；松肩沉肘，肘臂微曲，手心向下，轻放于两大腿上或两手相叠放于小腹处。口齿轻闭，舌抵上腭，两眼轻闭或微留一线之缝，意守丹田（图4-3）。

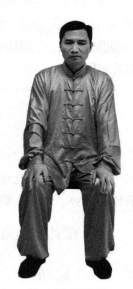

图4-3　平坐式

2. 盘坐式　分为自然盘坐、单盘坐和双盘坐三种。

自然盘坐式是把两腿自然盘坐，两小腿交叉，将两脚置于两腿的下面，两脚跟抵在两大腿后面的中部；上体端正，松肩屈肘，含胸拔背，两手自然放于膝部或两手相合，置于靠近小腹的大腿根部，其他均参照平坐式（图4-4）。

单盘坐式是把一脚放在另一条大腿的上面，左腿盘在右腿的下面，左脚尖和右膝相对，右小腿置于左小腿的上面，其他均同自然盘膝坐式。

双盘坐式是指左右两小腿相互交叉，两足掌朝上，互叠于两侧大腿上，两膝着褥，两手相叠置于小腹前。

3. 靠坐式　是一种介于坐式与卧式之间的体式。按坐式要求，上体倚靠在靠垫或枕头上，枕后部不可悬空，大腿与躯干角度在120°～140°，下肢采取自然盘膝式或两下肢平伸，以气血流通为宜。

坐功多适用亚健康者，也是体弱患者由卧式转为站式、以增强体力的一种过渡姿势。靠坐式多用于体弱患者。

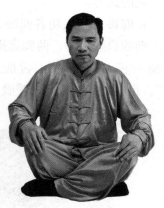

图4-4　自然盘坐

（三）站功

凡是采取站立姿势、两脚不动进行锻炼的功法，统称站功。常用的有自然站式、按球站式、抱球站式。

1.自然站式　身体自然站立，头如顶物，两目微闭，默视远方或含光内视，口齿轻闭或微开，舌抵上腭，含胸拔背，收腹敛臀，松髋屈膝，两脚平行分开，脚尖稍内扣，与肩等宽，松肩虚腋，肘略微屈，两臂下垂，掌心向里，手指向下，五指微屈分开。

2.按球站式　在自然站式的基础上，两上臂呈环抱状，两手指尖相距与胸宽，大拇指与其余四指分开，五指微屈，掌心向下，如按水中浮球，两手高不过乳、低不过脐。

3.抱球站式　在自然站式的基础上，两手作环抱树干状，两手指尖相对，掌心向内，五指分开，手指微屈，形如抱球。两手低不过脐、高不过肩，站桩架势的高低可根据身体健康状况酌情运用。

站功具有调运气血功能，锻炼方便，体力增强快，活动量大的特点。因此，特别适合中青年练习，不适宜年老体弱者。

（四）行功

凡在下肢走动状态下进行锻炼的功法都属于行功。这种功法的肢体运动姿势更加多样化，功法种类繁多。在姿势的结构上，有繁有简；在力量的运用上，有刚有柔；在动作的速度上，有快有慢；在用力的程度上，有大有小。在姿态上，有些动作优美柔和，有些动作挺拔苍劲，有些动作轻盈舒展，有些动作敏捷灵活，有些动作威猛刚强，有些动作气势磅礴。

二、按功法锻炼的动静分类

（一）静功

凡在功法锻炼时，外在肢体不进行活动的功法，都可归属于静功。古代的吐纳、行气、静坐、坐禅等都属于静功的范围。静功从形体上看外静不动，两眼垂帘，调心入静，即所谓"外静内动"。因此，练静功时，要静中有动。静功在姿势上有坐、卧、站的区分，但主要着重于人体内部的调养。通过锻炼可使元气充沛，经络畅通，以达到强身健体、祛病延年之功效。

（二）动功

凡在功法锻炼时，肢体按功法要求不断变化的一类功法，都属于动功。如易筋经、五禽戏等。动功主要是采取站式和行式进行锻炼的，但在特殊情况下，也可采用"坐式动功"。动功是指形体外在活动和内在精神的相对安静，即所谓"外动内静"。因此，动功锻炼时，首先要动中求静，即"动"是指"外动"，"静"是指"内静"；其次，要做到意气相随，意到气到，气到力到。古代练功家曾说，强身莫善于习动，一身动则一身强。练习动功可达到强健筋骨的作用。

（三）静动功

凡是把静功与动功结合起来的锻炼方法，都属于静动功。其特点是"先静后动"。静功虽对形体也有锻炼作用，但它更注重精神的宁静和体内气息的调整；而动功则更注重锻炼外在的肢体和强健筋骨。

三、按功法锻炼的内外分类

（一）外功

注重锻炼人体的外部肢体，如骨骼、肌腱、肌肉、皮肤等的功法，称为外功，即"动则练外""外练筋骨皮"。一般情况下，可将各种动功归属于外功的范畴，但有的动功对机体内部功能的锻炼作用也很明显。如"五禽戏"要求内外结合，动静相兼，刚柔并济，神形如一。它既重视练外强，也重视练内壮，讲究内练精气神，外练筋骨皮，以收内外兼练的效果。

（二）内功

注重锻炼人体内部的气息、脏腑、经络、精气、血脉等的功法，称为内功。习惯上常将各种静功归属于内功的范畴，即"静则练内，内练一口气"。内功虽对人体外部形体有锻炼作用，但它更以锻炼人体内部功能为主。

第二节　推拿功法的作用

一、增力添劲，强筋壮骨

推拿功法既能练力又能添劲。以气催力，以力贯劲，意到气到，力到劲到，使全身肌肉收缩力增强，当气运行于身体某部位时，就能产生高度爆发力与耐受力。功法练的是内气，也称真气。而锻炼呼吸之法是功法的内容之一，通过呼吸的调节，使内气在体内循环，达到内气"按摩"的目的，从而使内气生力添劲。通过意念与姿势配合的方法，以意领气，真气流注于体内四肢百骸，使全身气血流畅，以达神清气爽、气力倍增之效。这种以气催力的运用方法可使手法达到"持久、有力、均匀、柔和，从而达到深透"的要求，操作时能够做到以气贯力于内，以意发力于外，从而保证手法的深透，提高手法的技巧与治疗效果。

通过练力与练气相结合，使气力结合，内力倍增，以意运气，长期锻炼会产生内劲。练功中只注重练力而不注重练气，或只注重练气而不注重练力，均难以产生效用。故推拿功法锻炼只有通过姿势、呼吸、意念相结合，才能达到增强内气、以气催劲、强筋壮骨的目的。

二、调和气血，疏通经络

气血是维持人体正常生理活动的基本物质，气是一种由水谷之精气和自然之清气相互结合而成的具有营养机体的物质，而血除了具有一定的营养作用外，还具有载体的作用。没有血这个载体，气就不能在经脉中运行。同样，没有营卫之气，血得不到充分的营养补充，机体很难维持正常的生理活动。因此，气血之间是相互依赖、相互制约的关系。

推拿功法强调姿势的锻炼、呼吸的调节、意念的应用，通过功法的锻炼来导引气的运行及呼吸的变化。如锻炼易筋经时，随着形体动作的变化，呼吸主动配合动作导引，采取自然呼吸的方法，使意气相随，气贯全身；习练五禽戏时，通过"外导内引"，在动作升降开合作用下，导引内气运行，达到气贯周身。又如锻炼六字诀时，运用呼吸吐纳，分别调理肝、心、脾、肺、肾、三焦的气机，起到气行周身，协调脏腑的功能。

功法锻炼又可改善脾胃功能，对脾胃起到较好的按摩作用，强化脾主运化、统血及胃之受纳水谷的功能；同时随着形体运动的导引，可使营气经过脾胃转输于肺中，进入脉道，成为血液的组成部分而营养全身。可见，功法锻炼能加强血液运行，通过气的推动，为人体提供丰富的营养物质。故《灵枢·本脏》说："血和则经脉流行，营复阴阳，筋骨劲强，关节清利矣"。另一方面，功法还有疏通经络、祛病强身的作用。李时珍《奇经八脉考》曰："内景隧道，惟返观者能照察之。""内景隧道"是指人体的经络，"返观"可以理解为一种静功的锻炼方法，人体的经络变化在进行某种静功锻炼过程中是能够觉察出来的。

三、协调脏腑，平衡阴阳

脏腑是人体生命活动的根本，脏腑功能协调，则精气血津液充足。因此，脏腑形神得养是健康的基本保障。脏腑协调是通过相互依赖，相互制约，生克制化的关系来实现的。通过功法锻炼，既可协调脏腑，增强脏腑新陈代谢的活力；又可调整脏腑间的失调，纠正其偏差。如易筋经、六字诀、五禽戏等功法，都是以增强脏腑功能为目的。

阴阳平衡是维持人体正常生理活动的基础，而阴阳平衡的破坏就意味着疾病的发生。易筋经、少林内功、八段锦都是以形体活动为主的功法，都属动功，也都属阳。但在每个功法开始的预备势和结束的收势则以静为主，也都属阴。因此，动中有静，静中有动，动静相合，动以练形，静以养神，练养相兼，这是功法平衡阴阳的基本作用。如在功法的姿势锻炼中，以形体的上下、左右、前后、俯仰、屈伸等动作也都包含着阴阳的变化。呼吸中以吸气为阴，呼气为阳，通过呼吸的配合就能帮助习练者起到平衡阴阳的作用。如对具有阳盛阴衰或阴虚阳亢体质的人，宜采用偏重于泄出体内阳热浊气的功法进行锻炼，可选以呼吸吐纳为主的功法；如对阴盛阳衰或阳虚阴亢体质的人，宜采用偏重于益阳消阴的功法进行锻炼，可选练八段锦功法；如对阴阳偏盛偏衰不太明显体质的人，宜采用调和阴阳的功法进行锻炼，可选练易筋经、五禽戏等功法。这是以阴阳学说中阴阳平衡原理来辨证练功的。

四、扶正祛邪，培育元气

扶正是扶助人体对疾病的抵抗力和增强体内的正气，祛邪是祛除致病因素，即所谓"正气存内，邪不可干"。推拿功法锻炼就是从扶助正气入手，如"体松、入静、调息"的主要锻炼内容都属于整体锻炼方法，就是在内部力量逐渐充实的基础上增强体质，提高自身抵抗力。通过功法锻炼达到扶正及培育元气的目的，其本身就是一种有效的祛邪方法。所以，培育元气，增强人体抵抗疾病的能力，是练功的本质所在。《素问·上古天真论》曰："恬淡虚无，真气从之，精神内守，病安从来。"这即是功法培补元气的精辟阐述与概括。

功法锻炼对健康者来说也不失为一种较好的锻炼项目。凡坚持正确锻炼并达到一定功力者，都可体验到练功对改善人体消化、呼吸、心血管和神经系统的功能是明显的，同时能加深睡眠，消除疲劳，增强体力和耐力，提高工作效率。

五、养生益智，延年益寿

人到老年，阴精虚衰，真元渐亏，身体各种功能都逐步衰退，是人类生命过程的必然规律。衰老是一个多环节的生物学过程，受到多种因素的综合影响，具有不可逆性，但延缓衰老的进程也是完全可以实现的。

自古以来，人们把功法锻炼作为一种防止衰老、益智增寿的重要手段。实践证明，功法锻炼能够调动和发挥机体内在潜力，延缓衰老，防治老年智力减退，增进老人身心健康，达到延年益寿的目的。练功是一种综合锻炼，既包括精神调养，稳定情绪，使人积极乐观；又包括生活规律，合理饮食，使人劳逸结合。其本身既是一种延年益寿的方法，又是各种抗衰措施的纽带。所以，《养生肤语》曰："保精、练气、养神，益长寿之法。"

除此之外，功法锻炼还可开发人的智力，这一点在古代典籍中有很多明确的记述。研究表明，通过功法锻炼，能使大脑的疲劳较快地消除，使精力旺盛，注意力集中，感知觉敏锐，记忆力增强，思维能力提高，从而能提高智力水平。

第三节 推拿功法锻炼的基本原则

一、松静自然

放松、入静与自然是推拿功法锻炼过程中的最基本要求。不管是何种功法，锻炼的各个阶段都必须遵循这一基本原则。松静自然不仅是确保练功取得功效的重要法则，而且也是防止练功出偏的重要保障。松是指形体而言，静是指精神而言，而自然则是针对功法锻炼中的各个环节，如姿势、呼吸、意守和精神状态都要自然。松是指整个形体和精神放松，功法锻炼要从消除精神紧张状态入手，只有精神不紧张，才能做到形体的真正放松。但身体放松，并不是完全松弛或松散无力，而是松而不懈、紧而不僵。每一种功法对姿势都有一定要求，要保持某一姿势就必须有一定肌肉群处于紧张状态，这似乎与少林内功的霸力相矛盾。其实，这时的肌肉紧张是在保持姿势的前提下，使各部肌肉达到最大限度的放松，将矛盾统一起来。这在开始锻炼时不容易做到，但经一段时间锻炼后，就会逐渐做到松而不懈、紧而不僵。

入静是指在推拿功法锻炼过程中的杂念相对减少，处于高度宁静、轻松、舒适的状态。入静程度的深浅反映着功法锻炼放松状态的好坏，直接关系到锻炼效果。所以，放松与入静是互相促进的，放松可有助入静，入静可有助放松。

自然是指功法锻炼时的心情自然、姿势动作自然和呼吸自然。推拿功法锻炼中不要用意过强，主观追求境界和功夫，要勿忘勿助，似有意似无意，法归自然，所以有"练功贵乎自然"之说，可见"自然"这一原则的重要。功法锻炼中的自然原则要贯彻到练功各方面和全过程，不论坐、卧、站、行都应做到自然舒适，毫无勉强；呼吸时也应在自然的前提下宁神静息，自然达到柔、细、匀、长；意念活动更应自然，要自然过渡到似有似无，绵绵若存。如易筋经锻炼中的三盘落地势，上托如千斤、下按如浮球，都是锻炼到一定程度自然而成。

上面所说的松静自然主要针对功法锻炼过程而言，广义的松静自然是指平常生活中的一种状态，这样才能巩固功法锻炼效果，并达到更高的功法锻炼境界。

二、灵活准确

灵活，指功法锻炼中动作姿势、呼吸与意念的运用并非死板模仿，而是保证在形式上不走样的前提下，做到不僵、不滞、举止灵活，故在功法锻炼时必须结合功法锻炼者的自身生理与心理特点，针对功法锻炼的不同阶段，因人、因时、因地制宜，灵活地调整功法的难度与强度，使形神自然放松；反之，容易产生紧张、疲劳的感觉。如初练少林内功功法时，可根据锻炼者的体质强弱，逐渐增加时间，每天锻炼时间太短则难以收效，每天练功时间过久又会给身体带来不适或疲劳。另外，应根据自身的健康状况和功夫的深浅程度，灵活调整锻炼时间，对练功时间不勉强、全身无不适，功后头脑清晰，精神愉快为最佳功时，如动作上应从简单逐步到复杂，女性月经期甚至应停练等。

准确，指功法锻炼时要遵循一定的身形、步法和动作姿势，呼吸与意念的方法要准确理解并应用。在学习初始阶段，基本身形的锻炼最为重要。功法的基本身形及动作的路线、方位、角度、虚实、松紧应分辨清楚，做到姿势工整，方法准确。俗语"学拳容易改拳难"，指的就是开始锻炼时动作不正确，当形成习惯以后，再想纠正就比较困难。

三、圆软柔和

圆，指功法锻炼时功法动作要保持圆润而不僵直，动作有弧形，不起棱角，符合人体各关节自然弯曲的状态。软，是指功法锻炼时全身动作要松软而不僵硬，动作虚实与姿势转换衔接无停顿断续。柔和，是指功法锻炼时动作不僵不拘，轻松自如，柔和舒展，身体重心平稳，虚实分明，轻柔徐缓。如易筋经中的每一势动作，无论是上肢、躯干，还是下肢都要求有较充分的屈伸、外展内收、扭转身体等圆软柔和的运动，从而使人体的骨关节在定势动作的基础上，尽可能地呈现多方位和广角度的活动。其目的就是要通过圆软柔和的"拔骨"运动而达到"抻筋"的作用，牵伸人体各部位的关节及其周围软组织，提高关节的灵活性与软组织的柔韧性。

四、意气合一

意，是指推拿功法锻炼时的意念运用，大脑活动的生理过程与意识过程是密不可分的，前者是后者的物质基础，后者是前者的活动产物。气，这里指锻炼内气，它是在功法锻炼中、在意念入静后、在内劲不断作用下逐渐形成的。心到意到，意到气到，气到力到，练气离不开意，练意又离不开气，意气相随，心息相依，使姿势、意念、调息的协调统一，以增添内气，即为意气合一。

必须指出，对气的运行不可过于专注，意念引导动作也不能过于集中，否则易致气机僵滞。气和意要有张有弛，时隐时现，轻轻引导。如易筋经的掌托天门下落时应先吸气，意念也应由微渐著至丹田，意气与运动配合，既使内外得到全面锻炼，也可提高锻炼效果。但对气感不明显者，不必过于追求"气感"，采用"以意导体"的锻炼方法同样可收到良好效果。

五、树立三心

三心，指信心、决心和恒心。所谓信心，是指对功法不疑惑、不动摇。功法锻炼者，首先要从思想上坚信选定功法对身体的强健作用，树立好对功法锻炼的信心。有了锻炼功法的坚定信心，锻炼者便不断地向自己加强这方面的意念，坚持锻炼就有动力。古语说得好："精诚所至，金石为开。"功法锻炼不能犹豫不决，举棋不定，要有坚定不移的意志，这就是决心。决心易下，但没有恒心，等于没有决心，因为锻炼功法没有恒心，难以坚持，三天打鱼，两天晒网是不会产生效果的。练功是个不断积累的过程，功效是随着练功时间的积累而逐步显现出来的，仅凭理论、要领、口诀是不行的，只有坚持练习才行。功法锻炼效应的取得需要人体从生理上有一个从量变到质变的转化过程，这种量变过程不是一朝一夕所能形成的，需要相当长的时间积累。只有长期坚持锻炼，才能达到内劲功夫，取得良好效应。纵观古今锻炼有素的练功家，无一不是坚定不移，持之以恒的自我修炼者。大量实践经验告诉我们，只要坚定信心，矢志不移，诚心诚意地坚持功法锻炼，就一定能收到预期的效果。

六、循序渐进

循序渐进是指推拿功法需要按照一定的锻炼方法与步骤逐渐深入和提高。任何事物都有自己的发展规律，功法锻炼也一样，先浅后深，最后达到炉火纯青的地步。在练功过程中，容易出现两种情况：一种是急于求成，锻炼过多过猛；另一种是松懈散漫，一曝十寒，这都是违背功法锻炼的客观规律的。功法效应的获得都是由小到大，由微到著，但每个人的体质和掌握功法的快慢不同，其收效时间也有差异。如有的人练了几天就体力增强，而有的人则需练几个月才有感觉。所以，动作由简单到复杂、锻炼时间由短到长、锻炼要求由浅入深、运动强度逐渐递加的原则是遵循"循序渐进"客观规律的具体体现。尤其是体弱多病者，欲通过推拿功法来增强体质，更不能急于求成，所谓"欲速则不达"就是这个道理。

第四节　推拿功法锻炼的基本方法

各种推拿功法均有其独特的锻炼姿势，如少林内功着重于腰腿根基霸力的静止性用力锻炼及上肢肌力动作的锻炼。但所有功法锻炼的前提是要全身放松，在放松的前提下保持一定的姿势，才能达到锻炼的目的，故"形松"是姿势锻炼的关键。推拿功法的姿势一般多用站式与行式。易筋经、少林内功等功法以强筋壮骨、练气增力为主，此类功法都采取站姿，全身摆放成一定的架势，做全身定势锻炼；或下肢站定，躯体与上肢做特定动作锻炼。推拿功法锻炼的重点环节在于对步势、掌（拳）势与全身姿态的正确调控。尽管功法不同，姿势各异，但对功法锻炼的姿势要求都一样，就是自然放松、不用蛮劲。

一、形体锻炼

（一）基本要求

1. 虚灵顶劲　这是对头部姿势的要求。虚灵，即虚虚领起。虚领者，谓当用虚灵之意，不用力而自引其顶。"顶劲者，头容正直，神贯于顶也。不可用力，用力则项强，气血不能流通，须有虚灵自然之意。"（《太极拳说十要》）意思是头要中正，虚灵向上，好似头上悬顶一物状。具体操作：头自然上顶，颈项自然松开而有上拔之意，督脉经气上升，同时喉头回收（也称锁住喜鹊关），胸部舒展，任脉之气下降。下颌内含，落脸腮，颈项自然前屈，头顶呈虚灵之状。头为至高清虚之地，脑在其中，中医认为"脑为髓之海，髓海有余则轻劲多力，自过其度，髓海不足，则脑转耳鸣，腰酸眩晕，目无所见，懈怠安卧"（《灵枢·海论》）。又"脑为元神之府"，故头正、顶虚悬，不仅是周身中正之关键，而且可诱导气机上升以养脑营神，使神主宰全身活动之功能增强，而呈现精神抖擞状态；若头倾失悬则精神易萎靡，身体难以达到平衡要求。当出现前俯后仰、左右倾斜时，应于头顶求之。

2. 目睁口圆　这是功法锻炼时对面部操作的基本要求，也是面部放松的关键。目睁意即两眼微睁，平视前方，目光内收，做到似看非看之效果。具体做法：两眼平视前方，眼睑轻轻睁开，目光随眼睑睁开而内收，与意念相合至一处。守上丹田者，将目光内视于上；守下丹田者，将目光下视鼻尖至丹田。五脏六腑之精皆上注于目，睁目内视是神目精气内含的重要方法。肝开窍于目，魂由之出也，故闭目能安魂。双目是阴跷脉、阳跷脉二脉交会之所，又是卫气内外出入的必由之路，故历代练功家重视含光默默，目的是使双目神光内敛于内，以养五脏六腑之精气。

圆口是唇齿轻轻张开，齿似合非合，两侧臼齿如咬物，舌尖自然抵于上门齿内与齿龈相交，如读"一"字时态，有增强唾液分泌的作用。放松两腮，舒展眉头，面带微笑，面部放松，有助于入静和全身放松。反之皱眉板脸，则不利于功法的锻炼。

3. 含胸拔背 这是对胸背姿势的基本要求。"含胸者，胸略内涵，使气沉于丹田也。胸忌挺出，挺出则气涌上浮，上重下轻，脚跟易于浮起。拔背者，气贴于背也"（《太极拳术十要》）。由此可见，功法锻炼中含胸与拔背的重要性。但含胸并不简单易行，拔背也非轻而易举。含胸拔背是一种姿态，含胸是胸前部内含以及胸部肌肉放松，使呼吸通顺，有利于气沉下丹田，更易形成腹式呼吸。含胸不同于凹胸的紧张内收，是胸部要有宽舒的感觉，是在肩锁关节放松、两肩微向前合、两胁微敛的姿势下，胸腔上下径放长，使横膈下降舒展，含胸即是胸部的"蓄势"。拔背是指背部脊柱伸展挺拔，大椎穴向上领，直通百会，使脊背伸直，有利于督脉经气的运行。含胸与拔背是同时的，含胸的程度决定了拔背的程度，含胸过度就不是拔背而是驼背了。

4. 松腰收腹 松腰是指腰自然放松，使腰背竖直，不要硬挺，两肩轻轻下放，将意念放松腰部，使腰部呈自然弯曲状态。腰为肾之外府，肾藏元阴元阳，化生元气，注于气海，以滋养全身，又腰为支撑人体的重要支柱，故历代练功家特别重视之。同时松腰可使腰部灵活，力由脊发，气血流畅，积聚霸力，古人说"力发于足，主宰于腰，形于四肢"。而收腹是腹部略向内收，这样可以帮助元气内敛，加强内压，促进气的周身运动。功法锻炼重"实其腹"，欲"实其腹"则需要通过全身锻炼使精气充足于腹，故松腰收腹也是其中重要一环。

5. 两腿柱立 两腿像柱子一样站立，以增强下肢锻炼的霸力。有的姿势要求两脚平行分开与肩等宽，有的姿势要求并步站立，有的姿势则要求两脚之间的距离可以比肩稍宽，但无论两脚间的距离怎样，均要求臀部收紧，下肢自然蹬直，内侧肌群收紧，膝关节勿屈曲，双足踏实，使整个身体因两腿柱立而稳实，不能歪斜。

6. 五趾抓地 五趾抓地是指脚掌的内、外缘及足跟都要抓地，要求用意下塌，脚下生根，而不是五趾蜷缩地用力抓地。五趾抓地历来是对功法锻炼者的一个基本要求，全身其他部位都要放松，但下肢五趾不能放松。五趾抓地，足心涵空，脚跟稳实，脚下生力，上虚下实，培根固本，如挺拔云松、地上木桩。五趾与内脏相通，大趾通肝脾经，小趾通膀胱经，四趾通胆经，脚底心是肾经的涌泉穴。有意识地将两腿摆平正，五趾抓地，脚跟踏实，具有疏通经络、调理脏腑、增强新陈代谢的作用。

（二）基本手型

推拿功法锻炼的姿势可根据功法的不同而有差异，但基本的手型是相通的，常用的基本手型有拳、掌、钩手三种。

基本手型结合上肢冲、推、架、亮、外展、内收、旋转等各种姿势进行锻炼，具有增强上肢肌力，改善关节与韧带的柔韧性和灵活性作用，是推拿功法中常用的上肢锻炼方法。

1. 拳法 基本拳型是四指并拢伸直，拇指伸直与四指自然分开。先将四指的指间关节屈曲，再将四指掌指关节内屈并卷拢握紧，拇指弯曲紧扣在食指和中指上，如拳家所说"握拳如卷饼"。

五指紧握，食指、中指、无名指和小指第一节指骨构成的平面称拳面；手背的一面称拳背；手心的一面称拳心；虎口一侧称拳眼。拳心朝下称平拳；拳心向上为仰拳；拳眼朝上为立拳（如图4-5，图4-6，图4-7）。

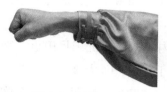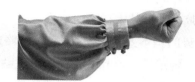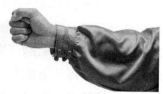

图4-5 平拳   图4-6 仰拳   图4-7 立拳

2. 掌法   基本掌法是腕关节平直，五指自然伸直、并拢，手心一面称掌心，手背一面称掌背，手腕内侧突出处称掌根，小指一侧称掌外侧。推拿功法锻炼中常用的基本掌型有立掌、仰掌、俯掌、直掌、反掌、瓦楞掌、爪形掌、扇形掌八种。

（1）立掌   腕关节上翘，五指自然伸直、四指并拢，掌心朝前，指尖朝上（图4-8）。

（2）仰掌   腕关节平伸，五指自然伸直、四指并拢，掌心向上，指尖朝前（图4-9）。

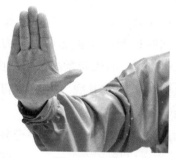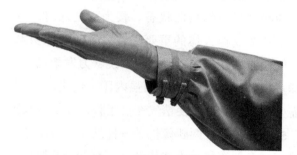

图4-8 立掌   图4-9 仰掌

（3）俯掌   腕关节平伸，五指自然伸直、四指并拢，掌心向下，指尖朝前（图4-10）。

（4）直掌   腕关节平伸，四指伸直、并拢，拇指伸直向上与四指分开成八字形，小指一侧向下。因拇、食指间形成八字形，故又称八字掌（图4-11）。

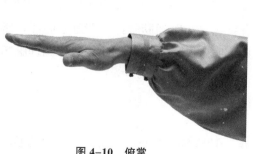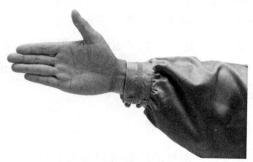

图4-10 俯掌   图4-11 直掌

（5）反掌   腕关节平伸，五指自然伸直，四指并拢，掌心向外，小指一侧向上，拇指虎口一侧向下（图4-12）。

（6）瓦楞掌   四指并拢伸直，腕关节平伸，拇指伸直略内收，掌心略内凹，形似瓦楞状（图4-13）。

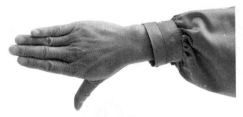

图 4-12　反掌

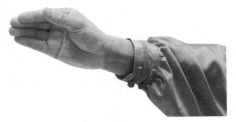

图 4-13　瓦楞掌

（7）爪形掌　腕关节上翘，五指自然分开，将第 1、2 指间关节内扣弯曲成虎爪形，又称虎爪掌（图 4-14）。

（8）扇形掌　腕关节平伸，掌指伸直，五指用力分开成扇形（图 4-15）。

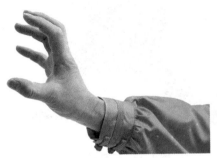

图 4-14　爪形掌

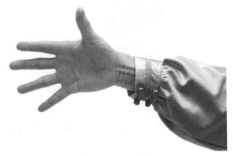

图 4-15　扇形掌

3. 钩手　五指自然伸直，五指指端并拢在一起，腕关节自然下垂弯曲成钩形，故称钩手。动作要求五指用力并拢，腕关节尽量屈曲。钩手是推拿功法锻炼中较为特殊的一种手型，对锻炼腕关节的柔韧性和灵活性具有很好的效果（图 4-16）。

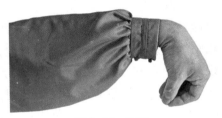

图 4-16　钩手

（三）基本步法

推拿功法锻炼中常用的基本步法有并步、马步、弓箭步、虚步、丁步、仆步、歇步等。长期反复锻炼，具有增强下肢肌力、霸力与持久力的功用。

1. 并步　头端正，双目平视，舌抵上腭，下颏微收，定心息气，神情安详，松肩，胸微挺，直腰拔背，蓄腹敛臀。动作要求：两臂自然下垂，两脚并拢，全脚掌着地，两膝放松，两腿伸直并立（图 4-17）。

2. 马步　上身正直，挺胸直腰，收腹敛臀，上身下蹲。动作要求：左足向左平行分开站立，两足之距等宽或宽于两肩，足尖正对前方，脚掌着地，屈膝屈髋 45°左右成半蹲式，或大腿接近 90°水平状半蹲，膝稍内扣不超过脚尖，身体重心置于两脚之间，两手叉腰或抱拳于腰间（图 4-18）。两脚开立与肩等宽，屈膝屈髋下蹲 45°，称为小马步；两脚左右平行开立约为本人五六脚掌宽，屈膝半蹲成 90°水平状，称为大马步，又称为悬裆。

3. 弓箭步　上身正对前方，挺胸，直腰塌臀，前腿屈似弓，后腿直

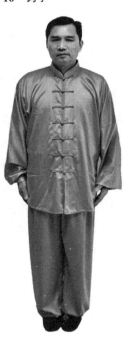

图 4-17　并步

如箭，眼向前平视，两手叉腰或抱拳于腰间。动作要求：两腿前后开立，相距为本人脚掌的四五倍。脚掌着地，前腿屈膝半蹲，大腿接近水平，膝部和小腿与脚掌垂直，脚尖稍内扣；后腿挺膝蹬直，脚尖外展45°～60°，斜朝前方，前脚尖与后脚跟成一直线，两腿似前弓后箭势（图4-19）。弓右腿为右弓左箭步；弓左腿为左弓右箭步。

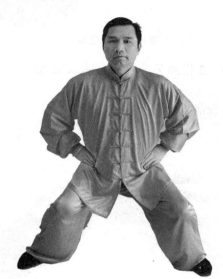

图4-18　马步

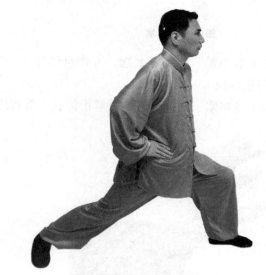

图4-19　弓箭步

4. 八字步　上身正直，舒胸直腰，收腹敛臀。动作要求：两足左右开立，相距约本人脚掌的2倍，脚掌着地，脚跟外展，两脚尖内扣45°，呈八字形，两腿直立，身体重心落于两腿之间，称内八字步（图4-20）；两脚跟内扣，足尖外展45°以上，呈八字形，两腿直立，身体重心落于两腿之间，称外八字步（图4-21）。

5. 虚步　上身正直，挺胸直腰，收腹敛臀，虚实分明。动作要求：两脚前后开立，后腿屈膝屈髋下蹲，全脚掌着地，脚尖略外撇；前腿膝关节微屈向前伸出，脚尖虚点地面，身体重心落于后腿，称为虚步（图4-22）。左脚在前，脚尖虚点地面者称为左虚步；右脚在前，脚尖虚点地面者为右虚步。

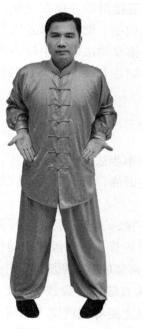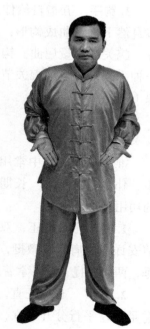

图4-20　内八字步　　　　图4-21　外八字步

6. 丁字步　上身正直，挺胸直腰，收腹敛臀，两手握拳在腰间。动作要求：一腿直立，一腿提起，足尖点地（图4-23）。称丁字步。

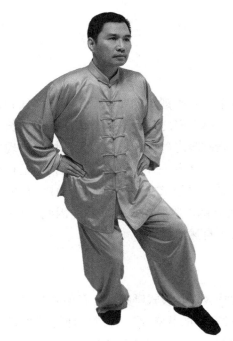

图 4-22　虚步

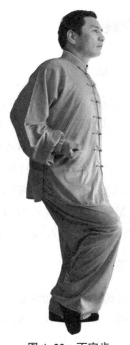

图 4-23　丁字步

7. 仆步　上身正直，挺胸直腰，沉臀。动作要求：两腿左右开弓，一腿在体侧挺直平仆，接近地面，全脚掌着地，脚尖内扣；另一腿屈膝全蹲，大腿与小腿成90°左右，臀部接近小腿，膝部与脚尖稍外展，全脚掌着地；两手抱拳于腰间，并稍向仆腿一侧转体，目视仆腿一侧前方，称仆步（图 4-24）。仆左腿为左仆步，仆右腿为右仆步。

8. 歇步　挺胸，直腰，两腿并拢。动作要求：两腿交叉靠拢全蹲，一脚全脚着地，脚尖外展，另一脚前脚掌着地，膝部贴近其小腿后侧，臀部坐于后腿接近脚跟处，两手抱拳于腰间，眼向一侧前方平视（图 4-25）。左脚在前为左歇步，右脚在前为右歇步。

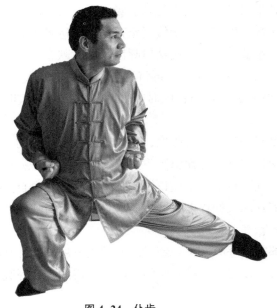

图 4-24　仆步

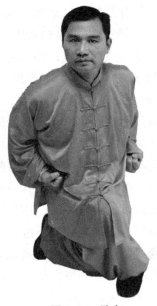

图 4-25　歇步

二、呼吸锻炼

（一）基本要求

呼吸锻炼是推拿功法锻炼中的一个重要环节。呼吸锻炼的要求是做到心平气和，在自然平和的原则指导下，尽力做到深、长、细、匀。深，指呼吸之气深达下丹田或脚跟；长，指一呼一吸的时间较长；细，指呼吸之气出入细微；匀，指呼吸之气出入均匀，无忽快忽慢现象。这里必须指出的是，深、长、细、匀的呼吸并不是每一个练功者一开始就能达到的，而是在练功过程中宁静情绪，集中意念的基础上慢慢形成的。练功者不要强求在短时间内即形成完整的深长呼吸，否则易使胸腹肌紧张，阻滞气机升降，出现气短胸闷、腹胀胁痛等症状。因此，呼吸要顺其自然。通过呼吸锻炼，使之由浅入深，由快至慢，功到自然成。

（二）锻炼方法

推拿功法锻炼中常用的呼吸锻炼方法有静呼吸法、腹式呼吸法、存想呼吸法及其他呼吸法。

1. 静呼吸法　功法锻炼者在精神活动相对安静的状态下，有意识地把呼吸锻炼得柔和、细缓、均匀、深长的呼吸法，称静呼吸法。常用的静呼吸法包括自然呼吸法、数息呼吸法和深长呼吸法。

（1）自然呼吸法　是呼吸锻炼的最基本方法。在自然生理呼吸的前提下，用功法锻炼的意念活动逐步将呼吸调节得比自然生理呼吸更柔和、细缓、均匀的程度，并达到"意气相随"的境界。它包括自然胸式呼吸（呼吸时胸部随之起伏）、自然腹式呼吸（呼吸时腹部随之起伏）和自然混合呼吸（呼吸时胸腹部随之起伏，且起伏较为明显）三种基本形式。锻炼要求：呼吸要求与平时的自然生理呼吸一样，尤其是呼吸频率与深度，但用意上不一样。它要求全身放松、心神宁静地用意念逐步将呼吸锻炼至柔和、细缓、均匀的程度，做到"意气相随"。

（2）数息呼吸法　是用意念默念计数呼吸出入的次数而进行呼吸锻炼的方法。可以数呼也可以数吸，数呼是练呼，数吸是练吸，从一到十或到百，周而复始。吸气时，口齿轻闭，从鼻吸气（鼻孔通气不畅时也可鼻口兼用），默数吸次数，以意将气缓缓引至丹田；气达丹田后，自然地稍作停顿，随后进行呼气；呼气时口齿微开一小缝，将气缓缓从口呼出，同时默念"呼"字，如此反复默数下去。初练者数至 20～30 次时，可以休息片刻，再将息数增加到 100 次。锻炼要求：只需注意呼气，不需注意吸气，即吸气时将气引至丹田；同时默数呼吸次数，呼气时将全身放松，同时默念"呼"字，呼吸停顿要自然。

（3）深长呼吸法　在功法锻炼中应用自然呼吸到一定程度，即锻炼到深长呼吸的一种锻炼方法。吸气时，口唇轻闭，舌抵上腭，用意念将"气"徐徐引至下丹田，自然稍作停顿后，再将气缓缓呼出；呼气时，口唇微开一小缝，将"气"自下丹田经口缓缓呼出，呼气后也自然地稍作停顿。如此反复，一呼一吸，逐步把呼吸锻炼到深长的程度。锻炼要求：吸气后与呼气后均稍作停顿，停顿需在自然的前提下进行，不可勉强憋气。

2. 腹式呼吸法　是指有意识地使小腹部随着呼吸一张一缩运动的呼吸方法。这种呼吸法可使膈肌的上下活动和腹壁的前后活动幅度增大，以协调五脏六腑的功能。常用的腹式呼吸法包括顺腹式呼吸法、逆腹式呼吸法和停闭呼吸法。

（1）顺腹式呼吸法　也称正呼吸法。指吸气时腹部逐渐隆起外凸，呼气时腹部内收凹进的呼吸方法。吸气时，舌轻抵上腭，口唇轻闭，腹部随着吸气慢慢鼓起，将气息缓缓地引至下丹田，自然地稍作停顿（停顿时意守丹田）；随后将舌放下，口唇微开，将气缓缓呼出，呼气后也自然地稍作停顿（停顿时意守丹田），同时随呼气再将鼓起的小腹慢慢地缩回，如此反复锻炼。锻炼要求：吸气后与呼气后应自然稍作停顿，呼吸长短不作勉强要求，更不能有意憋气；呼吸时腹部要自然地逐渐隆起与缩回。

（2）逆腹式呼吸法　也称反呼吸法。指吸气时腹部逐渐收缩内凹，呼气时腹部逐渐隆起外凸的一种呼吸方法。这种呼吸方法与顺腹式呼吸法相反。吸气时，舌轻抵上腭，口唇轻闭，将气缓缓引至下丹田，随吸气将腹部慢慢缩凹，吸气后自然稍作停顿，并意守下丹田；随后将舌放下，口唇微开，再把气自下丹田沿鼻缓缓呼出，同时随呼气将缩回的腹部慢慢鼓起外凸，如此反复锻炼。锻炼要求：吸气后与呼气后的停顿必须自然，呼吸的深长不能勉强，更不能有意憋气，呼吸时腹部要自然缩回与隆起。

（3）停闭呼吸法　指用意念默念字句和用意念来呼吸停闭，以增强腹式呼吸深度的呼吸方法，一般分为吸呼停法和吸停呼法两种。

①吸呼停法：是指吸气时舌抵上腭，口唇微合，默念第一个字（如"我健康"的"我"字），同时用意念轻轻地将气引至下丹田，将小腹慢慢隆起，但不可用蛮力；呼气时舌体放下，口唇微开，默念第二个字（如"我健康"的"健"字），将气缓缓呼出，同时将鼓起的小腹慢慢缩回。呼气后稍作停顿，停顿时舌抵上腭与缩回的小腹不动，并默念最后一个字（如"我健康"的"康"字），如此按吸－呼－停－吸的次序反复锻炼。锻炼要求：呼吸停顿时要自然，吸呼停动作协调有序，腹部收缩要自然起伏。

②吸停呼法：指吸气时舌抵上腭，口唇微合，默念第一个字（如"我健康"的"我"字），同时用意念轻轻地将气引至下丹田，小腹随吸气慢慢鼓起，吸气后稍作停顿，舌抵上腭不动，默念中间的字（如"我健康"的"健"字），小腹的运动也随呼吸的停顿而不动；停顿后将舌体放下，口唇微开，默念最后一个字（如"我健康"的"康"字），随呼气将鼓起的小腹慢慢缩回。如此，按吸－停－呼－吸的次序反复锻炼。锻炼要求：呼吸停顿要自然，吸停呼动作协调均匀，呼吸和停顿时的腹部收缩要配合自然。

3. 存想呼吸法　存想呼吸法是指锻炼者在自然呼吸锻炼与腹式呼吸锻炼基础上的比较高深的一种意念存想呼吸法。这是用意念引导呼吸，用呼吸引发内气锻炼的呼吸方法。一般有潜呼吸法、体呼吸法、胎息法等。

（1）潜呼吸法　是指口鼻呼吸虽近于无，而潜在的呼吸（这里指真息）却在继续进行中。即口鼻呼吸无声，出入绵绵，若有若无的一种呼吸状态。它是不疾不慢的腹式呼吸，是在腹式呼吸锻炼基础上更深入的呼吸锻炼方法。它与一般深呼吸的不同之处在于，潜呼吸法是一种不用力的呼吸，在一呼一吸中，缓缓呼，细细吸，吐气至微，从鼻孔细细引入。具体操作：将先吸入的气用意念存想缓缓地推送至下丹田，再用意念缓缓地呼气外出，从下丹田渐渐上行，从鼻呼出。呼吸一次，升降一次，这样可以提高腹腔脏器的刺激和内在安抚作用。这种腹式呼吸的有意起伏无需借助意念和外力，在高度入静中微微起伏，使呼吸进入了较高的境界。

（2）体呼吸法　又称皮肤呼吸。在腹式呼吸纯熟的基础上，口鼻呼吸逐渐细微，吸气时用意念存想"气息"从皮肤由外向下丹田内集聚，意存片刻；呼气时再意念存想"气息"自下丹田由内向皮肤外扩散和充盈，因其有在体表一入一出的体会与景象，故名体呼吸。久之，随着呼吸的进行，犹如熏蒸沐浴，气从体表出入，"气感"均匀地向身体各部位充盈。锻炼时，要求以意引气，呼吸匀细缓慢，顺其自然，不要强求。

（3）胎息法　又称脐呼吸法。指用意念想象呼吸从肚脐出入，不用口鼻呼吸，脐部起伏几乎不动，好像胎儿在母体胞宫中一样的呼吸方法。即意想吸气时自脐中吸入，自觉有气自丹田向内收敛的感觉，此时小腹随吸气微微内收，稍作停顿后，再将气徐徐呼出；呼出时，意想呼气自脐中呼出，自觉有气自丹田向外扩散的感觉，此时小腹随气自然向外微微鼓起，再稍作停顿，接着再将气缓缓吸入。如此，吸气微微，呼气绵绵，好像不用口鼻呼吸，若有若无，若存若亡，唯有丹田起伏的感觉。锻炼要求：意守下丹田，只有在前面呼吸方法的基础上锻炼得深长细匀时才能体验此法。

4. 其他呼吸法

（1）读字呼吸法　这是以意念默读字音进行呼吸锻炼的方法。如六字诀锻炼法，在呼气时意念结合默念"嘘、呵、呼、呬、吹、嘻"字音，每个字对应五脏的锻炼方法。做法：先行保健功叩齿 36 次，赤龙搅海 36 次，再鼓漱 3 次，用意送咽下丹田，是谓炼津化气。再行读字呼吸，先仰头以鼻徐徐吸进天地之清气以补脏腑，随后稍低头默念字音以呼出相应脏腑之浊气（与脏腑相配字音为：嘘配肝；呵配心；呼配脾；呬配肺；吹配肾；嘻配三焦）。念毕呼尽后，再稍仰头以鼻徐徐吸入天地之清气，排除杂念，意念在默念字音与呼吸上。可以六字均念，也可单独念某字诀。锻炼要求：吸气和念字均"耳不得闻声"，它是一种以泻实为主的呼吸锻炼方法，体虚者须慎用，阳虚自汗者禁用。

（2）内视呼吸法　是指用意念将目光内视体内，引导内气在体内运行的一种呼吸锻炼方法。吸气时，用意念将目光视气，引导气从鼻至膻中，再下沉腹部丹田，要尽力吸气，由轻而重，吸尽至不能再吸，然后闭吸 3～5 秒，再轻轻地、慢慢地呼气，呼气宜慢宜轻。呼尽至不能再呼时，闭呼 3～5 秒，再吸气开始。锻炼要求：吸气时收腹提肛，提外肾；呼气时松腹松裆，外肾下垂。一呼一吸，全身放松，配合协调。

（3）提肛呼吸法　吸气时，用意轻轻提起会阴部，肛门收缩；呼气时，放松会阴，肛门放松。一般与其他功法配合锻炼，常用于治疗气虚下陷的内脏下垂、子宫脱垂等症。

以上所有呼吸锻炼法必须遵循顺其自然、循序渐进、练养结合的原则，不能盲目追求某种呼吸效应与感觉，一切要从自然柔和着手，不可强求。

三、意念锻炼

（一）基本要求

1. 用意轻灵而活　意守时，用意要轻。意思是有意识地意守某部位或穴位，但不是刻意明确。初练者不应强求硬守，而应讲究勿忘勿助、似守非守。古人云，不可用心守，不可无意求，用心守则着意，无意求则顽空，有意无意称功夫。当然，用意重与轻，似守非守，很难用尺度去衡量，需要功法锻炼者细心体会。

意守时用意要活，意思是对意守的部位要灵活对待。意守时被意守的部位比较模糊，或者意守时间比较短暂等都是正常的，不能急躁，随着功夫深入会提高意守的水平。意守内容应灵活简单，自己要熟悉，能使自己心情愉快，但又不引起兴奋，如花草树木、人体经络穴位等。一般意守下丹田可以补肾温阳壮火，意守足三里可以健脾和胃，意守大敦可以平肝潜阳等。总之，意守要似守非守，灵活使用。

2. 正确把握真意　真意是意念活动宁静时的自觉状态，这种状态颇为难得。在意念调节过程中，常常出现杂念丛生，物极必反。而在这杂乱无章的意识活动中，会忽然显现出一个制止杂念的"念头"，这"忽"的一觉就是真意。此境一现，即刻意守之。因此念微弱，易被意识活动所淹没。这"忽"的一觉是真意的萌芽，若能当即抓住，养之育之，则成功在即。如果把杂乱无章的意识活动比作一团黑暗，那么这"忽"的一觉，就好比初之月亮，仅有偃月的微光，故老子称此为"微明"。这一景象是练性功的"活子时"，所谓子时练功，不仅指夜半子时，更重要的是"活子时"，因为这时练功是练其意，可收事半功倍之效。其次，通过守意法寻找真意。当意守某一部位，使紊乱的意念活动单一化，意识活动均沉伏下来，真意也就显现出来了。真意呈现并与真气结合时，真气就得以聚集而产生一定的反应，这就是命功的"活子时"。对于初期功法锻炼者来说，不能刻意去追求真意，因为当你练功考虑这些内容时，已是在运用杂念了，即进入了杂乱无章的意识活动了，所以初练者应在集中意念的调节中灵活寻找真意。

3. 区分正念与杂念　正念是诱导、维持与深化入静状态时所必须有的意念。与此相对的是杂念，也是干扰入静过程的妄念。推拿功法锻炼入静的关键，在于从"止念"达到"无念"。入静状态的出现是一种主动的诱导过程，并非是"什么都不想"。正因为正念的存在，才能使"杂念起觉，觉之即无"。杂念是指在练功过程中，各种杂乱的念头纷至沓来，此伏彼起，以致意念不能集中、思想不能安宁。历代功法锻炼者常喻为心猿意马，认为这是练功的主要障碍。功法锻炼中出现的杂念大都是在工作、生活中遇到或考虑过的问题，也有过去从未想过，而在功法锻炼中反映出来的，影响了功法锻炼的正常进行。在功法锻炼中，亦有胡思乱想，如气愤、懊丧、恐惧、恼怒之类的事情，以致情绪激动、心神不宁，这称为"恶念"；有些杂念，如果是由于练功者不纯正的思想意识，不正常的欲望发展而来的，则称为"邪念"。练功中出现邪念、恶念时，应停止锻炼。在功法锻炼中，尤其是初练者总会不断地出现一些杂念，这属于正常现象，只要情绪乐观，准备工作充分，专心锻炼，杂念就会自然减少。对待杂念，既不可厌恶，又不可硬驱，而要在它出现时，用一些正念方法排除它，同样可以收到锻炼的效果。正如古人说的"念起是病，不续是药"。

（二）锻炼方法

推拿功法锻炼的用意方法之根本乃精神放松与入静，即通过对情志的调理，使情志处于舒畅宁静的状态，实现身心合一，乃至忘我的境界，该境界只有坚持不懈地锻炼才能获得。功法的用意方法很多，如意守法、松静法、默念法、观想法、诱导法等。

1. 意守法　是将意念集中在某个部位，在身心放松安静的状态下，聚精会神，即以一念代万念，达到入静的方法。初练者往往杂念较多，不易入静，这时可因势利导，采用意守下丹田法排除杂念，使思维活动趋于单一，但切忌性情急躁，不能死守。意守有静态意守法和动态意守法。①静态意守是使思想集中于自身某一特定穴位，如意守丹田、意守涌泉等。②动态意守是指意念随部位移动的方法，如三线放松法。通过意守锻炼，能促进人体内气的聚集与运行，进而调整脏腑的功能，达到强身健体的目的。

2. 松静法　是通过意念诱导，使身心达到最大限度松静的锻炼方法。主要有先松后静法与吸静呼松法。①先松后静法是取坐式或卧式，先从头至足放松，继而意守下丹田，逐渐进入松静状态。吸气时先注意一个部位，呼气时默念"松"字，以助放松，然后再注意下一个部位，如此反复，放松后达到入静。②吸静呼松法是静与松交替进行，吸气时意想"静"，呼气时意想"松"，同时使身体从表至里、从上至下、从左至右地放松，心无杂念，正如身体像棉花样松软，心境如白云般轻悠。

3. 默念法　是用意念默念字或词句（自己较熟悉或喜爱的音符、词句），但不发出声音，来诱导意念集中，排除杂念，达到入静的方法。如"我松静""我静坐身体好"等，字数不宜过多，是静功功法常用的锻炼方法之一。锻炼时，呼吸要均匀细长，用意要轻。亦可根据病情需要而灵活选用默念字词，如失眠患者可默念"松""静"，而高血压患者可默念"血压下降""我放松"等。

4. 观想法　是集中心念观想某一美好的对象，可以去除杂念，达到入静的锻炼方法。选择观想的事物要有利于功法锻炼入静，且大都是功法锻炼者所熟悉的事物或情景。如易筋经出爪亮翅中出掌时，观想将窗推开之景象；又如三盘落地做上托时，观想如托千斤重物，下按如在水上按浮球之感等。

5. 诱导法　是借助于音乐诱导或肢体动作诱导，使意念集中，帮助入静的方法。如音乐诱导，选择幽静动听的音乐，或节奏单调的音乐，借此诱导意念集中，达到入静的目的。或自我诱导，选择在空气清新、温度宜人、幽静安适的环境中锻炼，想象全身放松后，心身随之虚静。如进行易筋经功法横担降魔杵锻炼时，两手横担开合，诱导丹田开合，使气入丹田。

第五节　推拿功法锻炼的注意事项

一、明确锻炼目的

1. 首先要端正功法锻炼态度，树立牢固的专业思想，明确锻炼目的，发挥自己的主观能动性，树立信心；其次练功要有规律，充分认识功法锻炼在专业技能训练中的重要性与必要性，根据需要选择适宜的功法，并了解所练功法的理论基础及实际锻炼的重点和难点，做到循序渐进、勤学苦练、持之以恒。

2. 选练功法要专一，特别是初练者，不可朝此夕彼。推拿学生先以易筋经与少林内功为基本功法进行锻炼，待基本掌握且有一定的功底后再选练其他功法。这样才能入静意守，功到自然成，不致误入歧途。

二、选好锻炼环境

1. 功法锻炼应选择安静的场地或环境，练功需在温暖避风的条件下进行。因为练功的目的在于培育真气，所以必须依靠阳气的温煦。练功者全神贯注，若受寒风侵袭，势必影响练功者的入静。练功时，需要吐故纳新，空气要清新，如果空气浑浊或大雾天，以浊换浊，势必损害人体，这就失去了练功的本意。

2. 不宜选择在天气突变，诸如狂风暴雨、电闪雷鸣、寒冷潮湿、烈日当头等恶劣环境下练功。

三、选择合适时间

1. 锻炼时间最好安排在早、晚，练功要定时。
2. 不宜在情绪波动较大的情况下练功。
3. 不宜选择在空腹或过饱时练功。
4. 不宜强忍溲便进行练功，以免影响形体和意念的放松。
5. 不宜选择在疲劳、女子经期或孕期等特殊情况下勉强练功。

四、准备锻炼物具

1. 衣服宜宽松，鞋以软底布鞋、球鞋或练功鞋为宜。

2. 准备好练功坐垫与器械练功的器具等。

五、注意镇静从容

1. 功法锻炼中应做到思想集中，心神合一，排除杂念。不能心猿意马，左顾右盼；不开玩笑，不勉强、蛮干。练功中严禁周围高声喧哗、对练功者直呼其名，以防练功者受惊。

2. 功法锻炼要求调匀呼吸，不可屏气、憋气、闭气、提气，以免自伤与走偏。

3. 不执着练功中的热、凉、动、摇等练功效应。在练功中出现异常感觉时，要努力自制，否则应立即停止练功。如出现头晕、胸闷、胸痛、烦躁等不适感时，应及时请教老师，以免发生练功偏差与不适。

4. 练功间歇时，用干毛巾将汗擦干。宜做散步、蹲起、摇肩等整理放松性活动，以使气血通畅。不宜大声吵闹，互相扭打，以免神散气乱而影响练功效果。

六、重视练后问题

1. 练功完毕时，先将汗擦干，穿好衣服，不宜立即吹风或用冷水冲洗。因为出汗时，人体腠理疏松，毛孔开放，外邪容易入侵而致病，故古人云"避风如避箭"。

2. 练功结束后，应适当活动身体，以调和气血，并适量饮温热茶水与营养性饮料。人以胃气为本，脾胃为后天之本，历代医学家、练功家都十分注意胃气的保养，如朱丹溪在《养老论》曰："好酒腻肉，湿面细汁，烧炙煨炒，辛辣甜滑，皆在所忌。"即使"肠胃坚厚，福气深壮者"，也不能"纵口以图一时之快"。所以，节制饮食为练功后保养的重要方面，切忌纵口暴饮。

3. 练功后注意休整，功法锻炼固然可以保持气血的通畅，但要注意劳逸适度。《素问·宣明五气》曰："五劳所伤，久视伤血，久卧伤气，久坐伤肉，久立伤骨，久行伤筋。"说明过度劳累也会给人们带来损伤。练功本身也是一种运动和消耗，所以应根据个人的体质强弱而运动，不宜过度劳累，否则也易耗伤正气。

4. 练功后忌纵欲耗精。"夫精者，身之本也"。有精就能化气，就能保持人体精力充沛，气机旺盛。因此，节欲保精对练功者来说尤为重要。养精、养气、养神是练功者的宗旨，所以要节欲保精。

5. 练功后如出现胸闷、胸痛、气短甚至咯血，以及疲惫、精神不振且长时间不能恢复者，可能是练功量过大或过度憋气所致，应适当休息，或进行治疗后再循序练功。

第六节 推拿功法锻炼的运动量要求

一、练功运动量的要素

练功运动量是指人体在练功过程中所能完成的运动负荷，其组成的要素应包括强度、密度、时间、数量和特性等，改变其中的任何一个要素，都会使练功效果受到影响。

（一）强度

强度是指练功过程中运动的程度，需要根据练功者的体质状况及练功目的等确定，不可一概而论。

（二）密度

密度是指单位时间内重复锻炼的次数。功法锻炼中常以密度作为一个因素来表示运动量的大小，所以密度在运动量中反映时间与次数的关系，也是运动量中一个重要的环节。

（三）时间

时间是指在一次练功中应考虑的总时间、单一功法完成的时间、上一次锻炼与下一次锻炼之间的间歇时间，以及锻炼中完全休息的时间等。当代各项体育运动训练中广泛采用的间歇训练法，就是建立在运动时间组合基础上的。

（四）数量

数量是指一次练功中重复锻炼的量或锻炼的总量。练功中，若没有一定的数量就没有一定的质量，也就没有良好的练功效果。

（五）特性

特性是指推拿功法中的各种锻炼方法，如徒手或器械等。练功运动量的要素之所以要包括这个因素，是因为不同的练功方法对人体的影响作用也不同，因而在安排练功运动量时也应考虑这个因素。

二、练功运动量的要求

推拿练功要想取得理想的效果，除了科学地、系统地安排锻炼内容外，还必须因人而异，安排各自合适的运动量。运动量诸因素间的相互关系是相互依存和相互支持的，只有在全面考虑的基础上，才能因人而异地制定适合自身情况的运动量，从而保证良好的锻炼效果。

古代练功家对掌握运动量的问题是很有经验的，如被后人尊称为"药王"的唐代名医孙思邈曾精辟地指出"养生之道，常欲小劳，但莫大疲及强所不能堪耳"的原则。这里的"欲小劳，莫大疲"，就是要求运动不要过度，要适当掌握运动量。

初练者常易产生两种偏差：一是运动过分剧烈，使体力消耗太大，出现头晕、心跳、气急、失眠、胃口不好等现象，有的从此对运动不感兴趣，甚至产生恐惧心理。二是运动量过小，达不到良好的健身效果。譬如毫不用力地动动腿、伸伸胳膊而达不到一定程度的疲劳，是没有效果的。因为经过运动达到一定疲劳的机体，在其恢复过程中会有一个超量恢复阶段，从而使体质逐步增强。

合理掌握好运动量是循序渐进的关键。首先要做到"因人制宜"，由于个体差异的存在，不同个体练功的要求及运动量的大小也应该有所不同。如青年人运动量宜大，而中老年人的运动量就要适当减少；体质好的人运动量大，而体弱多病者就应酌情减小。同时，还应根据个人的爱好和具体情况，采取不同的练功方法。

第七节　推拿功法锻炼的效应

推拿功法锻炼者在锻炼过程中所产生的各种不同身体反应，统称为推拿功法效应。根据这些反应对机体的影响，分为正常效应和异常效应两类。

一、正常效应

正常效应是指功法锻炼者通过调身、调息和调心的锻炼，使机体达到积极的自我调整和修复的状态。这种状态对功法锻炼者的身心起到有益的作用，是功法锻炼者经络通调、气血顺畅的表现，属正常效应，包括全身或局部微汗、胃肠蠕动增强、睡眠改善、食欲增强、记忆力增强等现象。

（一）温热与出汗

温热与出汗是自主神经功能兴奋的一种表现，也是营卫调顺、气血旺盛的一种反应。功法锻炼者特定的放松姿势、深长的呼吸和意念的集中可促进机体的血液循环，使末梢血管扩张、机体血容量增加，进而促进全身的皮肤温度上升。经测定，功法锻炼到一定程度时，意守部位的血流量可增加 25% ~ 30%，皮肤温度可提高 2 ~ 3℃，局部也会出现热气游走的感觉。温热与出汗是功法锻炼者出现较普遍的现象，占正常效应的 60% ~ 70%。

（二）消化功能增强

功法锻炼者在入静的状态下，舌抵上腭，可以刺激唾液腺，增加唾液分泌。同时功法锻炼中的调息可以加大膈肌运动的幅度，膈肌的运动直接对腹腔中肝、脾、胃肠等脏器起到柔和的按摩作用，从而增强消化功能。消化功能的改善可进一步增强食欲，而食欲增强可反射性地引起唾液分泌增多，当唾液分泌量增多至满口时，可分次咽下，并以意送入丹田。而咽津、咽气的过程又反过来进一步增强食欲，形成促进消化功能的良性循环，故功法锻炼对治疗消化系统的许多慢性疾病具有较好的效果。

（三）新陈代谢旺盛

功法锻炼者通过采用调身、调息和调心的锻炼方法，以意引气，使自主神经的功能得到锻炼，内脏和大脑功能得到有效调整，促进了机体的新陈代谢。所以，随着功法锻炼时间的推移，锻炼者会感到轻松舒适、精力充沛、思路清晰、耳聪目明、心情愉悦、睡眠改善、记忆力增强等，这些都是新陈代谢旺盛的具体表现。

（四）动触现象

动触现象是指功法锻炼者在练功中出现一些平时感觉不到的特殊感觉，如痒、痛、冷、暖、重、轻、涩、滑、酸、胀、麻等，属于功法锻炼中的正常效应。这些感觉的出现多在身体局部，且多在短时间内出现，后又自行消失。这可能与练功后经络通调、气血运行流畅，以及大脑入静后的感受性增强相关，属正常感觉。但练功者不应过分追求这些感觉，否则会影响正常练功，甚至会出现练功偏差。

由于练功是一个循序渐进的过程，练功的正常效应往往是通过长期坚持练功后产生的身体反应，所以效应反应除了上述已列举的以外，还包括了对疾病的调治。如练功后某些疾病得到好转或治愈，提高功法锻炼者的生活质量。

二、异常效应

异常效应是指功法锻炼过程中出现的一些偏离正常的反应。这些反应对功法锻炼者的身体和精神产生一些不良影响，使其正常的身心平衡状态发生变化，继而表现出某些特定的临床症状和体征，严重者甚至影响学习、工作和日常生活，又称"功法偏差"。古代文献中多将它称为走火或入魔，这是功法锻炼者必须注意防止的。

（一）常见表现

1. 内气不止　功法锻炼到一定程度，练习者自觉体内有一股热气流或如火团（个别为凉气）循序在体内运转，具有强壮身体、防治疾病的作用。但如果气机不畅，内气停滞在身体的某一部位（穴位）滞而不通，或内气在体内不循常道流窜，则会出现诸如热烫难忍，或胀满难受的感觉，影响练功者正常的生活和工作，称为内气不止，或岔气，或气窜。

2. 外动不已　功法锻炼过程中出现的身体摇动现象，称为"外动"。正常情况下，机体感觉舒适后会自然停止。如果身体摇动剧烈，甚至不可控制而失去常态，即为外动不已。

3. 走泄　是指男子在功法锻炼过程中，由于不能固精而出现的遗精、滑精现象，又称"走丹"。严重者可致精力不集中、全身乏力等精血虚衰现象。

4. 走火　"火"指功法锻炼中的意念。走火指功法锻炼者运用强烈的意念、急重的呼吸而导致头目胀痛、气血逆流，外动不已，甚至狂躁的一种异常现象。

5. 入魔　"魔"指功法锻炼中产生的幻景。入魔指功法锻炼者对锻炼过程中产生的幻景信以为真，导致神昏意乱、躁狂，甚至成为精神病患者的现象。这是功法偏差中较重的一种。

6. 诱发新症　主要是指在指导患者进行医疗练功的过程中，由于呼吸、意守选择不当而致原疾病的症状没有明显改善，却继发出现诸如心动过速、血压升高或月经过多等其他疾病的现象。

（二）常见的主要原因

1. 初学功法者，没有选择好合适的功法或不得要领而勉强练功。
2. 违反功法锻炼原则和要求，练功中乱用以意领（引）气。
3. 功法锻炼过程中受到外景或内景的意外刺激。
4. 盲目猎奇，朝学夕改，或对功法锻炼过程中出现的幻景刻意追求。
5. 以偏概全，形成错误心理。
6. 违反某些功法锻炼的禁忌。

（三）常用的处理方法

功法异常效应出现后，首先应明确其原因，有针对性地进行及时纠正或处理。

1. 及时停止功法锻炼，采取各种措施以消除紧张情绪。
2. 手法治疗：局部内气不止者，可用轻快而有节奏的拍法作用于局部；周流全身的内气不止，可先用拍法作用于肺俞、膏肓、命门三穴，继而用拍法依次顺序拍打督脉、膀胱经、胆经，自上而下3～5遍。
3. 对于外动不已者，可用放松功作收功。
4. 心理治疗：走火者嘱其多观外景，搅海咽津以熄火；入魔者应按精神疾病规范治疗。
5. 对症处理：对走泄、走火、入魔或诱发新症的患者，应根据其气血阴阳的偏胜和偏衰情况，运用中医中药辨证施治。必要时，应采用中西医综合治疗。

（四）常用的预防方法

对于出现的功法异常效应，应以预防为主。

1.功法锻炼者应在有经验的老师或医生的科学指导下，选择适宜的功法，确定适当的运动量，有步骤、有计划、循序渐进地进行锻炼，并及时调整功法锻炼计划。

2.功法锻炼者应选择适宜的练功环境。

3.功法锻炼者需保持良好的心理状态，提高道德修养，在情绪波动等异常情况下暂停练功。

4.随着练功程度的深入，内气增强，气血活跃，功法锻炼者可能会出现一过性的幻觉、幻景出现，这属正常现象，不可一味追求练功中出现的景象。

【思考题】

1.推拿功法锻炼有哪些基本原则？

2.推拿功法锻炼的形体要求是什么？

3.推拿功法锻炼中常用的基本掌型有哪些？

4.如何看待推拿功法的基本手型与步法在具体功法锻炼中的作用？

5.简述并步、马步、弓箭步的基本操作和动作要求。

6.何谓自然呼吸法、深长呼吸法、顺腹式呼吸法？

7.常见的功法正常效应有哪些？谈谈你的练功体会。

8.练功运动量的要素有哪些？

学习提要：

　　掌握推拿功法的常用术语与常用练功穴窍，理解并掌握意念、杂念、入静及上、中、下丹田，以及内气、恬淡虚无等术语的内在含义；熟悉丹田、三关、内气、意气相随、气沉丹田的含义；了解练功穴窍在功法中的应用。

第一节　推拿功法常用术语

一、意念

　　意念是指大脑入静后产生的能动的自律性调控，大脑处于潜在功能的轻度活跃状态。练功者运用意念内控的方法来调整形体、气息，使精气神渐臻合一的过程。它是一种感受，一种体悟。姿势的调整、呼吸的调节、内气的运行、动作的锻炼等都是通过意念进行的，但若意念不集中、不能运用，即使姿势、呼吸练得再好，也难以很好实现。

二、杂念

　　杂念本指众多繁杂的思虑，不纯正的念头。在推拿功法应用中则是指练功过程中所出现的一些繁杂念头，古人称之为"散乱"。散乱原是佛教用语，指烦恼，是心思分散的一种心理过程。在练功中不断出现杂念，这是正常现象。只要情绪乐观，准备工作充分，专心练功，杂念就自然减少。对待杂念，既不能讨厌，又不能硬驱，而是在它出现时能及时警觉，并顺利地排除它，这样可以收到练功效果。如果这些杂念使人恐惧、恼怒，或心神不宁，则称为恶念。如果是从练功者不纯正的欲望演变而来，则称为邪念。若恶念与邪念此起彼伏，导致意念不能集中、思想不能安宁时，则要及时停止功法锻炼。

三、入静

　　入静是指思维活动相对单一，在意念集中、杂念减少的清醒状态下，出现与外界中断联络，高度安静，轻松舒适的状态。入静分为三个阶段：第一阶段为自然舒适，呼吸柔和，心平气缓，情绪逐渐稳定，精神集中，主动抑制各种杂念产生的初级阶段。第二阶段为入静渐渐深入，思绪更加净化，心息相依，心神宁静，意念专一的中级阶段，此阶段会出现蚁行感、温热感、寒凉感等。第三阶段为呼吸绵绵深长，若有若无；或用意自如，若存若亡，气息与血脉全身贯通，整个机体状若虚架，轻松飘浮，头脑清晰愉快，自觉恬淡虚无，静若止水的高级阶段。

入静一般是在对功法掌握较好、练功质量较高的情况下出现，是通过长期练功实践得来的。也就是说，它是在有意识锻炼过程中，在无意识情况下产生的。入静程度取决于功夫的深浅，入静在主观感觉上常呈现出"恬淡虚无"的境界，入静境况往往随着功夫的进展而步步深入。

四、意守

意，指意念或思维。守，指集中和保持。意守是指在功法锻炼过程中，将意念集中和保持在身体某一部位或某一事物上的方法和过程。意守的方式主要包括意守丹田法、意守穴位法、意守经络法等。意守要求练功者将意念在一定对象上有选择的集中，心理学称之为注意。有意注意是一种自觉的、有预期目的并经意志的努力而产生和保持的注意。有意注意所集中的对象是由主体根据一定的目的而确定的，要使意识集中在这样的对象上，就必须有维持注意的意志力。通过意守，可以帮助排除杂念，实现"一念代万念"，逐步达到功法入静状态，并在此基础上体察身体各方面的感觉与变化，进行自我调整，以取得更好的练功效果。

五、胎息

胎息是像胎儿一样用脐呼吸。在功法锻炼中，是通过意念诱导的一种高度柔和的腹式呼吸方法。《摄生三要》曰："初学调息，须想其气，出从脐出，入从脐入，调得极细。然后不用口鼻，但以脐呼吸，如在胞胎中，故曰胎息。"脐部是构成胎息循环的枢纽，称为"命蒂"，意即"生命之根蒂"。出生以后，脐带被剪断，"胎之一息，无复再守"，从此外呼吸取代了内呼吸。古人通过练功重返婴儿，再立胎息。因为胎儿通体柔软，没有精气神的外耗，生命力最为旺盛。

六、踵息

踵指足跟。踵息，是指深长呼吸，但多指深长的腹式呼吸。在意念存想法中，用意念引导呼吸之气"直达"足跟。《庄子·大宗师》曰："古之真人，其寝不梦，其觉无忧，其食不甘，其息深深。真人之息以踵，众人之息以喉。"就是说练功得道之人，睡觉不做噩梦，醒时不会忧愁，粗粮甘美，练功时气息深沉。得道之人的呼吸深入脚跟，而一般人呼吸浅入鼻喉。说明得道之人呼吸功夫已练得很深。

七、丹田

丹田是功法锻炼时藉以锻炼人体精气神以成丹的场所，因其具有田地般的生发含义，故名丹田。丹田不是一个点，也不是一个面，而是腹部内的一个圆形空间。这个圆形空间的中心点，位于腹部能聚集元气的地方。一般分为上丹田、中丹田和下丹田。上丹田为"神"之所在，是宁神练气的起点；中丹田为气会膻中心包募穴，属"中焦"；下丹田为"元气"所在，与人体生命活动的关系最为密切，故历代练功家都很重视意守下丹田。

八、三关

在周天功法中，当内气在督脉、任脉上运气，经过督脉路线上的三个部位时，经气不易通过，故称为关。古代功法家把这三个部位称为三关：第一关是尾闾关，第二关是夹脊关，第三关是玉枕关。也有些功法家把内丹术的三步功法称为三关，如"炼精化气，炼气化神，炼神还虚，谓之三花聚顶，又谓之三关"。

九、内气

内气是练功时在体内呈现的"热"与"动"的现象，指在练功过程中产生的一种"内动"感觉，即在小腹、腰部和手脚，以温热的气样流动或温水荡漾等一些舒适感觉的出现。所以，练功家云"心到则意到，意到则气到，气到则力到"。内气就是在意守入静后的不断作用下逐渐形成的，内气"热"与"动"的特性乃是人体在特定状态下呈现的物理特性和生化反应。

十、小周天

周天本义指地球自转一周，即昼夜循环一周，这里则指内气在人体沿一定经络路线循行一周。小周天指人体内气从下丹田开始，通过尾闾关逆督脉而上，至龈交穴（在唇内齿上龈缝中），与任脉经相交而下，历经三关、三丹田和上下鹊桥作周流运转。小周天要求后天返先天，进行小周天功法锻炼时，内气感觉在督脉、任脉上流走，开始于活子时，活子时之机，下丹田气动，产生小药，而后开始督任两脉的流转。

十一、大周天

大周天是在小周天阶段基础上进行的，是相对于小周天而言，是指内气沿全身的各个经脉都走一遍，行走经脉范围大于小周天，故称为大周天。丹家把内丹术功法中的第二阶段"炼气化神"的过程称为大周天，通过小周天阶段，后天精气得到充实，并返成先天精气。此大周天就采用先天八卦图进行指导，在先天八卦图上，南北方位已是乾坤两卦，但实际上，内丹术总是着眼在坎离两卦上，而坎离两卦已处在卯酉的位置上，故大周天也称为酉卯周天。大周天开始于正子时，丹田产生大药。有时大周天也指六字诀，把嘘、呵、呼、呬、吹、嘻六字顺次用鼻吸口呼，默念字音各六次。

十二、意气相随

"意"是指功法锻炼者的意念活动。"气"是人体的真气，它包括呼吸之气和练功家所说的内气。意气相随是功法锻炼者用自己的意念活动去影响呼吸和内气的运动，使体内的气息运动和意念活动一致。进行呼吸锻炼时，要使呼吸随着意念活动缓缓进行，在自然条件下逐步把呼吸锻炼得柔细匀长，好像"春蚕吐丝，绵绵不断"。进行内气锻炼时，则是功法锻炼者以自己的意念活动进行"意守"，并结合呼吸运动去影响"内气"的活动，使"内气"在意念活动的影响下，从"意守炼气"到"以意领气""气随意行"，逐步达到"意气相随"的境界。如气沉丹田或以意引导内气在体内沿一定经脉运行等。当然，从"意守炼气"到"意气相随"，不是以意强领，而是在"自然"的前提下，待"内气"形成之后自然呈现的。

十三、恬淡虚无

《素问·上古天真论》曰："恬淡虚无，真气从之，精神内守，病安从来。"恬淡虚无是指对生活淡泊质朴，心境平和宁静，外不受物欲之诱惑，内不存情虑之激扰，达到物我两忘的境界。放之又放，空之又空，自然地达到了"虚"，达到了"无"的境界。这时"虚无"与天地相通、天人合一，真气就会像阳光一样，扫去所有的阴霾疾病，使全身的经络畅通，疾病无从发生，这也是历代练功家的健康追求。

十四、气沉丹田

气沉丹田是指功法锻炼时用意念将气下引至下丹田的方法，但尽量保持自然，不要用意念强行向下引气，因为"先天之气宜稳，后天之气宜顺"。后天之气宜顺就是指呼吸要顺其自然。功法锻炼时能够气沉丹田，炼精化气，积累内气，形成内劲，使内气在周身运行，与外形匹配成内劲外用。"岂知神以气会，精以神聚，欲求精聚神会，非聚气不能也。聚气之法，惟将谷道一撮，玉茎一收，使在下之气，尽提于上而不下走；采天地之气尽力一收，使在上之气，尽归于下而不上散。下上凝合，团聚中宫，则气聚而精凝，精凝而神会，自然由内达外，无处不坚硬矣。"（《聚精会神气力渊源论》）。此论中的"中宫"，就是少腹丹田。

第二节　常用练功穴窍

穴窍又称功法特定穴位，在练功中习惯称穴窍，是人体脏腑经络气血输注出入的处所。穴窍在练功中有其特殊作用，练功有素者通过姿势、呼吸、意念的锻炼，可以使身体的某些穴位"开阖"灵敏，以调整患者的气机，达到扶正祛邪、调治疾病的目的。

一、百会

【位置】

头顶正中央，两耳尖连线的中点。

【主治】

头痛、头晕、中风、耳鸣、耳聋、鼻塞、遗尿、脱肛、阴挺等。

【应用】

练功中，意守百会有升阳举陷作用。治疗子宫脱垂、胃下垂、脱肛、遗尿等症。练小周天功气达玉枕关而上行时，可意守百会，微仰头，与呼吸配合，即有通关运气作用。

二、天庭

【位置】

印堂与前发际之间。

【主治】

头痛、头晕、健忘、怔忡、惊悸等。

【应用】

天庭又称天门、天目、天根、天心。其位置有云上，有云下，为神识所聚、所发之处，练功丹成、光照前庭即指此。练功气足，天庭穴开，与外界之气交流，并有内视、透视、遥感等功能。用特殊方法向此处发放外气可激发气机，诱发功能，俗称"开天目"。

三、上丹田

【位置】

印堂穴内 3 寸处。又指两眉之间至额颅间。

【应用】

意守该穴有益智健脑的潜能。头为"诸阳"之首，人体"阳经"均上注于头面，所以没有练功基础的人，或练功不得法、初练功法及中年以上不善于保健锻炼之人，尤其"上实下虚"者，不宜意守上丹田。即使有一定练功基础者，也不宜久守，因练功是以巩固下元为本，故提倡意守下丹田为主，以免发生头晕、头痛、头胀等症。

四、中丹田

【位置】

在膻中穴内 3 寸处。又指部位，即在膻中与神阙之间。

【应用】

中丹田为练气化神之处，若练功不得法时，可使气上冲而凝聚不散，可引起胸闷、憋气及胸痛等症。

五、下丹田

【位置】

在脐下 1.3 寸向内 3 寸处。又指部位，即气海与会阴穴之间。

【应用】

下丹田为练功中"炼精化气"、意守的重要穴位，古人有"凝神入气穴"之说，即意守下丹田的炼气方法。道家认为，腹为炼气之炉，"百日筑基"，丹田即可"结丹"，此处可有温热、气团样流动、撑胀、肥厚等感觉。

六、尾闾关

【位置】

在尾椎骨端，肛门后上方，长强穴区域。

【应用】

尾闾关是气行督脉的第一关口。此穴遇到障碍时，则有尾椎骨酸痛、沉重、气机不通之感觉。此时采用舌抵上腭，提肛、吸气，用意念将气轻轻上引即可通过。

七、夹脊关

【位置】

在命门之两侧，命门穴区附近。

【应用】

夹脊穴是气运行督脉的第二关口。此穴一般较容易通过，但此处有病，可出现酸痛、腰背似折之感觉。

八、玉枕关

【位置】

玉枕关在脑后枕骨下入脑处，两风池穴连线的中点。

【应用】

玉枕关是气行督脉的第三关。玉枕关气阻最为常见，表现为颈部板硬、沉重、酸痛，或似凝贴物样感觉。此时微闭目上视，轻轻仰头，以意引气即可通过。

【思考题】

1. 在练功过程中如何正确对待意念与杂念?

2. 练功时如何体会入静?

3. 何为丹田? 它们在功法锻炼中有哪些应用?

4. 何为三关? 它们在功法锻炼中有哪些应用?

第六章
推拿功法对人体的生物学效应

学习提要：

　　熟悉应用现代科学技术方法研究推拿功法对机体的运动、循环、呼吸、消化、神经、免疫、内分泌等各个系统产生的影响；理解推拿功法锻炼的科学性及意义，并树立锻炼推拿功法的信心，为了解推拿功法的作用机制提供指导。

　　推拿功法锻炼对身体有着整体的影响，通过外在躯干肢体的屈伸俯仰引起内部气机的升降开阖，这种动静结合、意气相随，对人体经络、脏腑、情志等进行调节，从而培育人体正气，达到"正气存内，邪不可干"的目的。近年来，通过应用现代科学技术和研究方法对推拿功法的作用效果及其机制进行系统的研究，表明推拿功法可对机体运动、循环、呼吸、神经、内分泌、免疫等各个系统产生有益的影响。

第一节　推拿功法对运动系统的影响

　　推拿手法要求持久、有力、均匀、柔和，达到深透，这就要求推拿医生有一定的指力、臂力、腰腿力和身体的整体力量。推拿功法动作明确、锻炼全面、针对性强，对提高推拿医生的身体素质有着重要作用，并能提高手法的临床疗效。

　　如功法易筋经着重进行较长时间的肌肉静止性锻炼，以增强全身肌肉的持久力，即手法要求中的"持久"，从而保证医者能够按照手法的动作要求操作足够的时间，保持动作和力量的连贯性，并通过手法积累而产生较好的疗效；少林内功主要锻炼全身的"霸力"，有益于推拿手法如扳法、抖法等要求的特定"技巧力"的运用，同时要求"以意行气，以气贯力"，从而有利于手法的"深透"；"推手"训练主要是针对推拿手法的均匀、柔和，可增强两上肢的耐力、灵活性及力量，使手法变换协调，连接自然，频率均匀，劲力缓和。此外，推拿功法也可以训练特异性的推拿手法。

　　现代研究证实，推拿功法锻炼对肌肉、骨骼系统的作用是确实可靠的。有学者针对易筋经、少林内功等静力性功法进行了系统研究。所谓"静力"是指在运动过程中，肌肉长度不发生改变，使该处肢体位置保持相对不变，是与"动力"相对而言的。静力功法训练与跑步、游泳等动力练习有所不同，是专门增加某一位置的肌肉力量而练习的。早期通过观察心率、无氧阈值、最大摄氧量等指标，证实静力推拿功法训练能提高局部肌肉的专门适应性，并能改善心血管功能，提高有氧耐力及人体最大摄氧量等。有学者通过研究也发现，练功有明显提高肌力作用，练功后与推拿有关的上下肢肌肉围度显著增加，提示这些肌肉的绝对力量增加，能满足推拿手法在临床应用中有力、深透的要求，从而提高临床疗效，增强专业素质。有研究表明，练功可以明显提高男生上肢持续肌耐力，但对男女生握力绝对力量没有影响。

静力性推拿功法训练的动物实验表明，不同训练量持续递增的静力训练，对大鼠骨骼肌组织结构产生不同影响。适量静力训练可增加骨骼肌线粒体体积、数目，从而提高参与肌细胞内物质氧化和形成 ATP 的能力；而过量静力训练会对骨骼肌产生如肌丝紊乱、部分线粒体内外膜破裂等负面作用。说明静力性锻炼可以提高肌肉的功能水平，增加肌纤维数量及粗细度，使推拿相关肌肉的围度增加；同时也说明推拿功法锻炼的运动量的确定需要功法理论指导。

通过采用表面肌电图技术观察易筋经对前臂内、外侧等肌群肌电的影响，发现易筋经的十二势动作对于发力的肌肉群、肌肉发力的大小、发力均匀程度等更趋合理，强调在练功过程中，不仅需要动作姿势正确，还需要掌握发力要领，才能达到预期练功效果。由于部分锻炼者对动作发力要领掌握不到位，在整套动作过程中肌肉的发力时间、发力程序和方式还存在一些问题。表面肌电图可以间接检测动作的准确性，并为功法的功效研究提供一种测试方法。说明推拿功法锻炼需要科学的指导，只有掌握发力要领、找出正确动作的用力肌肉和用力过程，才能达到练功效果。

静力推拿功法锻炼有助于推拿医生提高专业体能和情绪调控能力，有利于手法技能的充分发挥，"缓节柔筋而心和调"，提高推拿医生的身心素质。有研究认为，其机制在于静力功法要求调身、调息、调心，启动了中枢内啡肽基因表达，并使外周血液保持较高水平的稳定状态，从而提高了机体体能和情绪调控能力。

对于患者而言，在医生指导下进行有目的、有计划、科学而有效的推拿功法锻炼可以起到防治疾病的作用。有学者通过多项研究证实，易筋经练习或结合推拿手法可以减少骨骼肌减少症的发生，提高整体活动能力及体力、膝关节伸肌群肌力与稳定性、动作技能、下肢骨骼肌耐力及上下肢关节的灵活性等。对改善患者临床症状及日常生活质量具有明确疗效，是干预骨骼肌减少症的有效运动方法。动物实验也表明，静力训练结合推拿手法治疗，可以显著提高老年大鼠骨骼肌蛋白质，降低尿肌酐及 3- 甲基组氨酸的排出量，提示静力训练结合推拿手法可以抑制骨骼肌蛋白质合成分解的异常状态，延缓骨骼肌的增龄性退变。

关于推拿功法锻炼防治脊柱病变、脊周及四肢软组织病变的研究也证实了其治疗及辅助治疗作用。研究发现，易筋经锻炼治疗神经根型颈椎病的临床疗效显著，在改善疼痛指数、血液流变学、炎性介质等临床指标方面具有一定优势，是治疗神经根型颈椎病的有效手段。有学者以自编的颈项功指导患者锻炼，发现其能明显提高颈椎病治疗的临床效果，减少复发率。在易筋经锻炼治疗腰椎间盘突出症的研究中，发现其临床疗效显著，可以明显提高患者腰部肌肉耐力，增强患者腰部稳定性，改善患者日常生活、工作能力，有效改善疼痛症状。亦有学者针对八段锦治疗腰椎间盘突出的现有研究进行循证分析，发现八段锦联合常规治疗的临床有效率、疼痛评分、功能障碍指数均优于单纯常规治疗。在 2017 年更新的《腰椎间盘突出症康复指南》中，提到太极等身心疗法可作为常规治疗手段，干预腰椎间盘突出引起的腰痛。另有荟萃分析表明：与单纯的物理疗法或保健相比，太极拳结合物理疗法或保健可以显著减轻腰痛。多项研究显示，练习易筋经、八段锦等推拿功法能改善肩关节周围炎患者的疼痛、活动受限、无力等症状及舌脉象等中医证候，提高肩关节功能，临床疗效显著。对于膝骨性关节炎的研究也表明，推拿配合易筋经锻炼治疗膝骨性关节炎能改善疼痛、僵硬、活动受限等症状，其疗效优于单纯推拿手法治疗。

　　功法练习可以使受试者通过应用意念来改变自主神经系统的兴奋性，从而增强机体对内外环境（包括心理环境）刺激的调节能力，使人体功能达到最佳状态。

　　另有研究表明，易筋经功法能够改善脑卒中偏瘫患者上下肢运动功能。易筋经、五禽戏、八段锦等功法对脊柱及四肢关节的作用可能与其功法特点有关。易筋经的功法特点是抻筋拔骨，注重脊柱的旋转屈伸。在运动部位上，它有以四肢运动为主的操作（如韦驮献杵势等），有以脊柱运动为主的操作（如打躬势、掉尾势等），以及四肢与脊柱运动并重的操作（如卧虎扑食势等）。通过牵拉人体各部位的肌群、筋膜及肌腱、韧带、关节囊等结缔组织，增加关节活动度，防治粘连，提高柔韧性、平衡能力，增强肌肉力量，同时使挛缩的筋肉舒展，促进局部气血运行，改善疼痛症状；练习过程中，肌肉收缩和放松交替进行，能产生三磷酸和腺苷酸等具有扩血管作用的物质，反射性地引起血管扩张、增加血流量，促进活动部位血液循环，调节营养代谢，改善活动功能。其促进脑卒中患者运动功能改善的原因可能还在于练习过程中注重意随形走，气意配合，促进脑卒中偏瘫患者大脑皮层支配功能的恢复，有利于高级中枢神经系统控制能力的恢复。八段锦亦以肢体躯干的屈伸俯仰来达到治疗脊柱及四肢关节软组织疾病的目的。它十分突出颈肩部的锻炼，几乎每一式动作都有利于改善颈部的解剖结构和血供；其上臂运动如双手托天、左右射弓、单举攀足等可以使肩关节朝着各个方向缓慢柔和运动，从而改善肩关节周围炎的症状；而两手攀足固肾腰等动作则通过躯体的前屈后伸和双手按摩腰背及下肢，对腰背部的肌肉具有良性刺激作用，且能通过调节重心变化，锻炼身体前后和左右方向的控制能力，增强机体整体平衡功能。有研究表明，八段锦锻炼对老年人的本体感觉和前庭功能有所提高，对肌肉力量和中枢神经系统的功能也有所改善，可增强老年人平衡能力，预防其跌倒。同时易筋经、八段锦等功法又可以通过调身和调息对人体经络及脏腑起到整体的调节作用。

　　五禽戏对人体健身效果的影响是多方面的，虎举与虎扑时身体舒展，两臂向上拔伸，身体两侧得到锻炼，肝经气血通畅，可以起到舒筋、养肝明目的作用。鹿抵时，腰部左右慢慢旋转；鹿奔时，双臂前伸，双手侧翻形成横弓，脊柱后凸，胸部内含，整个身体形成竖弓，通过脊柱的运动使得命门开合，强壮督脉，起到壮腰强肾的作用，配合呼吸运动，加强肾主纳气的功能。熊运时以腰为轴运转，使得中焦气血通畅；熊晃时，身体左右晃动，疏肝理气，亦有健脾和胃之功。猿戏属火主心，心者，五脏六腑之大主，位于胸中，主血脉，主神志，心经循行于手臂内侧，猿提时手臂夹于胸前、收腋，该动作可以使心经血脉通畅；猿摘动作可对胸廓起到挤压按摩作用。鸟戏属金主肺，肺主气，朝百脉，主治节，鸟戏中上肢的升降开合运动可以牵拉肺经，提高心肺功能。现代研究显示，五禽戏能够显著提高人体平衡能力与核心力量。

　　推拿功法还可以促进骨骼发育，增强骨骼的抗负荷能力，改善骨密度和骨代谢水平，有效防治骨质疏松症。骨质疏松症是一种以低骨量和骨组织微结构破坏为特征的疾病，可增加骨折发生的危险性。骨量减少是骨质疏松的主要特征，骨密度测试可反映单位体积骨量，是诊断骨质疏松的主要依据，也是评价骨质疏松治疗效果的金标准。血清钙素（BGP）、碱性磷酸酶（ALP）是目前最为常用的反映骨代谢的血液生化指标，测定血清 BGP 对于评价治疗骨质疏松症的临床疗效具有重要意义，ALP 是反映骨形成的重要血液生化指标，老年性骨质疏松症患者 BGP 和 ALP 含量水平明显高于正常人。有研究发现，五禽戏锻炼可以增加患者腰椎、股骨的骨密度值，并改善患者疼痛症状，血 BGP 和 ALP 水平的明显降低，说明五禽戏锻炼改善了骨质疏松症患者的骨代谢水平。另有研究显示，易筋经锻炼也可提高骨质疏松症患者腰椎、股骨颈骨密度值，缓解腰背四肢疼痛，调高血清钙、磷、降钙素等生化指标，且效果优于步行、慢跑等运动疗法，目前，八段锦对于骨质疏松症的干预研究也逐渐增多。研究发现，通过练习八段锦亦能够改善患者骨代谢指标，缓解腰背四肢疼痛等，其生物力学作用可调节骨的生长发育，促进骨内局部血液循环，提高骨细胞活性，降低骨转换，从而起到减轻疼痛的作用。

对于大学生的研究表明，长期锻炼可提高骨密度。有学者通过对练习华佗五禽戏 16 个月的大学生骨密度的测定，发现其左股骨颈、Ward 三角、股骨大转子和腰椎的骨密度、骨矿含量及投影面积均有显著提高，提示长期锻炼能提高大学生的骨密度。有研究也表明，锻炼太极拳一年以上，能够改善男大学生机体骨量和骨强度，促进骨健康状况改善，尤其是跟骨、股骨和腰椎等部位明显改善。

第二节　推拿功法对循环系统的影响

推拿功法对循环系统的影响是多方面的。研究表明，推拿功法可以改善机体心血管系统功能状况，增强心肺功能，调节血管舒缩，改进人体的自身调节功能，增强体质；同时可以降低血压、血脂、血糖水平，提高血清一氧化氮、一氧化氮合酶等水平，并能避免肥胖和精神过度紧张等，从而降低心血管疾病的危险因素，有效防治心血管疾病。

一、对心脏功能及冠脉循环的影响

多项研究提示，推拿功法锻炼能够明显改善心脏功能。有学者通过测定推拿功法"静力性"下肢裆势练习时的心率值，发现在一定范围内，心率与"静力性"下肢裆势练习时间呈线性关系。有研究发现，少林内功、易筋经等功法可以使推拿专业学生心率显著下降，提示心输出量增加、舒张期延长，增加了心脏的功能储备；哈佛台阶试验健适指数（PFI）明显上升，PFI 是心血管运动功能的指标之一，提示练功可提高心血管功能。五禽戏锻炼也可以使推拿专业学生心率减缓，PFI 升高。也有研究发现，练习五禽戏可以使大学生心率变慢、晨脉下降、每搏输出量及最大摄氧量增加、PFI 升高，说明功法练习可以有效地改善和提高心功能。

有研究人员应用彩超观察练易筋经对老年人左心功能的影响，发现其每搏射血量（SV）、二尖瓣口血流速度（VE）增高、二尖瓣口血流速度（VA）未见明显改变、VE/VA 比值增高，说明练功后能增强人体的心脏功能。另有研究也发现，八段锦锻炼可以使老年人每搏输出量、每分输出量、射血分数升高，心耗氧量（HOV）、左心搏功指数（LVWI）、心耗氧指数（HOI）等显著下降，说明功法锻炼可以提高心脏的泵血功能，增强心肌收缩力，改善心脏功能。而 HOI、HOV、LVWI 综合反映了心脏的心肌供氧和做功状况。当 HOV、LVWI 偏高时，提示心脏负担过重、心肌缺氧，而缺氧是心肌缺血的主要有害因素，若长期偏高则可导致心肌部分缺血性坏死，甚至心肌梗死等；而 HOV、LVWI 的降低则缓解了心脏的压力。血清缺血修饰蛋白（IMA）是较为理想的缺血标记物，也被认为是心肌缺血的指标。太极拳锻炼可以降低冠心病患者 IMA 浓度的原因，可能是太极拳运动是一种"全身运动"和"交替运动"，要求重心平稳，动作连续不断，运动强度低、时间长，整个过程自始至终维持有氧代谢水平；同时要求气沉丹田，这是一种横膈式呼吸，膈肌与腹肌收缩与舒张使腹压不断改变，腹压增高使腹腔静脉受压，血液输入右心房，腹压减低时血液则向腹腔输入，从而改善血液循环状况，加强心肌营养，使心脏冠状动脉供血充足，心脏收缩有力，血液动力过程良好，导致 IMA 的浓度降低，改善心肌缺血情况。临床通过观察心绞痛发作次数及心电图变化情况等也证实，功法锻炼治疗冠心病安全、有效。亦有研究通过观察八段锦对慢性心力衰竭患者心室重塑及左心射血分数的影响，发现八段锦训练结合常规药物方案，可降低心力衰竭相关炎症因子释放，改善患者左室重塑，增加左室射血分数，从而改善心力衰竭患者心脏功能与结构。在《冠心病康复与二级预防中国专家共识》中指出，太极拳、八段锦等中医运动疗法有益于冠心病患者的机体功能恢复。临床研究证实，太极拳等中医传统功法可通过多途径、多靶点发挥心血管保护作用，防治心肌纤维化，抑制心肌变性，改善心肌功能。此外，中医运动疗法要求采用腹式呼吸，深、匀、细、长，长期练习有利于提高呼吸效率，增强心肌收缩力，进而提高心输出量。

二、对血管的影响

推拿功法锻炼可以改善血管系统中的血流动力学、动脉血压及微循环。研究发现，练习八段锦1年后，老年人血管弹力扩张指数和血管顺度等指标显著提高；收缩压、总周阻和主动脉排空系数等指标显著下降。说明其能有效地改善血管的弹性，降低外周血管阻力，改善外周循环，从而增加血容量，改善血液的浓度和流动速度。动脉血管舒张功能异常是引起高血压的主要因素，一方面血管内皮舒张因子（NO）合成和释放减少；另一方面平滑肌对血管物质的反应性异常。NO是由血管内皮细胞利用L-精氨酸在一氧化氮合酶（NOS）的作用下合成的一种血管舒张因子，可以舒张血管平滑肌，降低血压和抑制血管平滑肌细胞增殖。研究表明，太极拳锻炼能改善高血压患者血管内皮细胞功能，增强Na^+-K^+-ATP酶的活性，增加NO合成与释放；并影响中枢神经系统，降低平滑肌细胞对血管内皮收缩因子的反应性，改善血管内外阻力。另外，功法锻炼还可以降低身体质量指数、体脂百分比，使肥胖型高血压老年人的中心动脉压和反射波增压指数显著降低。

亦有研究证实，功法锻炼对于人体血压调节具有双向性，这种作用与病情相关。同时，此变化与意守部位、呼吸方式及功法特异性有关。当意守鼻尖时血压升高，意守下丹田时血压下降；吸气时交感神经兴奋性增强、血压偏高，呼气时迷走神经兴奋性增强、血压偏低，故快吸慢呼方式有助于降压。有学者针对八段锦的降压效应进行观察研究，发现其具有降低患者收缩压及舒张压的作用，其机制可能与上调L-Arg/NOS/NO通路中的NOS表达、促进NO生成有关。

功法锻炼可以改善微循环。微循环是血液和组织之间进行物质交换的场所。有研究发现，练习八段锦功法后，右手劳宫穴的体表皮肤温度明显增高，说明练习后机体处于放松状态，能使交感神经兴奋性降低、血管平滑肌松弛、血管扩张、肢端血流量增加、血液回流得到改善。亦有学者通过观察练习少林内功的大学生甲皱微循环，发现其血流速度增快，输入枝、输出枝管径减小，襻顶管径变窄，研究认为功法中的站桩锻炼配合呼吸可以调节自主神经生理反馈功能，改善肢体血液循环，提高皮肤温度。另有研究显示，通过静功意念调息训练可以改善阴虚和阳虚患者甲皱微循环流态，使其手部的微循环缺血性缺氧状态和瘀血性缺氧状态得到不同程度的缓解，这可能是练功后产生手部发热、发红的重要机理之一。

三、对肺循环和脑循环的影响

推拿功法锻炼可以改善肺循环。研究表明，练习八段锦可以有效改善老年人肺动脉楔压（PAWP）、肺血管阻力（PAR）、右房压（PAP）指标。此三项参数综合反映了肺循环的状况，PAWP是肺循环的主要参数，若三项参数长期偏高，会造成心脏前负荷增加，导致左心肥大。推拿功法锻炼则能有效缓解心脏前负荷，使PAWP显著降低，改善肺循环功能。

推拿功法锻炼还可以改善脑血液循环。有研究人员通过观察发现，中老年人练习易筋经、五禽戏等功法半年后，其脑血流图检测左右额-乳、枕-乳等六项指标（波型、流入时间、重搏波、波幅、转折高比、波幅差）均有改善，表明功法练习能改善脑血管壁的弹性，减少脑血流阻力与脑血管紧张度，提高脑部供血量，使两侧供血更趋向一致。有学者应用经颅多普勒（TCD）对 19 例太极拳长期锻炼者脑底动脉环各血管脑血流动力学指标的检测发现，练习组在大脑前动脉、大脑中动脉和大脑后动脉的血流收缩峰速度、舒张峰速度和平均血流速度都显著高于无锻炼对照组，提示长期练习太极拳的中老年人比相当年龄不锻炼者脑血流状况有一定的改善。有研究人员通过观察八段锦对偏头痛患者脑循环动力学参数的影响，发现八段锦配合药物组在动态阻力参数及外周阻力参数改善方面优于单纯药物组，说明其在改善脑循环血流压力指标方面更优；发现八段锦可以在一定程度上改善中老年人椎 - 基底动脉供血不足，改善血管的弹性。分析认为，八段锦是一套全身心的锻炼方式，可以从多个角度同时改善多个致病因素，有助于降低中老年人的血脂、控制体重、提高抗氧化能力等；八段锦突出颈肩部的锻炼，有利于改善颈部的解剖结构和血供，缓解椎动脉的压迫和痉挛；提倡腹式呼吸，增强心肺的功能，改善脑部的供血供氧等。

四、对血流变及血液成分的影响

推拿功法锻炼可通过肌肉收缩，改善血流的运输分配，提高心脏功能，改善血流变及血液成分比例。研究表明，易筋经、八段锦、五禽戏等功法可以降低中老年人血脂中总胆固醇（TC）、甘油三酯（TG）和低密度脂蛋白胆固醇（LDL-C）含量，提高高密度脂蛋白胆固醇（HDL-C）的含量，调节和改善血脂代谢，减少高脂血症的发病率，进而降低动脉硬化和心脑血管病的发生。另外，八段锦锻炼还可调节载脂蛋白 A1（ApoA1）、载脂蛋白 B（ApoB）含量。血浆载脂蛋白是脂蛋白的蛋白质部分，其与动脉硬化的关系远较脂质大。ApoA1 是 HDL 最主要的载脂蛋白，而 ApoB 是 LDL 的主要载脂蛋白。临床研究发现，冠心病患者血清中 ApoA1 水平下降，ApoB 水平升高，且 ApoA1、ApoA1/ApoB 愈低，ApoB、ApoB/ApoA1 愈高，则冠脉病变程度愈重。18 个月的八段锦锻炼后，ApoA1、ApoA1/ApoB 显著增高，而 ApoB 显著降低，提示八段锦锻炼能有效改善脂蛋白的组成，增强清理胆固醇的能力。功法锻炼还可以使 C- 反应蛋白（CRP）浓度降低，若持续轻度升高，说明有持续的炎症存在，可用于预测动脉粥样硬化症的发生。

通过研究，发现五禽戏锻炼可以有效降低血浆可溶性细胞间黏附分子 -1 和可溶性血管细胞间黏附分子 -1、P 选择素、纤维蛋白原水平，从而使全血浆黏度下降，改善血液的流变性，通过减少炎症细胞的浸润及内皮细胞的活化实现对血管的保护作用，阻止动脉粥样硬化的发生和发展，同时血脂指标也得到良好改善。这可能是五禽戏锻炼可以降低和改善高脂血症血脂异常的重要机理之一。

大量实验表明，衰老在很大程度上与机体抗氧化功能减损和脂质过氧化物累积（自由基累积损伤）有关。自由基是动脉粥样硬化形成和发展的原因之一，且与肿瘤、心血管疾病等的发生有密切的关系。正常情况下，机体存在着一个包括超氧化歧化酶（SOD）、过氧化氢酶（CAT）、谷胱甘肽（GSH）、谷胱甘肽过氧化物酶（GSH-PX）、维生素 E（VE）等在内的自由基清除系统。丙二醛（MDA）是一种过氧化产物，其含量可代表人体自由基的代谢水平，可氧化物 LDL 形成 MDA-LDL，进而形成泡沫细胞，而泡沫细胞是动脉粥样硬化斑块中最早出现的细胞成分。研究发现，经常参加太极拳锻炼，能有效降低血清 MDA 及 LDL-C 的水平，提高血清 GSH 水平，增强中老年妇女的抗氧化能力，加强机体对自由基的清除，对于延缓衰老、维持血脂正常水平、预防动脉粥样硬化的发生具有一定作用。

研究发现，八段锦锻炼可以降低全血黏度、全血还原黏度、纤维蛋白浓度，从而改善高黏、高凝状态；同时红细胞聚集指数和刚性指数也明显降低。血液浓度和流动速度主要取决于红细胞的变形力和聚集性。聚集指数降低表明，功法锻炼能有效抑制红细胞互相叠连形成所谓"缗钱状"聚集物，促进血液流通；刚性指数降低，说明通过锻炼可以提高 SOD 的含量和活性，使红细胞抵御超氧自由基损伤的能力增强，从而改善个体衰老过程中所出现的不利因素。红细胞变形性增加，红细胞膜弹性增强，使血液的流变性增加，循环阻力减少，心脏负担减轻。通过对参加易筋经锻炼者血生化检测发现，可以提高机体血清 SOD 活性，降低血清 MDA 水平，延缓衰老进程。功法锻炼还可以使中老年人红细胞膜 Na^+–K^+–ATP 酶和 Ca^{2+}–Mg^{2+}–ATP 酶的活性增高，从整体上调节生理功能，使 ATP 酶维持在较高功能水平，保证细胞代谢的正常进行和机体的有效运转，从而增强体质，延缓衰老。

第三节 推拿功法对呼吸系统的影响

"调息"即呼吸锻炼，是功法练习的重要环节之一。通过"吐故纳新"，即吸入外界的清气和排出体内的浊气，以维持正常的生命活动，有意识地、合理地调整呼吸，选用某种呼吸方法，调节整个机体的功能。研究表明，推拿功法锻炼可以改善肺通气功能及小气道功能，提高肺免疫功能，增强呼吸系统功能，防治呼吸系统疾病。同时，对呼吸气息的调节，可有效改善自主神经功能状态，使全身各系统活动达到协调统一。

一、对肺功能的影响

推拿功法锻炼可以改善肺通气功能及小气道功能。研究发现，易筋经、少林内功等功法使推拿专业学生闭气时间显著延长，增大深吸气与深呼气时的胸围差，提示肺活量与耐氧能力增强，呼吸系统功能得到提高。有学者通过观察练习少林内功对男生肺功能的影响，发现第一秒最大呼气率、最大呼气中段流速及每分钟最大通气量指标均有改善，说明呼吸肌力量有所增强，大气道阻力减小，小气道通气功能及肺泡弹性有所提高，肺功能得到增强。因此推断，少林内功通过改善大小气道的给氧情况，以增强大小气道的代谢，提高大小气道的通气功能；并通过改善胶原及弹性纤维的状态，调节表面活性物的分泌，改善肺泡及大小气道功能；并通过提高呼吸肌力量，共同改善肺功能。通过对资深少林内功练功者站裆时呼吸循环系统变化的研究发现，练功者呼吸相以及呼吸次数与安静时相比，少林内功锻炼时并无显著变化，也没有最大等长肌肉收缩训练时经常看到的气喘及进气等现象；在心率与摄氧量方面，锻炼时比安静初期值增加 2～3 倍，但收缩期血压只上升 10mmHg 左右；锻炼中的肺换气量、摄氧率等均有显著增高。摄氧率上升主要受血 PCO_2、呼吸中枢的 pH 值，以及动静脉氧分压差等的内环境的影响，推测少林内功可能包含了可以控制内环境的因素。少林内功可以改善心肺功能，非常适合推拿专业的学生练习，以提高推拿专业医师的心肺耐力。

研究表明，六字诀锻炼可以明显改善大学生肺活量、时间肺活量、肺活量/体重指数。六字诀功法要求动作舒缓圆活，吐气发声均匀柔长，加上开始和结束时的静力养气，动静结合；同时采用腹式呼吸，使运动时的呼吸数增加、深度加深、肺通气量增加，从而使呼吸肌力量增大，胸廓活动性增强，呼吸器官得到锻炼和增强。肺活量（VC）是衡量肺通气功能的重要指标，而 5 次肺活量试验是评定呼吸耐力的有效指标。长期的八段锦锻炼可以使中老年人肺活量增大，并且能显著改善呼吸耐力。在整套动作中，尤其是第一式"两手托天理三焦"、第二式"左右开弓似射雕"和第六式"两手攀足固肾腰"等动作，可以最大限度地增加胸廓容积，使肺的吸气量大幅度增加；同时膈肌上下运动大幅度增加、膈肌功能的改善可起到增加胸腔体积，提高肺通气量的作用。血氧饱和度是呼吸循环的重要生理参数，八段锦锻炼后可使心肺功能改善，提高血氧饱和度。五禽戏也可以改善老年人的肺功能，使肺活量、每分钟最大通气量显著增加。中医脏腑学说认为，鸟戏主肺，能补肺宽胸，调畅气机，加强呼吸功能，提高平衡能力。五禽戏锻炼时，呼吸运动加强，胸式呼吸和腹式呼吸相结合，尤其腹式呼吸可加大膈肌的收缩与舒张，横膈升降幅度加大，不断改变胸压和腹压，使呼吸器官得到充分的血液供应，从而改善肺功能。

有研究人员通过对 36 例老年人练习太极功法后肺通气功能的 11 项指标进行观察发现，肺通气功能有明显改善，同时肺活量的 50% 或 25% 的最大呼气流速（FEF50% 或 FEF25%）增加。FEF50% 或 FEF25% 反映呼气的中后阶段，肺容量较小，其呼气流速与小气道壁的管腔、管壁弹性有关，提示通过太极功法锻炼，配合调息，可调整肺的呼吸深度，改善小气道功能，解除小气道痉挛状态，使管壁弹性增加，阻力减小，呼吸通畅。同时用力肺活量（FVC）、1 秒用力呼气量（FEV1）及 FEV1/FVC 比值均有不同程度增加。FEV1 不仅反映呼吸肌力的大小，同时反映呼吸道阻力，特别是较大口径气道的阻力情况。FEV1 增加，说明呼吸肌力增加或气道阻力减少，肺通气功能得到改善。

慢性阻塞性肺气肿（COPD）是具有气流阻塞特征的呼吸系统常见病。多项研究表明，六字诀、少林内功、五禽戏等功法锻炼可以明显改善 COPD 患者的 FEV1、FEV1%、FEV1/FVC 等指标，提高患者肺功能，尤其可以减轻患者的气流受限情况。气流受限是 COPD 患者主要的病理改变，也是运动耐力下降最重要的因素，尤其以 FEV1 及 FEV1% 与 6 分钟步行试验相关性最强，故改善患者呼吸功能可以提高运动能力。

二、提高肺的免疫功能

功法锻炼可以提高肺的免疫功能，增强治疗效果。研究发现，八段锦锻炼可以改善 COPD 患者痰上清液中白细胞介素 8（IL-8）和 CRP 水平及痰液中白细胞、中性粒细胞与 FEV1 等指标。IL-8 是一种对中性粒细胞具有趋化活性的细胞因子，其主要功能是募集、激活中性粒细胞和 T 细胞，抑制中性粒细胞凋亡，延长其寿命；诱导痰中 IL-8 的浓度也可反映呼吸道细菌感染情况。CRP 是急性炎性反应蛋白，呼吸道上皮细胞能分泌 CRP，CRP 可与细菌表面结合，启动机体免疫吞噬，诱导产生补体参与杀伤细菌。COPD 是以中性粒细胞浸润为特征的气道非特异性炎症，炎症越重其诱导痰中中性粒细胞比例越高。研究发现，采用八段锦功法训练辅助常规治疗后，患者痰上清液中的 IL-8 浓度与 CRP 水平及白细胞、中性粒细胞计数均接近正常水平，并明显优于常规治疗组。说明在提高 COPD 患者气道炎性反应的治疗效果方面有一定作用，提高了患者肺功能及运动耐力，改善生存质量。另有研究显示，适量的太极拳运动能提高血清免疫球蛋白 IgA、IgG 的水平，同时缩短上呼吸道感染持续时间，表明其可提高机体免疫功能，从而增强机体抵抗上呼吸道感染的能力。

第四节　推拿功法对消化系统的影响

推拿功法可以促进多种消化液分泌，调节胃肠蠕动，改善胃肠道功能，增强体质，防治多种胃肠疾患。

一、对消化液的影响

消化道的不同部位都存在消化腺，主要有唾液腺、胃腺、肠腺、胰腺等，它们分泌唾液、胃液、胆汁、肠液等各种消化液，起到帮助消化吸收、保护消化道黏膜等作用。多项研究表明，功法锻炼可以促进多种消化液的分泌。古代养生家强调功法锻炼时要吞咽唾液，把它称之为金津玉液、甘露。唾液测定表明，由于舌抵上腭、叩齿等动作，刺激了唾液腺，使唾液分泌增多；同时，呼吸的减慢兴奋了延脑的分泌中枢，反射性地引起唾液分泌增多。功法锻炼还可以引起唾液成分的变化，使唾液淀粉酶活性上升、钠含量上升、钾含量下降及 SIgA、溶菌酶含量增加，从而增强唾液腺对淀粉酶合成、储备和分泌的功能，促进食欲及消化吸收；也可清洁口腔，增强机体免疫力。研究发现，功法锻炼时胃液分泌增加，而停止练功后则逐渐下降，其机理可能与膈肌上下移动增强所引发的机械性刺激及胃迷走神经活动增强有关。胃液由胃中各种分泌腺的分泌物混合而成，其主要成分是盐酸与胃蛋白酶，胃液分泌增加，则增强了胃肠对食物的消化作用。另有学者发现，八段锦中的"调理脾胃须单举"，两臂上下相互对抗用力，可以使人身体两侧的肌肉得到拉伸，并且可同时牵动脏腑器官，特别是对肝、胆、脾、胃起到牵拉作用，可以改善脏腑器官的血液循环，促进腺体的分泌，进而增强脾胃的消化功能，经常习练可以起到健脾的作用。

二、对胃肠运动的影响

推拿功法可以调节胃肠运动。临床试验表明，八段锦、六字诀等功法治疗便秘、肠易激综合征、功能性消化不良等胃肠疾患疗效显著。一方面，功法锻炼时的呼吸调节增加了腹肌和膈肌的活动，可机械性刺激胃肠，起到按摩胃肠，促进胃肠蠕动的作用；另一方面，功法锻炼时的大脑皮质进入一种抑制状态，交感神经抑制、迷走神经兴奋，促进胃肠蠕动，增强消化功能，纠正胃肠功能紊乱，从而改善腹痛、腹胀等症状。

三、对胃肠菌群的影响

推拿功法亦具有调节肠道菌群的作用。有研究分析 1493 例"美国胃肠道工程"志愿者粪便样本发现，经常运动的人群具有更高的肠道菌群多样性，厚壁菌门丰度显著增加。肠道菌群多样性增加对于维持健康稳定的肠道微生态环境至关重要，运动可对肠道菌群结构进行积极性调整。最新研究显示，良好的运动习惯能显著增加肠道中有益菌丰度，降低有害菌丰度，其中有益菌拟杆菌科、青春双歧杆菌、丁酸盐产生菌等显著增加。此外，国内有关传统体育项目的研究也证实，八段锦、太极拳可显著改善老年人群肠道菌群多样性和稳定性，塑造或促进健康的肠道微生态。有研究通过观察五禽戏对慢性代谢综合征患者肠道菌群及其代谢产物的影响效果，发现五禽戏干预可优化宿主肠道微生态，并呈现明显的时间 – 剂量效应：双歧杆菌、乳酸杆菌、拟杆菌、梭菌、双歧杆菌/大肠埃希菌、短链脂肪酸（SCFA）及胰高血糖素样肽 –1（GLP-1）、胰高血糖素样肽 –2（GLP-2）随五禽戏干预时间延长而逐渐上升，大肠埃希菌、梭杆菌、肠球菌、葡萄球菌、韦荣球菌、脂多糖（LPS）等随五禽戏干预时间延长而逐渐下降。

第五节　推拿功法对神经系统的影响

人体复杂而又多样的活动都是在神经系统的调节下进行的。推拿功法有助于手法特定肌群及其活动与神经系统之间联系的建立。同时推拿功法也可以通过对神经递质、自主神经及大脑高级功能等的调节改善机体整体的功能状况。

一、对神经递质的影响

神经递质是由突触前膜释放，具有在神经元之间或神经元与效应细胞之间起信息传递作用的特殊化学物质。通过功法训练，心血管及消化系统等慢性病患者的血中 5- 羟色胺（5-HT）含量明显降低，去甲肾上腺素（NE）和多巴胺（DA）含量上升。5-HT 在外周和中枢对心血管活动及消化系统功能的调节起重要作用；NE 对睡眠与觉醒、情绪、躯体运动及心血管活动等均有作用；DA 与调节肌紧张、躯体的运动、情绪精神活动及内分泌有关。研究结果发现，推拿功法对心血管、消化、呼吸系统都有治疗作用，具有调节神经 – 体液内环境的功能。可能与功法能够调整神经递质水平有关。如太极拳锻炼可以降低失眠症患者香草基杏仁酸（VMA）的水平，VMA 是 NE 的降解产物，VMA 水平的降低可以表明 NE 水平的降低，说明推拿功法治疗失眠的机制之一可能是引起中枢神经介质的变化。

单胺氧化酶（MAO）是生物体内一种重要的酶，主要参与单胺类神经递质包括 DA、NA 和 5-HT 的降解过程。在 MAO 的作用下，单胺类物质被氧化脱氨而失去原有活性，MAO 活性的增加会导致代谢过程中过氧化氢的堆积，从而损伤神经。MAO 的失活使机体产生一系列功能和行为的改变，其中一些改变被普遍认为达到治疗疾病的目的。

二、对自主神经的调节

心率变异性是指逐次心搏间的微小差异，反映了心脏交感与迷走神经的紧张性和均衡性，是一种定量评价人体心脏自主神经功能的有效指标。通过观察推拿功法对心率变异性的影响发现，推拿功法可以使交感神经紧张性相对减弱、迷走神经紧张性相对增强。研究表明，练习放松功后，受试者的肌电基础值、最小值降低，肌电曲线得到显著改善，肌电下降能力增高；皮肤温度最大值和升温能力增高，皮温曲线得到改善。肌电指标可以反映人体放松的程度，皮肤温度可以作为交感神经功能变化的指标。当人体处于放松状态时，交感神经受抑制，使手指血管平滑肌舒张，血流增加，皮温增高，提示功法练习后交感神经的紧张性下降，受试者的自我调整能力明显增强。

三、对感觉和运动神经的调节

推拿功法能够改善老年人的平衡能力。老年人静态姿势控制能力较年轻人明显下降，当姿势控制难度增加时，其侧向稳定性变化更为敏感，动态姿势稳定性在突发足底水平侧向干扰时表现更差。研究发现，太极拳锻炼可以改善静态、动态姿势控制能力，其机制可能是提高了相应肌肉的神经肌肉反应和肌肉收缩效率，其中对于躯干肌的效果尤其明显。另有研究显示，太极拳锻炼能改善并维持老年女性踝关节本体感觉功能，从而改善机体的平衡能力。有学者应用肌电诱发电位仪观察太极拳等有氧运动对老年人神经电生理指标的影响，发现长期锻炼者在肢体肌肉用力收缩时，其峰值电位、募集电位及神经传导速度均明显优于极少锻炼者，说明长期锻炼有助于缓解和改善老年人运动和感觉神经减弱的作用；关于推拿功法锻炼治疗 II 型糖尿病周围神经病变的研究也发现，患者周围神经传导速度增快、波幅升高，其手足麻木、疼痛、感觉异常等主要症状得到改善。

多项研究表明，推拿功法可以改善闭眼单腿站立和反应时等指标，并提高握力、背力及坐位体前屈指数。闭眼单腿站立主要反映下肢肌肉的本体感觉功能及肢体的整体平衡能力；反应时是衡量神经肌肉组织兴奋性高低的常用指标之一，是指人体从接受刺激到出现反应所需要的时间，是大脑对外界刺激做出反应的潜伏期。提示推拿功法可以增强神经对肌肉的募集能力和机体的本体感觉能力，提高肌肉、肌腱、韧带等软组织的柔韧性、灵活性，以及骨骼、关节、肌肉等组织的活动功能。

四、对大脑高级功能的调节

脑电图（EEG）是通过脑电图仪记录到的自发脑电活动的图形，直接反映了大脑神经的电生理活动。功法练习时，大脑进行复杂的电活动与信息转换，可使脑电波指数发生变化。有研究发现，练放松功和站桩功时，受试者脑电导联 a 指数均增高，P 指数普遍下降，脑电的活力系数普遍下降，表明功法训练使练功者脑电活动趋于同步化，同时，提示功法不是简单的休息、放松，也不是介于清醒与睡眠之间的一种安静状态，而是通过心理过程对自身的生理活动进行积极地调整。

日本奈良女子大学的研究者，通过对太极拳常用的基本姿势进行自我控制时的肌电和脑电活动用以探讨太极拳运动对中枢神经与外周本体感觉的作用。结果显示，与自然姿势相比，当控制为放松姿势时肌肉张力明显减少，静止性伸张性收缩姿势时显著增加；在脑波方面，两者都表现出 Pz（顶中线）和 Oz（枕中线）部位 $\alpha 1$ 节律的含有量比自然姿势时明显减少，$\alpha 1$ 节律的含有量则明显增加。表明太极拳锻炼可以加强对身体的自我控制，促进和易化中枢神经与外周感觉功能。

功法练习可以使受试者通过应用意念来改变自主神经系统的兴奋性，从而增强机体对内外环境（包括心理环境）刺激的调节能力，使人体功能达到最佳状态。另有研究发现，练习放松功后，各脑区的 α 指数均增高，其中两额、两颞、两中央增高更为显著，而 β 指数普遍下降；左右脑区、前后脑区的脑电相干函数及脑电综合指标得到改善，与以往对练习站桩功及功法入静时的研究结果类似。脑电的活力系数普遍下降，说明大脑的积极思维活动减弱，趋于安静与休息状态，但又与睡眠或嗜睡状态不同，使大脑的活动更加同步、协调、有序。其他多项研究也表明，功法练习可以改善各种原因所致的抑郁、焦虑、失眠等症状，促进身心健康，提高生活质量。而另一项通过运用脑电地形图技术观察内养功练习者练功的意识活动研究发现，脑电 α 波下降，起到了脱离安静状态的指示作用，表明练功中即使入静也非普通安静态，而是有明显指向的意识活动；且练功中 α 波递减程度从枕区向额区逐步减弱，若以递减的平均值为参照，相对有 α 波优势从枕区向额区转移的迹象。

事件相关电位是一种特殊的脑诱发电位，主要反映认知过程中脑的神经电生理改变，又称"认知电位"。有学者通过研究太极拳训练对慢性神经分裂症患者事件相关电位的 P300 和听觉诱发电位的影响发现，锻炼后脑诱发电位 P300 和听觉诱发电位潜伏期缩短，波幅明显提高，其中以反应额叶功能的 Pz 点各指标变化最为明显。P300 潜伏期是指最初刺激和同一窗口内最大的正向波之间的时间间隔，在正常个体中 P300 潜伏期与神经功能呈负相关。波幅是同一窗口内一组潜伏期中最大的正向波和刺激前基线的电位差，它表明大脑信息加工时有效资源动员的程度，幅度越大说明分配给注意目标的注意力资源越多，提示推拿功法使患者大脑兴奋性提高，信息加工过程加快，使记忆力、注意力等得到有效的改善。另一对正常大学生听觉和视觉相关事件电位的研究也显示出相似的结果，而且证实效果与锻炼时间及频次有关，都显示出功法对认知功能具有正向影响效应。一次性六字诀锻炼对认知功能也具有正向影响效应，表现为 P300 潜伏期显著缩短。

脑氧代谢是保证脑功能正常的首要环节。实验中发现，资深少林内功锻炼者脑内的总血红蛋白量及血氧饱和度一直维持在生理范围之内，表明长期锻炼可以有效抑制血液中去氧血红蛋白量的增加，提高脑组织的氧合能力。

第六节　推拿功法对免疫系统的影响

近年来，大量的科学实验和临床实践都表明，推拿功法能够提高练功者的机体免疫力，增强身体素质，从而达到防病治病的目的。

一、对体液免疫的影响

多项研究报道了推拿功法对体液免疫的影响，主要集中在功法练习后血清免疫球蛋白（Ig）含量的变化。Ig 的测定是体液免疫功能最常用的检查方法，通常检测 IgG、IgM、IgA 就可以代表 Ig 的水平。有研究发现，易筋经锻炼可使大学生血清 IgA、IgG、IgM 含量升高，提高体液免疫水平。也有研究发现，练习太极拳后，大学生的 IgG、IgM、IgA 水平均有提高，以 IgM 提高较显著；另有研究表明，练习易筋经 6 个月后，健康老年人血清 IgG 较无锻炼者含量增高明显，而 IgM、IgA 含量则无明显变化。

对经前期紧张综合征患者免疫功能影响的研究发现，"周天六字诀"可以提高 IgM、降低 IgG 水平，而 IgA 无明显变化，其疗效优于谷维素和复合维生素 B。研究发现，亚健康患者 IgG、IgM、IgA 水平较健康人偏低，经易筋经锻炼 6 个月后，三者水平均升高并接近健康人，其中 IgM 的变化较早。另有研究发现，五禽戏锻炼可使大学生血清 IgG、IgA 水平显著升高，对 IgM 水平影响不明显。

以上研究表明，推拿功法可以提高机体免疫力，但各研究间的 IgG、IgM、IgA 指标变化存在差异，这可能与三者的功能特性及研究对象间的差异有关，仍需要进一步研究和探讨。

二、对细胞免疫的影响

研究发现，易筋经锻炼可使大学生外周血 T 淋巴细胞的增殖能力明显提高。T 淋巴细胞是机体免疫细胞中数目最多且最重要的免疫活性细胞，可影响整个免疫系统的功能状态。淋巴细胞转化率的高低，可以反映机体的细胞免疫水平，说明易筋经锻炼可提高大学生的细胞免疫水平。根据 T 淋巴细胞表面标志可分为 CD_4^+T 细胞和 CD_8^+T 细胞，它们在免疫应答中分别发挥正、负调节作用，形成 T 细胞网络，两者相互影响，维持机体的相对免疫平衡状态。CD_4^+/CD_8^+ 比值代表了整体的免疫平衡，其降低可能导致机体免疫功能失调，抵抗力下降，机体易感性的一时性增加。研究发现，练习六字诀可以提高经前期紧张综合征患者 CD_3、CD_4、CD_4/CD_8 比值，降低 CD_8 水平，改善患者免疫功能。另有对参加 3 个月五禽戏锻炼的中老年人的外周血 T 细胞亚群进行测试，并对性别及年龄段间的差异进行比较，发现男女中老年人免疫功能都有良好的改善作用，而且女性受试者的免疫力提高较快，60～69 岁受试者免疫力提高较快；太极拳干预 4 个月后，非小细胞肺癌患者 CD_8 降低，CD_4/CD_8 比值明显升高，提示干预后非小细胞性肺癌患者 T 淋巴细胞免疫功能增强，淋巴细胞表面 CD_{55} 表达的增加、CD_{59} 表达减少，红细胞表面 CD_{55} 表达减少、CD_{59} 表达升高，CD_{55}、CD_{59} 可能参与 T 淋巴细胞活化、增殖、分化，以及凋亡的整个过程，说明太极拳干预具有很好的敏感性。

有研究发现，太极拳运动可使大学生外周血 Th 细胞及 Th/Tc 比值明显增加，而 Tc 细胞无明显变化，提示推拿功法能增强机体的细胞免疫功能。另外发现，外周血 Th1 细胞、Th1/Th2 比值明显升高，但 Th2、Tc1、Tc2 细胞，以及 Tc1/Tc2 比值无明显变化，表明呈明显的 Th1 优势，说明其可促进 T 细胞亚群向 Th1 细胞分化，而 Th1 细胞在抗病毒和胞内细菌感染的免疫应答中发挥作用，提示机体抵抗细菌和病毒感染的能力得到明显增强。中老年女性在太极拳运动后的外周血白细胞 IFN-γ、IL-4 百分率明显上升，且 IFN-γ 上升幅度较 IL-4 明显，IFN-γ/IL-4 比值显著上升，提示其对细胞免疫和体液免疫均有促进作用，且促进免疫功能的重心向细胞免疫方向漂移。而另一项研究，通过对太极拳运动后白细胞 Th1-Th2 型细胞因子 mRNA 表达的影响，锻炼后显示 IFN-γ mRNA 下降，IL-4mRNA 没有明显变化，IFN-γ mRNA/IL-4mRNA 比值明显下降，提示推拿功法使中老年女性 Th1/Th2 向 Th2 极化，使衰老个体 Th1 极化的细胞因子分泌逆转，从而使衰老机体 Th1/Th2 细胞反应重新回归动态平衡，调节中老年机体免疫力。

　　NK 细胞是机体对抗肿瘤及某些病原体感染进行免疫监视的重要成分，是机体抗肿瘤及慢性感染的第一道防线，其活性与肿瘤的发生、发展和预后有密切关系。研究表明，推拿功法可以显著提高中老年人 NK 细胞活性。易筋经锻炼也可以使大学生外周血 NK 细胞活性显著增加，提高大学生的免疫功能。

　　补体系统参与机体的特异性和非特异性免疫机制，在补体系统中，以 C_3 含量最高，C_4 等次之。推拿功法可通过影响补体的激活通路，改变补体的活性，从而影响机体的免疫功能。有研究表明，易筋经锻炼可以提高机体血清补体 C_3、C_4 含量。另一研究也发现，太极拳运动可以提高女大学生机体合成 C_3、C_4 的能力，增强总补体活性，从而增强非特异性抗感染免疫，提高免疫应答水平。推拿功法还可以提高 β 内啡肽的含量，β 内啡肽是人体中一种重要的神经递质，具有免疫调节作用。

　　大量研究证实，推拿功法能对机体免疫系统产生积极的影响，但其调节机制仍需进一步探索。有学者认为是通过神经 – 内分泌 – 免疫系统实现的。功法练习将意识放在第一位，可解除精神紧张状态，调节情绪。良好的情绪状态使大脑及下丘脑等神经系统通过激素、神经肽、神经递质等作用于内分泌、神经分泌、自分泌等，影响免疫细胞，使其增强免疫功能。

第七节　推拿功法对代谢与内分泌系统的影响

　　内分泌系统是由机体内分泌腺和散布于全身的内分泌细胞组成的信息传递系统，与神经系统一起调节全身各系统的功能，维持内环境的相对稳定。它通过分泌激素，经血液运输或在组织液中扩散而作用于靶细胞（或靶器官、靶组织），使其发挥调节作用。推拿功法能够通过大脑皮质 – 下丘脑 – 垂体 – 内分泌轴，对内分泌系统产生调节作用，改善机体的功能状态。推拿功法可以调节激素水平，通过调节激素第二信使 cAMP、cGMP 产生生物效应，对体内细胞水平的代谢有积极的调整作用。同时，可以对下丘脑 – 垂体、甲状腺、肾上腺、性腺等内分泌腺产生调节作用，从而影响人体的代谢。

　　有学者通过研究静功意念调息法对人体生化 – 内分泌指标的影响，发现阴虚和阳虚患者的 NE、DA、5-HT、FSH（尿卵泡刺激素）、LH（黄体生成素）、T（睾酮）、T_3、T_4（甲状腺激素）的水平具有一定的特征性偏移。功法练习后，患者偏移的生化 – 内分泌指标向其平衡点移位，提示功法通过特定信息的介导，影响皮层 – 下丘脑 – 腺垂体 – 靶腺的活动，从而调节人体的神经生化 – 内分泌激素的活动，调控人体生命活动，促进其病理生理指标的复原。

　　研究发现，推拿功法可以调节老年人的性激素水平，延缓衰老。对女性的作用主要表现为血清睾酮 / 皮质醇（T/C 比值）、雌二醇（E_2）、生长激素（GH）升高，T、T/C 比值升高，血清的

E_2 水平升高提示推拿功法使老年女性卵巢及内分泌功能得到改善，提高了雌激素水平，促进了合成代谢与物质代谢过程，提高了运动能力，对骨骼、肌肉及内脏器官起到了良好调节作用；男性血清 T、游离睾酮、双氢睾酮增高，而性激素结合球蛋白降低，说明推拿功法有益于调节老年男性激素，延缓雄激素的下降趋势。

推拿功法可以调节松果体的激素和前列腺素。失眠症的发病机制可能是由 γ-氨基丁酸（GABA）能神经元系统功能低下，下丘脑—垂体—肾上腺轴（HPA 轴）功能亢进、分泌水平增加，褪黑素分泌水平下降，以及 5-羟色胺等特殊神经递质分泌失调，使中枢神经系统功能紊乱所致。通过对八段锦治疗大学生失眠症的研究发现，失眠患者褪黑素浓度低于正常人，功法练习可以提高其浓度，改善睡眠质量。褪黑素是松果体分泌的一种神经内分泌激素，在调节动物和人的生物节律、睡眠、觉醒节律方面，起着尤为重要的作用，八段锦治疗失眠症可能是通过影响褪黑素的分泌而产生作用的。原发性痛经在我国女性中发病率较高，也是女大学生的常见病，现代医学认为其根本机制是前列腺素含量的改变。通过对太极拳治疗女大学生原发性痛经效果及相关机制的研究发现，患者痛经程度与前列腺素 $F_2\alpha$（$PGF_2\alpha$）含量的相关系数为 0.062，表明 $PGF_2\alpha$ 含量与原发性痛经关系密切。锻炼 3 个月后，$PGF2\alpha$ 含量明显降低，提示推拿功法能降低经血前列腺素 $PGF_2\alpha$ 含量，达到缓解疼痛的目的。

推拿功法还能调节血糖代谢。多项研究表明，易筋经、八段锦等功法锻炼可以降低血糖、胰岛素抵抗及糖化血红蛋白，提高胰岛素敏感指数。其机制可能是运动加强了人体内过氧化脂的降解、转运和排出，使肌肉组织代谢率增加，对糖的需求增多，促使糖化血红蛋白分解，使血糖降低；同时，增强了胰岛素与肌细胞膜上受体的结合能力，改善了肌细胞对胰岛素的抵抗，提高了人体对胰岛素的敏感性，从而增加肌肉、脂肪等组织对葡萄糖的利用，促进葡萄糖进入细胞内，使血糖降低。此外，推拿功法还能缓解患者因焦虑、心理压力等不良情绪所引起的生长激素、胰高血糖素、肾上腺素等激素的大量分泌，有利于控制血糖。

有学者通过研究太极拳运动对肥胖患者全基因组表达的影响，发现肥胖合并高胰岛素血症患者体内 AMPK 活性有恢复正常水平的趋势，且使 AMPK 三种亚型（1、2 和 β1）的表达趋于正常。肥胖合并高胰岛素血症患者与健康人相比，其基础水平已有代谢紊乱、内分泌和免疫功能相关基因表达异常。有氧运动后，其异常差异表达基因数目减少，部分有氧氧化、糖异生、胰岛素信号等代谢途径相关基因表达也发生变化，从而增强脂肪酸氧化能力、增加糖有氧氧化，出现能量经济化；同时，减少乳酸生成，增加肌糖原、肝糖原生成，阻止向 Ⅱ 型糖尿病发展的趋势。太极拳锻炼可使组织纤维蛋白溶酶原激活剂、结缔组织激活肽Ⅲ，以及四连接素基因表达发生改变，这些基因表达异常是导致代谢综合征的重要原因。另一项通过观察太极拳对骨骼肌全基因组表达的影响研究发现，其可使三羧酸循环相关酶基因表达上调，肌肉蛋白合成相关基因和神经鞘脂类相关基因表达下调，提示太极拳练习有助于保护神经细胞的完整性，对抗衰老有积极作用；同时，太极拳运动可使人体内血浆胰岛素水平下降，胰高血糖素、儿茶酚胺（如肾上腺素）分泌增加，这些体内激素能够增加限速酶活性，可加速体内脂类物质有氧代谢，不断供给机体能量，使得体内脂肪减少，对减肥或控制体重有积极作用。其他研究也表明，推拿功法对超重或肥胖代谢综合征患者的脂质代谢、糖代谢及脂联素水平等相关指标有良好的调节作用，说明其在减肥、防治代谢综合征等方面具有重要作用。

总体而言，目前推拿功法的现代研究取得一定进展，但研究的方向及技术应用均需进一步拓展和丰富。今后在密切结合应用运动学、生物力学、生物化学，以及分子生物学等学科的理论与技术，应多角度、多层面地深化推拿功法的基础与应用研究。

【思考题】

1. 简述推拿功法对人体运动系统的影响。

2. 简述推拿功法对血流变及血液成分的影响。

3. 简述推拿功法对肺功能的影响，以及如何提高肺的免疫功能。

4. 简述推拿功法是如何实现对大脑高级功能的调节。

5. 简述推拿功法对人体免疫系统的影响。

6. 简述推拿功法对人体内分泌系统的影响。

中篇

功法篇

第七章

易筋经

学习提要：

易筋经为中国传统功法，共十二势。通过本章学习，掌握易筋经十二势的原文及析义、习练步骤和动作要领；熟悉易筋经的特点与习练功用。通过学习和长期习练，达到抻筋拔骨、强壮筋骨及增强腰力、臂力、指力等功效。

第一节 概 述

易筋经是从我国古代流传至今的一种功法，相传起于北魏太和十九年（公元 495 年），为印度达摩所创。达摩尊者只身东来，一路扬经颂法，后落迹于少林寺。达摩内功深厚，在少林寺面壁禅坐九年，以致石壁上留下了他的身影。达摩留下《洗髓经》《易筋经》两卷秘经，《洗髓经》为内修之典，"洗髓"能"清其内"，归入慧可，但未传于世。《易筋经》为外修之书，"易筋"是"坚其外"，留于少林，流传至今。当时易筋经包括静功与动功，但由于静功是历代口口相传，逐渐失真，以后易筋经的传授已属动功十二势。宋元以前，易筋经仅流传于少林寺僧众之中，自明清以来才日益流行，且演变为数个流派，较通行的是清代潘蔚于 1858 年整编，并收录其所撰《卫生要术》中的"易筋经十二图"，该图也被清代的王祖源在 1881 年摹刻于其所作的《内功图说》中，并在民间广为流传。

易筋经的"易"为改变的意思，"筋"泛指筋脉、肌肉、筋骨，"经"指方法。古有"一年易气，二年易血，三年易精，四年易脉，五年易髓，六年易骨，七年易筋，八年易发，九年易形"的描述。易筋经流传以来，其练功方法广为气功、武术、医疗所采用，以达到锻炼身体、增力壮骨、祛病延年的目的。近代的一指禅推拿流派和滚法推拿流派也都以易筋经作为推拿练功的主要内容，以增强其体魄，达到形神俱备、集功力于指端的境界。如一指禅推拿名家朱春霆所言："使气得以运周全身，宣达经络，骨壮筋柔，体强身健。"目前，易筋经不仅为广大推拿和骨伤科医生常用的练功方法之一，也是人们防治疾病、延年益寿的常练功法。

易筋经的锻炼在于身心并练，内外兼修。外练筋骨皮，内练精气神，多数动作与呼吸配合，并采用静止性用力。练功前要换宽松衣服，穿练功鞋或软底布鞋，充分活动肢体，集中注意力。练功中，动作尽量舒展缓慢，用力适度，刚柔相济，神态安宁祥和，精神内守。初练者以自然呼吸为宜，到一定程度后，动作可逐渐与呼吸配合。练功后注意保暖，不可当风，并作肢体放松运动。

易筋经共有十二势，锻炼时视个人情况选练其中几势或全套动作，但必须循序渐进，持之以恒。练习的时间和强度，要因人而异。一般每天一次，每次练至微汗出为宜。易筋经有十二势：韦驮献杵势、横胆降魔杵势、掌托天门势、摘星换斗势、倒拽九牛尾势、出爪亮翅势、九鬼拔马刀势、三盘落地势、青龙探爪势、卧虎扑食势、打躬击鼓势、掉尾摇头势。为便于教学，将其分为三段：韦驮献杵势、横胆降魔杵势、掌托天门势、摘星换斗势为第一段；倒拽九牛尾势、出爪亮翅势、九鬼拔马刀势、三盘落地势为第二段；青龙探爪势、卧虎扑食势、打躬击鼓势、掉尾摇头势为第三段。

第二节　易筋经特点

一、抻筋拔骨

易筋经十二势动作均要求上下肢与躯体得到充分屈伸、内收、外转等运动，从而使全身的骨骼及关节在定势动作的基础上，尽可能地全方位运动。其目的就是通过"抻筋拔骨"，牵动脊柱与筋骨。如"九鬼拔马刀势"中的脊柱左右旋转与抻筋拔骨动作，"打躬势"中脊柱的主动前屈，"掉尾势"中脊柱前屈并在背伸的状态下侧伸动作，通过脊柱的旋转屈伸运动以带动四肢、内脏的运动，进而调节脏腑功能，畅通气血，达到强身健体的目的。现代运动医学表明，通过充分的肢体屈伸，牵伸骨关节及其周围软组织，提高肌肉、肌腱、韧带等软组织的伸展性，以及骨关节柔韧性、灵活性。并通过脊柱的拔伸屈曲运动来刺激背部的腧穴、疏通夹脊，顺畅任督二脉，调节脏腑气机，达到健身防病、益寿延年的目的。实际上脊柱拔展屈伸的运动，调节了脊髓和神经根，增强了其对各器官的协调作用。

二、以形导气

本功法习练时要求形体放松，呼吸自然，均匀流畅，不喘不滞，勿追求呼吸的深长与细柔。意念要求内静澄心，正如古云"将欲行持，先须闭目冥心，握固神思，摒去纷扰，澄心调息，至神气凝定，然后依次如式行之"。但动作要求不加意念引导，只要求意随形体动作的运动而变化，也就是在动作锻炼中，以动作导引气的运行，做到意随形走，意气相随。同时，在某些动作中，需要适当地配合意识活动。如"掌托天门势"中双手上托时，要求用意念观注两掌；"摘星换斗势"中要求目视上掌，意存腰间命门处；"青龙探爪势"时，要求意存掌心。而另一些动作虽然不要求配合意存，但却要求配合景象的意念调节。如"三盘落地势"中下按与上托时，两掌下按如水上浮球，上托如千斤重物之意境；"出爪亮翅势"中伸臂推掌时，两掌有排山之感；"倒拽九牛尾势"中拽拉时，两膀如拽牛尾；"打躬击鼓势"中脊椎屈伸时，应体验身体如"勾"一样的卷曲伸展运动。这些都要求意随形走，用意要轻，似有似无，切忌刻意执着于意念。另外，本功法在练习某些特定动作的过程中要求呼气时发音（可不发出声音）。如"三盘落地势"中的身体下蹲、两掌下按时，要求配合动作口吐"嗨"音，目的是为了下蹲时气沉下丹田，而不因下蹲造成下肢紧张，引起气上逆至头部；同时口吐"嗨"音，气沉丹田，可以起到强肾育丹田之气的作用。因此，在该势动作中要求配合吐音、呼气，并注意口型，吐"嗨"音口微张，音从喉发出，上唇着力压于龈交穴，下唇松，不着力于承浆穴。这是本法中"调息"的特别之处。

三、协调平衡

本功法动作要求肢体与躯干之间、肢体与肢体之间的左右上下，以及肢体的对称与非对称，都应有机地整体协调运动；动作的运动方向为左右、前后、上下，锻炼路线为对称或单一的直线或弧线，肢体左右的对称协调，彼此相随，密切配合，呈现出动作舒展连贯、柔畅协调的神韵。动作肌肉放松，用力圆柔而轻盈，不使蛮力，不僵硬，刚柔相济，使肢体的协调性与平衡性得到较好的锻炼。

第三节　易筋经十二势

第一式　韦驮献杵①势

【原文】

立身期②正直③，环拱④手当胸，气定⑤神皆敛⑥，心澄⑦貌亦恭⑧。

【注解】

①韦驮献杵：韦驮为佛教护法将军，立于天王殿弥勒像之背，正对释迦牟尼佛，手持金刚杵，又称韦驮将军；献：献祭，引申为进物以示敬意；杵：指舂米用的木棒，这里为兵器。韦驮献杵：是指韦驮将军进献兵器时的姿势。韦驮献杵一势是易筋经功法的开练架势。

②期：希望。

③正直：端正直立，全身放松。

④拱：两手相对，合抱致敬。

⑤定：平定，平静。

⑥敛：内敛，安详。

⑦澄：原意指水清澈无流动，此引申为意念清静，无杂念。

⑧恭：面容端庄、心境坦然的面貌。

【正文析义】

凝神静气，平静呼吸；身体站立，不偏不倚；双手环抱，抱于胸前，当与胸平，平定气息，精神内守，去除杂念，心底清静，面容端庄，心境坦然。

【习练步骤】

1.预备式　身体站立，全身放松。头正如顶物，双目含视前方，沉肩垂肘，含胸拔背，收腹直腰，两手自然下垂，并步直立。面容端正，精神内守，呼吸平和（图7-1）。

2.合掌当胸　左脚向左跨一步，与肩同宽；双臂徐徐外展，与肩齐平，掌心向下。旋臂转掌心向前，缓慢合掌，屈肘旋臂，转腕内收，指端向上，腕肘与肩平（图7-2）。

3.旋臂对胸　两臂内旋，指端对胸，与天突穴相平（天突穴位于胸骨上窝中央）。

4.拱手抱球　缓缓旋转前臂，至双手直立，两手臂向左右缓缓拉开，双手在胸前呈抱球状。沉肩垂肘，十指微曲，掌心相对，相距约15cm，两目平视。意守两手劳宫之间（图7-3）。

5.收势　先深吸气，然后慢慢呼出，同时两手下落于体侧，收左脚，并步直立。

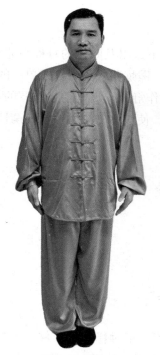
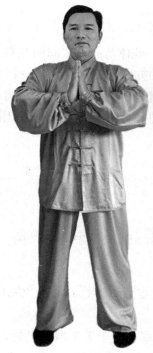
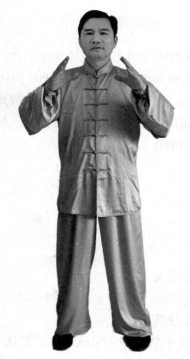

图 7-1 预备式　　　　　图 7-2 合掌当胸　　　　　图 7-3 拱手抱球

【动作要领】

1. 两脚与肩同宽，两脚尖朝前略内扣。

2. 沉肩垂肘，含胸拔背，脊背舒展，收腹直腰，两臂自然。

3. 两手臂合抱成圆形，两掌心相对，相距约 15cm。

4. 凝神静气。单练旋臂对胸或拱手抱球时，可练 3 ～ 30 分钟。

【习练功用】

1. 本节重点锻炼上肢三角肌、肱二头肌、桡侧腕伸肌群和前臂旋前肌群等，增强上肢臂力与前臂旋劲及肩关节的悬吊力，增强腕屈肌群肌腱柔韧性，有利于手法持久力的提高。

2. 平心静气，安神定志。适用于失眠、体虚的患者。

第二式　横胆降魔①杵势

【原文】

足指②挂③地，两手平开；心平气静，目瞪④口呆⑤。

【注解】

①横胆降魔："胆"又作"担"。模仿韦驮运用两手横担、足趾抓地的姿势为降魔护佛，又称韦驮献杵第二势。

②指：同趾。

③挂：勾住，比喻练功时足趾抓住地面，支撑全身，稳定直立。

④瞪：两目圆睁，炯炯有神。

⑤呆：闭口，不言语。

【正文析义】

足趾抓地如树木生根，下盘稳固，手臂向两侧分开，与肩同高，一字形成水平位置。心静呼吸平和，凝神入静，口微闭，不言语，两目圆睁，炯炯有神，平视前方。

【习练步骤】

1. 预备 同第一式。

2. 两手下按 左脚向左分开，与肩同宽，两手于体侧下按，掌心向下，手指向前。

3. 翻掌上提 两手同时翻掌心向上，上提至胸前，缓缓向前推出，高与肩平（图7–4）。

4. 双手横担 双手向两侧分开，两臂平直，掌心向上，双手成一字形。旋臂翻掌，掌心向下，两膝伸直，足跟提起，足趾抓地，身体略前倾，两目圆睁。两下肢挺直内夹，伫立不动，意念停留在双手的劳宫穴上（图7–5）。

5. 收势 先深吸气，然后慢慢呼出，当呼气时两手慢慢下落，同时足跟着地，收左脚，并步直立。

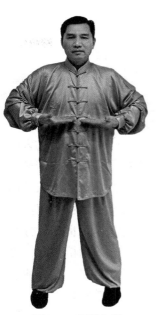

图 7–4 翻掌上提

【动作要领】

1. 双臂两侧平举，与肩同高，成一字形。

2. 翻掌提踵，脚趾抓地。

3. 两膝挺直内夹，稳定直立。

4. 单练双手横担势时，可练3～30分钟。

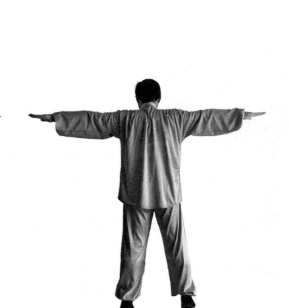

前位 后位

图 7–5 双手横担

【习练功用】

1. 重点锻炼上臂三角肌、肱三头肌、前臂伸肌群、股四头肌、趾伸肌群和肛门括约肌等，可增强臂力、腿力，有助于一指禅推法和揉法的持久力等提高。

2. 宽胸理气，疏通血脉，平衡阴阳，调节身体平衡性。

3. 能改善心肺功能，适用于心肌炎、缺血性心脏病、肺气肿、支气管炎等患者。

第三式　掌托天门势

【原文】

掌托天门①目上观②，足尖著地③立身端，力周④骱胁浑如植⑤，咬紧牙关不放宽，舌可生津将腭抵，鼻能调息觉心安⑥，两拳缓缓收回处，用力还将挟重看。

【注解】

①掌托天门：天门，即天庭是也，印堂与前发际之间。掌托天门，即模仿韦驮双手掌向上托天宫之门的姿势，又称韦驮献杵第三势。

②目上观：双目仰视掌背。

③著地：着地。

④周：贯穿，分布。

⑤浑如植：浑，很、非常、全也。如植，好像树干深植于地一般的牢固。

⑥心安：心静神安。

【正文析义】

翻掌上举，掌托天门，两目仰视，足跟提起，足尖着地，立身端直，丹田之气力贯腿胁，好似大树深植于地；咬紧牙关切莫放松，舌尖轻抵上腭，满口津液由此而生，鼻中呼吸均匀柔和，心神安定；两掌变拳，缓缓收回，用力犹如夹持重物一样放置腰间。

【习练步骤】

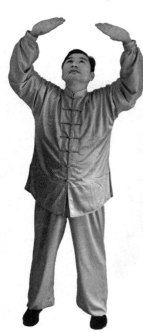

图 7-6　掌托天门

1. **预备**　同第一式。

2. **提掌平胸**　左脚向左跨一步，与肩同宽，凝神静气片刻。两手掌心向上，手指相对，缓缓上提至胸前。

3. **翻掌上托**　旋腕翻掌，掌心向上，两臂上举，托举过头，切勿过仰。

4. **掌托天门**　四指并拢，拇指外分，两虎口相对，对向天门，两手臂用暗劲上托，两目仰视掌背。足跟上提，脚尖内扣着地，用力贯穿两下肢及腰胁部（图 7-6）。

5. **收势**　两掌变拳，拳背向前，上肢用力将两拳缓缓收至腰部，配合呼吸，先深吸气，随着动作下落慢慢呼出。放下两手的同时，足跟缓缓着地，收左脚并步直立。

【动作要领】

1. 翻掌上举，两臂上托，手指相对，切忌贯力。

2. 仰头目视掌背，内视天门。

3. 脚跟提起，脚趾抓地，力贯腿胁。

4. 单练掌托天门势时，可练 3～30 分钟。

【习练功用】

1. 重点锻炼上肢的肱二头肌与肱三头肌、腰大肌、臀大肌、小腿三头肌和股四头肌等，增强臂力、腰力、腿力，可提高手法的综合协调性。

2. 引气上行，聚诸阳之气，增加头部血流量，适用于椎动脉型颈椎病、低血压、贫血、缺血性心脏病等患者。

第四式 摘星换斗①势

【原文】

只手擎②天掌覆头，更从掌中注双眸③，鼻端吸气频调息④，用力收回左右侔⑤。

【注解】

①摘星换斗：斗，天上星辰的通名。意为模拟用手摘取或移换天上的星斗。

②擎：向上托举。

③眸：眼睛。

④调息：练功时调整呼吸。

⑤侔：对齐、相等。

【正文析义】

以单手高举过头，掌心向下，掌背向天覆盖头额，更重要的是以双目注视掌心，用鼻呼吸，反复调匀气息，使气下沉丹田，手臂尽量向胸前内收，左右同之。

【习练步骤】

1. 预备 同第一式。

2. 握拳护腰 左脚分开，与肩同宽，两手握拳，拇指握于掌心，上提至腰侧，拳心向上（图7-7）。

3. 弓步伸手 左脚向左前方跨弓步，左手变掌，伸向左前方，高与头平，掌心向上，目视左手。同时右手以拳背覆于腰后命门穴（命门穴位于第二腰椎棘突下）（图7-8）。

4. 虚步钩手 重心后移，上体右转，右下肢屈膝，左手向右平摆，眼随左手。上体左转，左脚稍收回，呈左虚步。左手随体左摆，并钩手举于头前上方，钩尖对眉中，眼视钩手掌心（图7-9）。

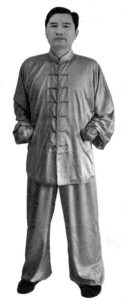
图7-7 握拳护腰

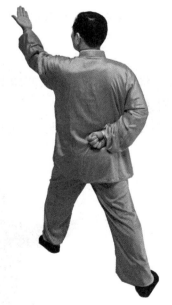
图7-8 弓步伸手

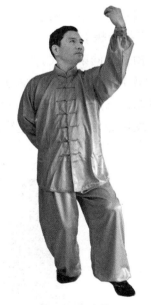
图7-9 虚步钩手

5. 收势 徐徐吸气，缓缓呼出，同时左脚收回，左手由钩手变掌，在前方划弧下落，右手由拳变掌落于体侧，并步直立（左右动作相同，方向相反）。

【动作要领】

1. 以腰带动转体动作。

2. 目注钩手掌心（钩手要求五指微捏紧，用力屈腕如钩状）。

3. 重心后坐，身体不可前倾后仰、左右歪斜。

4. 丁字虚步站立，前虚后实。

5. 单练虚步钩手势时，可练 3～30 分钟。

【习练功用】

1. 重点锻炼手腕屈肌群、肱二头肌、肱三头肌、下肢前后肌群、背腰肌、肛提肌等，增强臂力、腕力、腰力、腿力。为一指禅推法、㨰法等手法训练打下基础。

2. 疏调肝胆、脾胃等功能，增强消化，适用于肠胃虚弱、消化不良、慢性结肠炎患者。

3. 对颈椎病、腰膝酸软、阳痿早泄、子宫虚寒等有一定锻炼效果。

4. 身体严重虚羸者慎练。

第五式　倒拽九牛尾①势

【原文】

两腿后伸前屈，小腹运气②空松；用力在于两膀③，观拳④须注双瞳。

【注解】

①倒拽九牛尾：本势为模仿拽住九头牛的尾巴，用力拉紧不放松的动作。拽，拉。

②运气：少腹藏气含蓄，运气于下丹田。

③两膀：两臂膀。

④观拳：双目注拳。

【正文析义】

左脚前跨一大步，屈膝成左弓步。左手握拳，举至前上方，双目凝注左拳；右手握拳，右臂屈肘，斜垂于背后。两拳紧握内收，左拳收至左肩，右拳垂至背后，扭转用劲，如绞绳状。

【习练步骤】

1. 预备　同第一式。

2. 马步擎手　左脚向左跨一大步，略宽于肩；两手从两侧举至过头，掌心相对；屈膝下蹲，两掌变拳，下落插至两腿间，拳背相对（图 7-10）。

3. 左右分推　两拳提至胸前，由拳变掌，左右分推。坐腕伸臂，掌心向外，两臂撑直（图 7-11）。

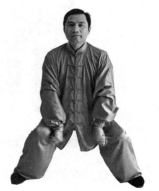
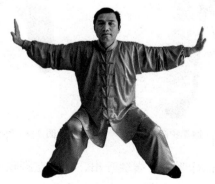

图 7-10　马步擎手　　　　　　　　　　　图 7-11　左右分推

4. 倒拽九牛 呈左弓步，两掌变拳，左手划弧至前，屈肘呈半圆状，外旋用力向后拉，静止性用力。握拳用力外旋，拳高不过眉，双目注拳，肘不过膝，膝不过脚尖。右手划弧至体后，右臂内旋反向用劲。上体前俯至胸部靠近大腿，再直腰后仰，其他姿势不变（图7-12）。

5. 收势 先深吸气，然后慢慢吐气，同时左脚收回，双手由拳变掌，下落于体侧，并步直立（左右动作相同，方向相反）。

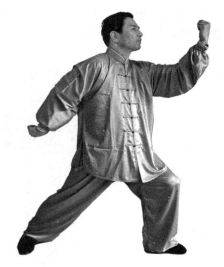

图7-12 倒拽九牛

【动作要领】

1. 两腿前弓后箭，前肘半圆微屈，肘腕外旋呈后拽势。

2. 后肘微屈，呈屈肘腕状，内旋后伸，两臂扭转用劲，两手均为静止性用力，如绞绳拽牛之状。

3. 前臂拳高不过眉，肘不过膝，膝不过足，双目注视前拳。

4. 上身正直，沉腰收臀，运气于少腹丹田。

5. 单练倒拽九牛尾势时，可练3～30分钟。

【习练功用】

1. 重点锻炼上肢屈肌群、两臂旋后肌、旋前圆肌和下肢各肌群等。增强臂力、指力和下肢力量。为一指禅推法、㨰法、抖法、振法的练习和提高提供基础。

2. 强劲肩臂、腰腿力量，可防治肩臂劳损、腰肌劳损、腰椎间盘突出症。

3. 疏调肝肾，条达气血，舒畅心情，愉悦情志，可防治失眠症和忧郁症。

第六式　出爪亮翅[①]势

【原文】

挺身[②]兼怒目[③]，推手向当前，用力收回处，功须七次全[④]。

【注解】

①出爪亮翅：本势为模仿鸟类伸爪展翅的动作。

②挺身：身体挺直。

③怒目：双目圆睁。

④全：完成、完整。

【正文析义】

两脚并拢，身体挺直，两目圆睁，平视前方，双手向前推，两臂平举立掌，掌心向前，再用力往后收回，随势脚跟提起，以两脚尖支持，整个动作须反复七次。

【习练步骤】

1. 预备 同第一式。

2. 握拳护腰 并步直立，两腿并拢，两手握拳，拇指握固拳心，拳心向上，握拳护腰。

3. 提掌前推 两拳上提至胸前，由拳变掌前推，掌心向上，手指向前，两臂伸直，高与肩平。

4. 提踵亮翅 肘挺直，腕尽力背伸，坐腕翘指，十指外分，力贯掌指，目视指端，头如顶物，挺胸收腹；同时上提足跟，两腿挺直。随吸气，双手用力握拳收回至胸前侧，同时缓慢落踵；再提足跟，随呼气，由拳变掌向前，十指外分前推。共做七次（图7-13）。

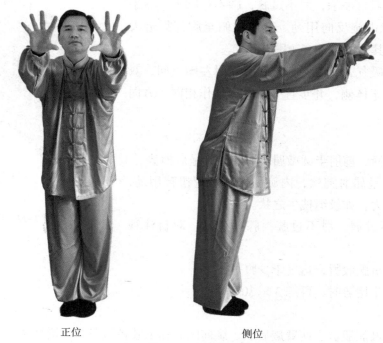

正位　　　　　　　　　　　　　侧位

图7-13　提踵亮翅

5. 收式　先深吸气，握拳收回胸前，然后慢慢呼出，同时放下两手置于两侧，缓缓落下两手。

【动作要领】

1. 并步直立，头如顶物，挺胸收腹。

2. 坐腕亮翅，肘直腕伸，并腿伸膝，两胁用力，力达指端。

3. 双目圆睁，吸收呼推。

4. 单练提踵亮翅势时，可练3～30分钟。

【习练功用】

1. 重点锻炼上肢前臂屈肌群、伸肌群及前锯肌、背阔肌等，增加臂力、腕力及指力。可提高平推法、擦法等手法的功力。

2. 一开一阖，调畅气机，通畅上中下三焦。

3. 开阖膏肓穴，通过伸臂推掌、屈臂收肘、展肩扩胸动作，锻炼人体的心肺功能，调节人体呼吸及全身气血运行，培育肺气，稳固肾气。适用于老年性肺气肿、肺心病等患者。

第七式　九鬼拔马刀①势

【原文】

侧首②湾肱③，抱顶及颈，自头收回，弗嫌力猛，左右相轮④，身直气静。

【注解】

①九鬼拔马刀：本势是模仿九鬼从颈后用力拔出马刀的动作。九鬼，语出佛教。

②侧首：侧，侧旁。首，身。

③湾肱：湾同弯。肱原指上臂，这里指整个手臂。

④相轮：轮，交换、轮换。左右相互交换。

【正文析义】

侧身曲肘，手掌抱持头项，从头部收回，不要嫌力量太大，左右相互轮换，身体直立，心平气静。

【习练步骤】

1. 预备 同第一式。

2. 交叉上举 左脚向左分开，与肩同宽，两手交叉上举，左手在前，右手在后（图7-14）。

3. 上托下按 两手同时旋腕，左手上举，用力上托过头，右手掌心向下，并向身后下按（图7-15）。

4. 臂项相争 右手屈肘，按住头后枕部，左手向后，尽力上提，至左侧肩胛间区，掌心前按，紧贴背部。右手掌前按，肘向后展，头项用力后仰，臂项相争用力，眼向前平视（图7-16），然后身体充分向左拧转，眼向左方平视。

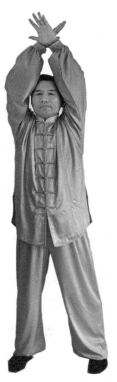
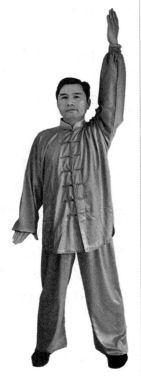

图7-14 交叉上举　　　图7-15 上托下按

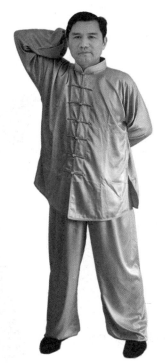
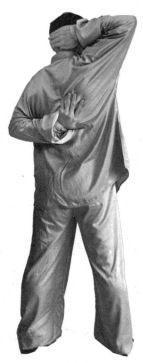

正位　　　　　　　　　背位

图7-16 臂项相争

5. 收式   双手同时撤力，身体转正，两臂呈侧平举，掌心向下。深吸一口气，徐徐呼出，两手同时下落置于两侧。左脚收回，并步直立（左右动作相同，方向相反）。

【动作要领】

1. 上体左右拧转，保持躯干中轴正直。

2. 臂项争力，使用暗劲，颈部端直，不可歪斜。按背之手，掌心向前，紧贴后背。

3. 两目平视，肩胸放松，身直气静。

4. 单练臂项相争势时，可练 3～30 分钟。

【习练功用】

1. 重点锻炼颈肌、肱三头肌、肱二头肌、前臂屈肌群、肩胛提肌、斜方肌和背阔肌等，增强颈部力量及臂力、腕力及肩关节灵活性，有利于推法、按法、扳法的功力训练。

2. 增强颈臂腕肌力，锻炼颈、肩、肘、腕部各关节的功能，可防治颈椎病、肩背劳损、肩周炎、肘腕肌腱损伤等病症。

3. 疏通督脉，宽胸理气，改善头部血液循环，对肺气肿、脑供血不足等有一定防治效果。

4. 高血压与脑血管病变患者慎练。

第八式　三盘落地①势

【原文】

上腭坚撑②舌，张眸意注③牙；足开蹲似踞④，手按猛如擎⑤，两掌翻起齐，千斤⑥重有加，瞪睛兼闭口，起立足无斜⑦。

【注解】

①三盘落地：三盘，是指两手、两膝、两足之间，犹如三盘。本势有两手、两膝、两足用力，欲重坠于地之意。

②撑：抵。

③注：集中，这里引申为咬。

④踞：蹲坐，这里指下蹲成马步势。

⑤擎：同拿，擒拿。

⑥千斤：千斤重物。

⑦无斜：不要歪斜移动。

【正文析义】

舌尖轻轻抵上腭，微微张目，紧咬牙齿，两足分开，下蹲如坐，呈马步势，双手猛按如擒拿。两手同时翻掌，掌心向上，如托千斤重物，两眼圆睁，微微闭口，身体直立，两脚无歪斜移动。

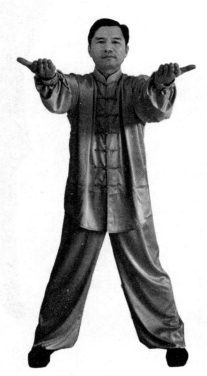

【习练步骤】

1. 预备   同第一式。

2. 仰掌上托   左脚向左横跨一大步，两掌相距稍宽于肩。两臂由两侧向前，仰掌上举，两臂伸直，与肩相平、同宽（图7-17）。

3. 马步下蹲   两掌心翻掌向下，两手掌内旋，肘外展。两

图 7-17　仰掌上托

下肢屈膝下蹲成马步，两手掌下按，悬空于两膝部外上方（图7-18）。

4. 三盘落地 两腿缓缓伸直，同时两掌心翻转向上，上托如千斤，高与肩平。再屈膝下蹲，同时两掌心翻转向下，四指并拢，大拇指分开，虎口相对，猛拿如水上浮球，下按悬于膝部外侧上方，上身正直，两肘向内夹紧。两目圆睁，闭口平息，反复三次。

5. 收式 先深吸气，然后徐徐呼出，身体缓缓直立，两腿缓缓升直，两掌心上托至肩平，再翻转向下，徐徐落至两侧。左脚收回，并步直立。

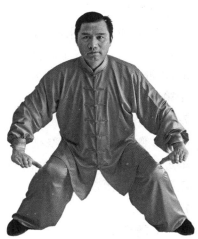

图7-18 马步下蹲

【动作要领】

1. 头如顶物，两目平视，舌抵上腭，微微闭口。

2. 上身正直，前胸微挺，后背挺拔，马步下蹲。

3. 两手上托如千斤，下按如浮球。

4. 单练三盘落地势时，可练1～10分钟。

【习练功用】

1. 重点锻炼下肢股四头肌、股二头肌、腰背肌，可增强腰力、腿力及下肢的耐力，为练习下盘架势的功法打下基础。

2. 一上一下，体内气机得以升降，达到心肾相交、水火既济，防止心悸失眠、神经衰弱、头昏乏力。

3. 促进下肢和腹腔静脉回流，消除下肢与盆腔瘀血，对防治下肢静脉曲张、腰腿痛、盆腔炎、附件炎等有一定疗效。

4. 膝关节严重退变患者慎练。

第九式 青龙探爪势

【原文】

青龙探爪[①]，左从右出，修士[②]效之[③]，掌平气实[④]，力周肩背；围收过膝，两目注平，息调[⑤]心谧[⑥]。

【注解】

①青龙探爪：探，伸。本势是模仿青龙伸爪的动作。

②修士：修身养性之士。

③效之：仿效这样的动作。

④气实：气充实于（五指）。

⑤息调：呼吸调和。

⑥心谧：谧，安静。心境安静。

【正文析义】

青龙伸爪，左龙爪从右边探出。修身养性之士仿效这样的动作；手掌端平，气充实于手指，力贯肩背；收势时手围绕膝关节收回，两目平视，呼吸调和，心境清净。

【习练步骤】

1. 预备　左脚向左跨一步，与肩同宽。双手握拳上提胁肋部，拳面抵住章门穴（位于第十一肋端），拳心向上（图7-19）。

2. 侧身俯腰　右拳变掌上举过头，掌心向左，侧身俯腰。左手握拳抵住章门穴不变（图7-20）。

3. 转腰变爪　以腰带动手臂，向左转体，四指并拢，屈拇指内扣，按于掌心，掌心向下，右臂向左侧伸展，目视前方。

4. 青龙探爪　上身向左前方下俯，右手爪随势下探至左足正前方，触地紧按，双膝挺直，足跟不得离地，抬头两目前视（图7-21）。

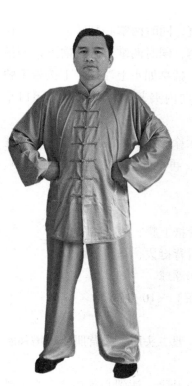
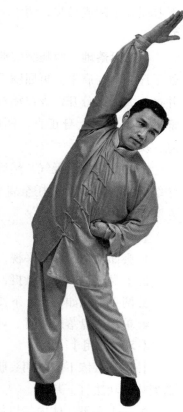

图7-19　预备　　　　图7-20　侧身俯腰

5. 收式　先深吸气，然后徐徐呼出，两膝呈马步势，身体转正，右手变掌，围绕膝关节划弧，左手由拳变掌，双手落于两侧，左脚收回（左右动作相同，方向相反）。

【动作要领】

1. 以腰带动手臂，转体变爪，力注五指。

2. 俯身探地时，抬头两目平视，手臂、腰背要充分伸展，手爪尽力下探。

3. 整个动作要求肩松肘直，下探时，下肢挺直，足跟勿移。

4. 呼吸均匀，心静自然。

5. 单练青龙探爪势时，可练1～10分钟。

【习练功用】

1. 重点锻炼上肢各肌群、肋间肌、腹外斜肌、背阔肌、臀大肌、下肢后侧肌群等，增强上下肢力量和柔韧性，为一指禅推法与指揉法的功力打下基础。

2. 疏肝利胆，壮腰蓄劲。可防治慢性肝病、慢性胆囊炎、腰肌劳损、下肢无力等疾病。

3. 宣通肺气，松解带脉，调节脏气。对呼吸系统疾病、妇科经带疾患有较好的防治作用。

4. 严重的肺心病患者慎练。

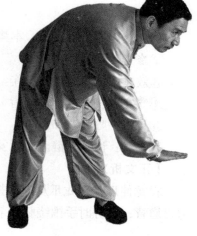

图7-21　青龙探爪

第十式　卧虎扑食①势

【原文】

两足分蹲身似倾，屈伸左右骽②相更③；昂头胸作探前势，偃④背腰还似砥⑤平；鼻息调元⑥均出入，指尖着地赖支撑；降龙伏虎神仙事，学得真形⑦也卫生⑧。

【注解】

①卧虎扑食：本势是模仿老虎扑食的动作。

②骽（tuǐ）：同腿。

③相更：相互轮换。

④偃（yān）：放倒。

⑤砥：磨刀石，此处引申为像磨刀石一样平坦并中间呈弧线。

⑥调元：调气。

⑦真形：真正的要诀。

⑧卫生：卫，护卫；生，生命。护卫生命。

【正文析义】

两脚分开，屈膝下蹲，身体好像向前要倾倒，屈伸左右大腿，左右轮换，抬头挺胸，向前探伸。腰背下沉、收紧做回收姿势，似磨刀石一样平坦并腰下沉带弧线；用鼻呼吸，调气均匀，两手指尖着地，全身赖以支撑；降龙伏虎是神仙们的事情，但要是学会了卧虎扑食的要诀，（你）也能掌握护卫生命的方法。

【习练步骤】

1. 预备　同第一式。

2. 弓步探爪　左脚向前迈一大步，右腿蹬直，成左弓箭步；双手由腰侧向前作扑伸动作；手与肩同高，掌心向前，坐腕，手呈虎爪状，前扑动作刚劲有力，如猛虎状（图7-22）。

3. 撑掌叠足　双手直掌撑地至左足两侧，指端向前；亦可十指指尖或双手大拇指、食指、中指三指撑地。收左足于右足跟上，呈跟背相叠（图7-23）。身体向后收回提臀，双足踏紧，臀高背低，胸腹收紧，双臂伸直，头夹于两臂之间，蓄势待发。

4. 前探偃还　头、胸、腹、腿依次紧贴地面，向前呈弧形探送，至两臂撑直，抬头挺胸，沉腰收臀，双目前视（图7-24）。再由腿、腹、胸、头依此紧贴地面，向后呈弧形收还，至臀高背低位，蓄势收紧。于臀高背低位时，换左右足位置，如前起伏往返操作。

5. 收式　于臀高背低位时，先深吸气，然后徐徐呼出；右足从左脚跟上落下，向前迈半步，左脚跟上半步，两足成并步，缓缓起身，双手收回于两侧。

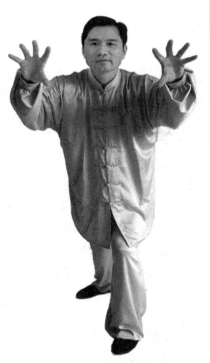

图7-22　弓步探爪

【动作要领】

1. 前扑动作刚劲有力，手呈虎爪，坐腕探爪。

2. 前探偃还时，往返动作呈波浪起伏，紧贴地面。

3. 前探时呼气，抬头挺胸，沉腰敛臀，双目前视。

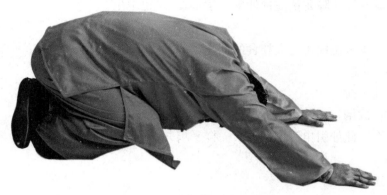

图7-23　撑掌叠足

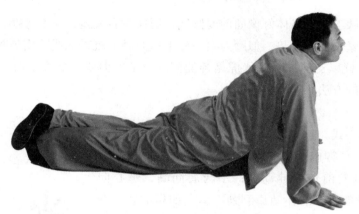

图7-24　前探偃还

4. 偃还时吸气，臀高背低，胸腹收紧，两臂伸直，蓄势待发。

5. 单练前探偃还时，练者可根据功力练1～30次。

【习练功用】

1. 重点锻炼手指、上肢各肌群、胸大肌、腹肌、腰背肌、下肢各肌群，以增强指力、臂力与腰力。对点穴法、抓法、捏法、拿法、一指禅推法等手法力度的提高有极好的促进作用，并为托法、拔伸法、弹拨法等手法的练习打下基础。

2. 壮腰固肾，伸筋健骨，舒筋通络，充盈任督二脉，强壮全身，效果显著。对颈椎病、腰背肌劳损、腰椎间盘突出症、四肢关节活动不利等有防治作用。

3. 脊柱病术后与长期体弱久病者慎练。

第十一式　打躬击鼓①势（又称打躬势）

【原文】

两手齐持脑②，垂腰③至膝间；头惟④探⑤胯下，口更啮⑥牙关；掩耳聪教塞⑦，调元气自闲⑧；舌尖还抵腭，力在肘双弯。

【注解】

①打躬击鼓：打躬，弯腰鞠躬；击鼓，鸣天鼓，即用手指轻击玉枕关。本势模仿弯腰击鼓的姿势。

②持脑：持，抱持。抱持脑后枕部。

③垂腰：弯腰。

④惟：本意是只有，这里引申为低头。

⑤探：伸。

⑥啮：啮合，牙咬紧。

⑦聪教塞：聪，听觉；塞，闭塞。这里指掩住双耳，闭塞听力。

⑧自闲：心定内闲。

【正文析义】

两手指交叉，一起抱住脑后枕部，弯腰鞠躬至两膝前方；头低伸至两大腿之间，微微闭嘴，牙齿紧咬，两手掌按住耳，闭塞听觉，调匀气息，宁心内闲，舌尖轻抵上腭，用力在两肘臂。

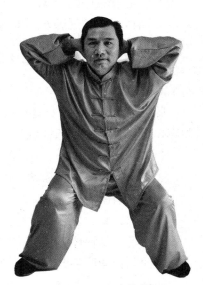

图 7-25　马步抱枕

【习练步骤】

1. 预备　同第一式。

2. 马步抱枕　左脚向左跨一大步，比肩稍宽，双手仰掌外展，上举至头，掌心相对，同时屈膝下蹲，呈马步势。十指交叉相握，屈肘缓慢下落，双掌抱于头枕部，与项争力，双目前视（图 7-25）。

3. 弯腰直膝　慢慢向前俯腰，同时伸直下肢，双手用力抱于枕后，头低伸至胯下，足跟不离地，双目后视。

4. 击鸣天鼓　双手慢慢分开，掌心分别掩住耳郭，四指按于枕骨（玉枕关），食指从中指滑落，弹击天鼓，耳内可闻及咚咚响声，共击 24 次（图 7-26）。

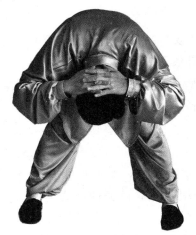
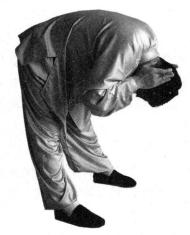

正位　　　　　　　　　　　　侧位

图 7-26　击鸣天鼓

5. 收式　先深吸气，随势伸直腰部，再缓缓呼气，双手同时从枕部变掌心向下，从两侧落下，收回左脚，并步直立。

【动作要领】

1. 双手掌抱紧枕部，两肘向后充分伸展，与项争力。

2. 俯腰时，头尽量低伸胯下，下肢伸直，足勿离地，切忌屏气。

3. 按住双耳，闭塞听力，宁心内闲，静听鸣鼓声。

4. 单练击鸣天鼓势24次，不紧不慢。

【练习功用】

1. 重点锻炼颈项肌肉、上肢各肌群、胸大肌、肋间肌、背阔肌、腰背肌和下肢后侧诸肌群等，增强臂力、腰力、腿力，为全面练习推拿手法打下基础。

2. 醒脑明目、益聪固肾。对头昏头晕、记忆力减退、视物模糊、耳鸣耳聋、腰膝酸软、失眠乏力等病症有较好的效果。

3. 高血压、肺气肿及腰椎间盘突出症等患者慎练。

第十二式　掉尾摇头①势（又称掉尾势）

【原文】

膝直膀②伸，推手自地；瞪目昂头，凝神壹志③；起而顿足④，二十一次；左右伸肱⑤，以七为志；更作坐功，盘膝垂眦⑥；口注于心，息调于鼻；定静⑦乃起，厥功维备⑧。

【注解】

①掉尾摇头：掉，摇动、摆动；摇，转动。本势模仿动物摆动尾巴，转动头部的动作。

②膀：肩膀。

③壹志：壹，也作一；志，意念。即意念集中的意思。

④顿足：足踩地。

⑤伸肱：伸展手臂。

⑥垂眦：垂，垂帘；眦，眼睑结合处。这里意为两眼微闭。

⑦定静：安定平静。指练功至末，心境安定清净，犹言入定。

⑧厥功维备：厥，其，指易筋经。维，就；备，完备。

【正文析义】

两膝挺直，手臂伸展，手掌推至地面；圆睁双目，昂首抬头，凝聚心神，集中意念，起势时，足蹬地21次，向左右伸展手臂7次，再改为盘坐练功，双膝交叉，两眼微闭，鼻吸口呼，调匀呼吸，清气下注于心。心境清净，犹言入定。易筋经锻炼至此势，已经非常完备了。

【习练步骤】

1. 预备　同第一式。

2. 握指上托　并步直立，双手十指交叉握于小腹前，掌心向下提于胸前，旋腕翻掌心上托，托至肘部伸直。托举用力，双目平视前方（图7-27）。

3. 左右侧俯　向左侧转体90°，随势向左前方俯身，双掌推至左脚外侧，尽量掌心贴地，双膝挺直，足跟勿离地，昂首抬头，目视左前方；由原路返

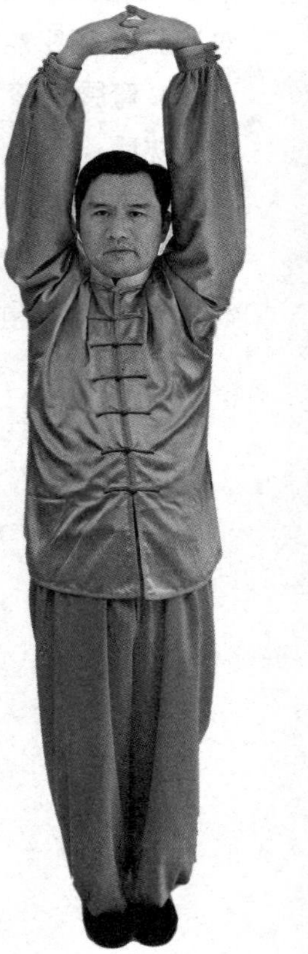

图 7-27　握指上托

回，身体转正，双手随势上托。再向右侧转体 90°，随势向右前方俯身，双掌推至右脚外侧，尽量掌心贴地，昂首抬头，目视右前方。再原路返回，身体转正，双手随势上托（图 7-28）。

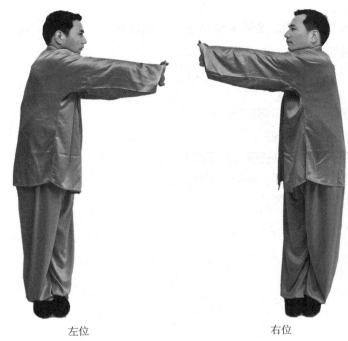

左位　　　　　　　　　　　　右位

图 7-28　左右侧俯

4. 后仰前俯　双手臂、头、脊背极力后仰，双膝微屈，足不离地，全身尽力绷紧，犹如拉紧弓弦，两目上视，呼吸自然，切勿屏气；再俯身向前，随势掌心向下，推掌至两脚正前方，掌心尽量紧贴地面，昂首抬头，目视前方，下肢挺直，足跟不离地（图 7-29）。

5. 收式　配合呼吸，深吸气时，上身伸直，提掌至小腹前；深呼气时，上身前俯，推掌至地，如此往返 4 次。最后，起身直腰，双手分开，缓缓收回身体两侧。

【动作要领】

1. 十指交叉相握勿松，上举时手臂须挺直。

2. 身体后仰，全身尽力绷紧，俯身推掌，掌心尽量推至地。

3. 俯身推掌时，下肢伸直，昂首抬头，两脚不离地。

4. 俯身提掌，呼吸配合，凝神静气，意念入定。

【习练功用】

1. 本势重点锻炼背阔肌、竖脊肌、腹直肌、腹外斜肌、腹内斜肌、上肢肌群、下肢肌群的肌力，以及手指的指力。同时，对腰背部及下肢后侧筋膜有拉伸作用。为推拿手法协调性、

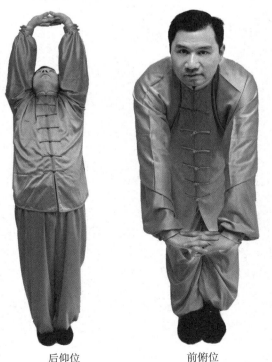

后仰位　　　　　　前俯位

图 7-29　后仰前俯

柔和性的锻炼打下基础。

2.强健筋骨，滑利关节，扳指蓄力。能防治颈椎病、肩臂劳损、腰背劳损、腕手部筋伤等病症。

3.本势为易筋经的结束动作。全套锻炼结束后，能通调十二经脉和奇经八脉，畅通气血，协调脏腑，平衡阴阳，舒畅心情。

【思考题】

1.易筋经的含义是什么？它有哪些特点？

2.易筋经十二势的名称有哪些？

3.背诵摘星换斗势的原文，并正确进行原文析义。

4.口述三盘落地势的习练步骤，并能正确操作。

5.请谈谈锻炼易筋经后的体会。

学习提要：

　　掌握少林内功的基本裆势与单人锻炼法的习练步骤、动作要领等，通过学习能够熟练操作少林内功的每一式动作，通过以力贯气，运用下肢的"霸力"，使力达于四肢腰背，气随力行，注于经脉，使气血循行畅通，荣灌四肢九窍、五脏六腑，使阴阳平复，气血充盈，因而能强身健体，扶正祛邪，为推拿手法的学习打下扎实的基础；熟悉少林内功的习练功用与特点，能够指导患者进行自我康复。

第一节　概　述

　　少林内功是内功推拿流派的重要基础功法，本是武术家强身健体的基本功法，历代相传，久盛不衰，至清末时期传至山东李树嘉时渐渐被内功推拿流派采用，形成一种练功配合推拿治疗疾病的内功推拿流派。至今已形成一套以"静力性"下肢裆势练习为主，结合上肢动作的练功方法，是中医院校推拿练功的主要功法之一。

　　少林内功相传是达摩根据少林武术动作所衍化，后成为少林派功夫的基本功法之一，是以站裆势为基础功，着重于腰腿（根基）霸力和上肢运动的锻炼。少林内功的锻炼方法有别于一般功法，它不强调吐纳意守，而是讲求以力贯气，所谓"练气不见气，以力带气，气贯四肢"，在锻炼中要求上、下肢及腰背用"霸力"，就是用足力气，脚尖内收，五趾抓地，足跟踏实，下肢挺直，两股用力外旋夹紧，躯干要挺拔，做到挺胸收腹、下颌微收。上肢在进行各种锻炼时，要求凝劲于肩、臂、肘、腕、指，呼吸自然，与动作协调。练习时，力达四肢腰背，气随力行，注于经脉，使气血循行畅通，荣灌四肢九窍、五脏六腑，以至阴阳平复，气血充盈，而能强身健体，扶正祛邪。少林内功锻炼时，还必须注意呼吸自然，不能屏气，即所谓"外紧内松"。运动时，要做到刚中有柔，刚柔相济。实践证实，少林内功能够增强肌肉力量，促进新陈代谢，具有改善血液循环、提高免疫水平等作用，从根本上提高机体的整体素质。推拿医师若能科学锻炼，不仅有利于增强推拿手法的渗透力，而且还可以指导患者锻炼以治疗疾病。少林内功功法套路简单易学，无需特殊练功条件，易推广应用，对提高全民健康水平具有十分重要的意义。少林内功等传统导引功法作为中国传统祛病健身方法，为中华民族的健康事业做出了不可磨灭的贡献。少林内功内练精气神，外练筋骨皮，坚持练习能够增强体质，减少疾病的发生。现代社会的人群体力、脑力长期处于高消耗状态，严重威胁现代人的健康，少林内功作为传统健身锻炼方法，无疑可发挥重要作用。目前，少林内功已经传播到世界各地，国外学者正在加紧练习与研究少林内功。

少林内功主要由基本裆势的锻炼、单人锻炼法和双人锻炼法三个部分组成。基本裆势有：站裆势、马裆势、弓箭裆势、磨裆势、亮裆势、并裆势、大裆势、悬裆势、低裆势与坐裆势十个裆势。单人锻炼法有：前推八匹马、倒拉九头牛、单掌拉金环、凤凰展翅、霸王举鼎、顺水推舟、怀中抱月、仙人指路、平手托塔、运掌合瓦、风摆荷叶、两手托天、单凤朝阳、海底捞月、顶天抱地、力劈华山、乌龙钻洞、饿虎扑食和三起三落。双人锻炼法有：推把上桥、双龙搅水、双虎夺食、箭腿压法和八走势。少林内功各动作或各式可单练，也可成套连续练。体质差或初练者，可先单练，练至体力增强或动作熟练后，再成套锻炼。单练时，每个动作应重复 5～10 次；成套锻炼时，每个动作应重复 3～5 次。各人可根据具体情况，适量锻炼。

第二节　少林内功的特点

一、以力贯气

少林内功源于武术强身，以站裆为基础，结合步法、身法、手眼协调的运动组合而成。锻炼时，要求以意运气、以气生劲、循经络而达四肢，注重内练精气神、外练筋骨皮。既能增强腿力、腰力、臂力和指力，又能调整内脏功能、增强体质，是一种扶正祛邪、内外兼修的传统功法。不仅适用于推拿医师，也适合患者，而且对于健康、亚健康人群也可防患于未然，起到"治未病"的作用。

少林内功的锻炼方法有别于一般的以静功为主的其他功法，它虽然不太强调吐纳意守，但讲求思想集中、呼吸自然、蓄劲于指端，以力贯气，所谓"练气不见气，以力带气，气贯四肢"。练习时力达于四肢腰背，气随力行，注于经脉，使气血循行畅通，荣灌四肢九窍、五脏六腑，使阴阳平复，气血充盈，因而能扶正健体，祛除病邪。如霸王举鼎、前推八匹马、倒拉九头牛、风摆荷叶等，均具有向上的举力、向前的推力、回收的拉力，以及向两侧的分力和向内的合力、旋转力等，一招一式无不体现劲力的运用，都具有增强臂力的作用。所以只要正确掌握好练功的方法，并坚持锻炼，就可以使人筋骨强健，肢体丰满，精力充沛，身手敏捷。

二、运用霸力

少林内功是用特异性的技巧力，要求在全身放松的基础上，发出一定强度的肌肉紧张力，这种锻炼方法是以关节的拮抗肌同时做强制性静力收缩的运动方式，是一种有效地提高肌肉力量和耐力的锻炼方法，这种力就叫作"霸力"。少林内功锻炼时强调下实上虚，着重于腰腿（根基）的霸力和上肢的内劲。要求上身正直，含胸拔背，下肢挺直，用足力气，脚尖内扣，足跟踏实，五趾抓地，同时两股用力内夹，做到挺胸，收腹，含颌，站如挺松，稳而牢固。上肢在进行各种锻炼时，要求凝劲于肩、臂、肘、腕和指，呼吸自然，与动作相协调。上肢动作练习时，可采用"嘿"字出声，配合指掌发力。现代运动医学研究证实，这种静力推拿功法训练不仅能提高局部肌肉的专门适应性，而且能改善增强心肺功能、提高人体最大摄氧量等。另外，部分老人锻炼少林内功后甲襞微循环改善，可预防天气寒冷时习惯性冻疮的发生。

三、外紧内松

少林内功是通过调身（等长肌肉收缩来保持姿势与动作的进行），配合调息（所谓的"自然呼吸")和调心(所谓的"以气导力")。锻炼时,必须注意的是虽然周身肌肉静止性用劲,但呼吸要自然,不能屏气,与上肢动作要协调,即所谓"外紧内松",运动时要做到刚中有柔,刚柔相济。现代科学研究采用运动生理学、运动生物化学等方面的指标对少林内功站裆势时的变化进行了测定。结果表明,呼吸相以及呼吸次数与安静时相比,少林内功锻炼时并无观察到有显著的变化,也无观察到最大等长性肌肉收缩训练时经常可以看到的气喘以及屏气现象,而少林内功锻炼与增加呼吸效率有关,这可以解释为什么少林内功可以治疗肺气肿、肺心病等呼吸循环疾患。少林内功注重调身、调息、调心的协调贯通,通过循序渐进和持之以恒的锻炼,使人保持身心平衡,强化自我控制,有益于健康。

第三节　基本裆势

一、站裆势

【习练步骤】

1. 并步直立,两手放置腰间,掌心向上,左足向左平跨一步,与肩等宽,足尖略收成内八字,五趾着地,足跟踏实,用全力向内旋夹双腿,使双下肢形成一股强大的呈外旋趋势的静止性拧旋力,运用霸力,劲由上贯下注于足,呈落地生根之势。

2. 头如顶物,前胸微挺,蓄臀收腹,然后两手后伸,挺肘伸腕,肩腋莫松,四指并拢,拇指外分,双掌展平,两臂内旋,四指内扣(图8-1)。

3. 两目平视,头勿左右盼顾,精神贯注,呼吸自然。

【动作要领】

1. 三直四平。三直:臂直、腰直、腿直。四平:头平、肩平、掌平、脚平。

2. 运用霸力。夹肩、挺肘、伸腕、翻掌、立指。

3. 挺胸收腹,舌抵上腭,两目平视,呼吸自然。

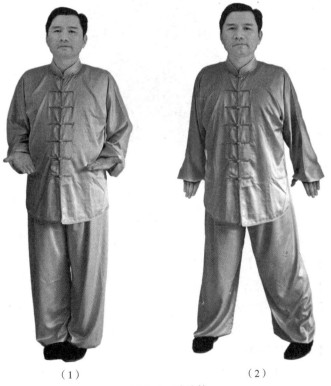

（1）　　　　　　（2）

图8-1　站裆势

【习练功用】

1. 本势为锻炼少林内功的最基本站桩功,重点锻炼下肢内侧肌群,如耻骨肌、股薄肌、长收肌、短收肌、大收肌等肌群,以及上身背阔肌、大圆肌、三角肌后束、斜方肌、前臂后肌群、手腕背伸、拇长伸肌和指总伸肌等肌群。

2. 扶助正气,行气活血,以气生劲,增强指、臂、腰、腿的霸力。

3.四肢末端乃十二经脉经气之源，练习本势可疏通十二经脉气血，使其循行畅通，外荣四肢百骸，内灌五脏六腑，从而调和阴阳，通调气血，调整脏腑功能，起到扶正祛邪的作用。

二、马裆势

【习练步骤】

1.并步直立，左足向左跨一大步，两足距离较肩略宽，两膝和脚尖微向内扣，两脚跟微向外蹬，足尖呈内八字形，屈髋屈膝下蹲，霸力站稳。

2.两手放置腰间，掌心向上，然后两手后伸，肘直腕伸，拇指分开，四指并拢，两臂内旋，四指内扣或两手平放两胯处，虎口朝内。

3.上身微挺，收腹敛臀，重心放在两腿之间，头如顶物，目须平视，呼吸自然（图8-2）。

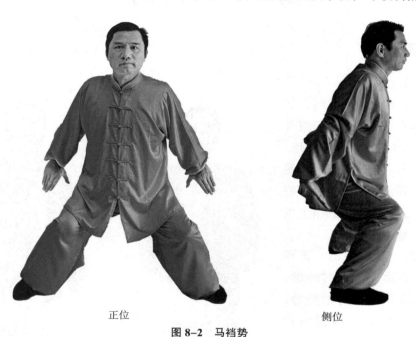

正位　　　　　　　　　　　　　　侧位

图8-2　马裆势

【动作要领】

1.马步下蹲，霸力站稳。

2.沉腰屈膝，挺胸收腹。

3.两目平视，呼吸自然。

【习练功用】

1.本势锻炼下裆的基本功，所谓练"架力"的功夫。重点锻炼半腱肌、半膜肌、股二头肌、股四头肌、缝匠肌、股薄肌、腓肠肌、骶棘肌、腹直肌、腹外斜肌、腹内斜肌和腹横肌等肌群。

2.沉腰屈膝，挺胸收腹，重心放在两腿之间，从而达到壮腰补肾之功。

三、弓箭裆势

【习练步骤】

1.并步直立，身向左旋，左足向左前方跨出一大步，距离可根据自己身体高矮取其自然；在前之左腿屈膝半蹲，膝与足成垂直线，足尖微向内扣；右腿在后，膝部挺直，足略向外撒，脚跟必须着地，成前弓后箭之势，两手自然放于身体两侧。（图8-3）。

2.上身略向前俯，重心下沉，臀须微收，两臂后伸，挺肘伸腕，掌根蓄劲，四指并拢，拇指分开，全神贯注，虚领顶劲，呼吸自然。

3.两手放置腰间，掌心向上，然后两手后撑，肘直腕伸，拇指分开，四指并拢，两臂内旋。

【动作要领】

1.前弓后箭，重心下沉，臀须微收。

2.挺胸收腹，挺肘伸腕，蓄势待发。

3.全神贯注，呼吸自然。

【习练功用】

1.本势锻炼重在掌握蓄劲，如箭在弓引而未发之势。重点锻炼髂腰肌、股直肌、阔筋膜张肌、缝匠肌、半腱肌、半膜肌、股二头肌、股内侧肌群，以及腓肠肌等肌群，使前腿屈髋屈膝；以股四头肌为主使后腿挺直。

2.锻炼时要用劲后沉，有蓄势待发之势，以练下肢蓄劲。

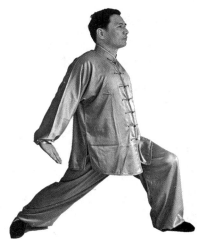

图 8-3　弓箭裆势

四、磨裆势

【习练步骤】

1.并步直立，左足向左前方跨出一大步成左弓步，上身略向前俯，重心下沉，臀微收，两手仰掌护腰。

2.右手化俯掌屈肘向右上方推出，掌根及右上臂运动徐徐向左方磨转，同时身随其向左旋转，左弓步演变成右弓步，右手变仰掌护腰。

3.左手化俯掌屈肘向右上方推出，掌根及臂外侧运动徐徐向右方磨转，同时身随其向左旋转，右弓步演变成左弓步，左手变仰掌护腰（图 8-4）。

【动作要领】

1.前弓后箭，重心下沉。

2.仰掌化俯掌，屈肘推出。

3.上肢蓄力，徐徐磨转。

【习练功用】

1.本势除下肢功效外，重点锻炼上肢肌群，尤以三角肌、冈上肌、冈下肌、小圆肌为主。

图 8-4　磨裆势

2.蓄力于掌根，徐徐磨转，身随其转，锻炼腰部力量与四肢的协调性。

五、亮裆势

【习练步骤】

1.预备同弓箭裆势。

2.两手由后向上亮掌，指端相对，掌心朝上，目注掌背，上身略前俯，重心下沉（图 8-5）。

3.换步时向后转，两掌收回由腰部向后，左右同之。

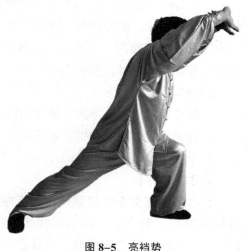

【动作要领】

1.上举亮掌，须高过头，目注掌背。

2.上身前倾，并于下肢成一线。

3.换步后转，转身变换，自然协调。

【习练功用】

1.本势重点以锻炼冈上肌、三角肌、斜方肌和前锯肌为主。

2.蓄力上举亮掌，转身变换，自然协调，使气血周流，百脉通畅，劲贯全身，具有强筋壮骨、内坚外实的作用。

图 8-5   亮裆势

六、并裆势

【习练步骤】

1.并步直立，两足跟微微向外蹬，足尖并拢，五趾着实，用力均匀。

2.两手放置腰间，掌心向上，然后两手挺肘伸腕，微向后伸，掌心朝下，四指并拢，拇指外分，目须平视（图 8-6）。

【动作要领】

1.头如顶物，挺胸收腹，上身正直。

2.两肩向背靠拢，两臂尽量后伸。

3.下肢用劲内夹，足跟尽量外展，两足间夹角不得小于 60°。

【习练功用】

1.本势是少林内功功法的基本裆势之一，重点锻炼下肢内侧肌群，如耻骨肌、股薄肌、长收肌、短收肌，以及大收肌等肌群。

2.主要锻炼双下肢的霸力。

七、大裆势

【习练步骤】

1.左足向左分开一大步，宽于肩两倍，膝直足实，足尖内扣，足跟外蹬。

2.两手放置腰间，掌心向上，然后两手后伸，虎口相对，四指并拢，肘直腕伸（图 8-7）。

【动作要领】

1.三直四平，挺胸直腰，头顶平直，目须前视。

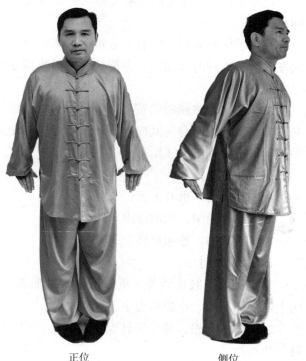

正位   侧位

图 8-6   并裆势

2. 下肢伸直，膝勿屈曲。

3. 两足尖不得外撇。

【习练功用】

本裆势是少林内功的主要裆势，可锻炼双下肢在外展下的霸力。

八、悬裆势

【习练步骤】

1. 左足向左横开一大步，两足尖略微内扣，两足跟略微外蹬，两足距离较马裆势宽，屈膝半蹲。

2. 两手放置腰间，掌心向上，然后两手后伸，肘直腕伸，四指并拢，拇指外分，动作与马裆势相同，故又称大马裆（图 8-8）。

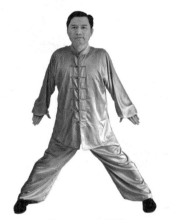
图 8-7　大裆势

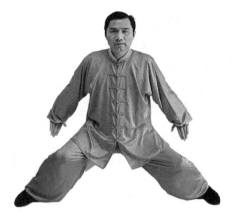
图 8-8　悬裆势

【动作要领】

1. 上身挺直，直腰收腹，重心在两腿间。

2. 屈髋屈膝 90°，使大腿平行地面。

3. 下蹲时两膝不得超过足尖。

【习练功用】

此裆势是锻炼下肢功力难度最大的裆势。功效同马裆势。

九、低裆势

【习练步骤】

1. 并步直立，足尖并拢，五趾抓地，足跟外蹬，呈内八字。

2. 屈膝下蹲，上身下沉，臀部后坐，不可着地，故有蹲裆之称。

3. 两手握拳前举，肘欲微屈，拳心相对，目须平视（图 8-9）。

【动作要领】

1. 屈膝下蹲，上身下沉，臀部后坐。

2. 握拳上举，拳心相对，两肘微屈。

3. 两足踏实，五趾抓地，呈内八字。

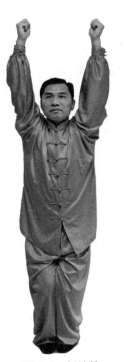
图 8-9　低裆势

【习练功用】

1.低裆势是少林内功功法中锻炼下肢功力的姿势。重点锻炼半腱肌、半膜肌、股二头肌、股薄肌、腓肠肌、髂腰肌、股直肌、阔筋膜张肌和缝匠肌等肌群。

2.屈膝屈髋，上身下沉，使身体保持低裆势，作用同悬裆势。

十、坐裆势

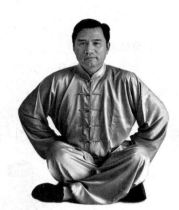

【习练步骤】

1.两腿交叉，盘膝而坐，足外侧着地，臀部坐于足跟上，上身微向前俯，故称之为坐盘功架。

2.两手叉腰，双肩须向内夹紧或两手掌心向下，腕欲直。身体平衡，两目平视（图8-10）。

【动作要领】

1.盘膝而坐，足外侧着地，上身微前俯。

2.头如顶物，两眼平视，全神贯注。

图 8-10　坐裆势

【习练功用】

1.本势是少林内功的盘坐架势，重点锻炼臀中肌、臀小肌的后部肌束，以及梨状肌等肌群。

2.壮腰补肾，滑利关节。

第四节　单人锻炼法

第一式　前推八匹马

【习练步骤】

1.预备式　取站裆或指定的裆势，两臂屈肘，直掌护于两胁，蓄势待发。

2.直掌前推　两掌心相对，四指并拢，拇指外分上翘，蓄劲于肩臂指端，徐徐运力前推至肩与掌成直线（图8-11）。

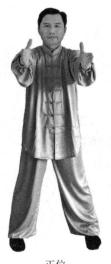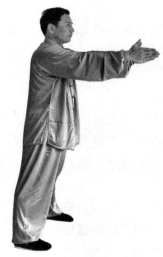

正位　　　　　　　　　　　侧位

图 8-11　前推八匹马

3. 蓄劲收回　两臂运劲，慢慢屈肘，收回于两腰。

4. 收式　由直掌化俯掌，两臂后伸下按，回于原裆势。

【动作要领】

1. 两目平视，呼吸自然，胸须微挺，头勿顾盼。

2. 蓄劲于腰，运劲于肩臂，贯于掌、达于指，所谓"蓄劲于腰，发力于指"。

3. 两手动作一致，两臂肩平，与肩等宽。

4. 单练此势时，可练 1～10 分钟。

【习练功用】

1. 本功法重点锻炼肱三头肌等肌群的力量，以增强手臂、指端之力，增强两臂蓄劲和指力功夫。

2. 宽胸理气，健运脾胃，调理三焦，使百脉流通。适用于气喘、不寐、腰痛、胃病、高血压等患者及体虚者锻炼。

第二式　倒拉九头牛

【习练步骤】

1. 预备式　取弓箭裆或指定裆势，两臂屈肘，直掌护于两胁，蓄势待发。

2. 边推边旋　两掌沿两腰前推，边推边将两臂缓缓内旋，推至手肩臂成直线时，虎口朝下，指端朝前，四指并拢，拇指外分，肘腕伸直，力求与肩相平〔图 8-12（1）〕。

3. 握拳旋臂　五指屈收，由掌化拳如握物状。劲注拳心，运劲屈肘，边收边将两臂外旋，收回于两胁，拳眼朝上〔图 8-12（2）〕。

4. 收式　由拳变直掌，两臂后伸下按，回于原裆势。

【动作要领】

1. 思想集中，以意引气，意气相随，呼吸自然。

2. 前推时，肘腕伸直与肩平，勿抬肩。

3. 两臂前推、后拉与前臂内旋、外旋动作要协调。两臂收回后拉时，两拳握紧，不可松劲。

4. 单练此势时，可练 1～10 分钟。

【习练功用】

1. 本功法重点锻炼肩胛下肌、胸大肌、背阔肌、大圆肌、肱二头肌、肱桡肌，以及旋前圆肌等肌群，增强两臂的悬劲、掌力与握力。

2. 疏通经络，调和气血，健脾益肺强肾，内外坚固，扶正祛邪。适用于肩臂痛麻、气喘、肺气肿、失眠、体虚等患者锻炼。

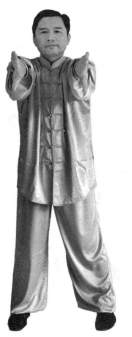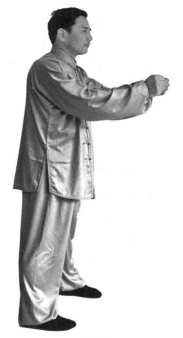

（1）边推边旋　　　　　（2）握拳旋臂

图 8-12　倒拉九头牛

第三式　单掌拉金环

【习练步骤】

1. 预备式　取站裆或指定的裆势，两臂屈肘，直掌护于两胁，蓄势待发。

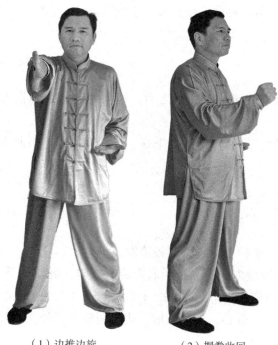

（1）边推边旋　　　（2）握拳收回

图 8-13　单掌拉金环

2. 单手边推边旋　右手沿右胁前推，边推边将右臂缓缓内旋，推至手肩臂成直线时，虎口朝下，指端朝前，四指并拢，拇指外分。臂欲蓄劲，掌侧用力，肘腕伸直时，右掌由直掌化成反掌［图 8-13（1）］。

3. 单手握拳收回　右手五指屈收，由掌化拳如握物状。劲注拳心，运劲屈肘，边收边将两臂外旋，收回于两胁，拳眼朝上。两手交替，继左手动作，与右手同［图 8-13（2）］。

4. 收式　由拳变直掌，两臂后伸下按，回于原裆势。

【动作要领】

1. 身体勿偏斜，头勿顾盼，两目平视，呼吸自然。

2. 前推至肘、腕伸直与肩平，勿抬肩。

3. 臂前推后拉与前臂内外旋动作要协调，臂收回后拉时拳握紧，不可松劲。

4. 单练此势时，可练 1 ～ 10 分钟。

【习练功用】

1. 本功法重点锻炼肩胛下肌、胸大肌、背阔肌、大圆肌、肱二头肌、肱桡肌，以及旋前圆肌等肌群。两臂的悬劲、掌力与握力及功用同倒拉九头牛。

2. 防治疾病功同倒拉九头牛。

第四式　凤凰展翅

【习练步骤】

1. 预备式　取站裆或指定裆势，两臂屈肘上提，至胸前呈两掌交叉，蓄势待发［图 8-14（1）］。

2. 左右外分　由立掌化俯掌，两臂运劲缓缓向左右外分，两臂尽力伸直，手腕背伸，四指并拢，手指上翘，拇指外分［图 8-14（2）］。

3. 蓄劲内收　两臂蓄劲，屈肘内收，徐徐收回，使掌心逐渐相对，至胸前呈交叉立掌。

4. 收式　由立掌化俯掌下按，两臂后伸，回于原裆势。

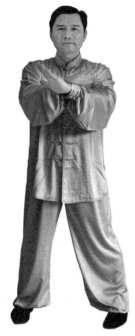
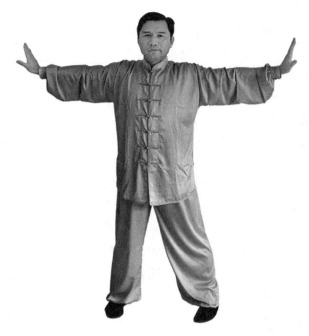

（1）预备式　　　　　　　　　　　（2）左右外分

图 8-14　凤凰展翅

【动作要领】

1. 身体勿偏斜，头如顶物，两目平视，呼吸自然。

2. 以气发劲，劲由肩循臂贯于腕、达于指，所谓"蓄劲如开弓，发劲如发箭"。

3. 两臂动作一致，优美有力，如凤凰展翅，神态飘逸。

4. 单练此势时，可练 1～10 分钟。

【习练功用】

1. 本功法重点锻炼桡侧腕屈肌、尺侧腕屈肌、掌长肌、指浅屈肌、指深屈肌、三角肌和冈上肌等肌群，以增强肩、臂、肘、腕、指端的悬力。

2. 扩张胸廓，舒畅上焦气机，调和内脏。适用于失眠、高血压、气喘、胸闷不舒、月经不调等患者锻炼。

第五式　霸王举鼎

【习练步骤】

1. 预备式　取站裆势或指定裆势，两臂屈肘，仰掌护于两胁，蓄势待发。

2. 蓄劲上举　两掌缓缓上托，掌心朝上，指端朝前，过于肩部，前臂内旋，掌根外展，指端由外向内旋转，虎口相对，犹如徐徐上举重物，指端相对，四指并拢，拇指外分（图 8-15）。

3. 旋腕下落　两臂外旋，旋腕翻掌，指端朝上，拇指外分，掌侧相对，蓄力而下，收回于腰部。

4. 收式　由仰掌化俯掌，两臂后伸下按，回于原裆势。

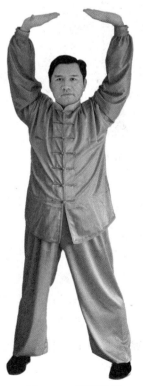

图 8-15　霸王举鼎

【动作要领】

1. 上身勿偏斜，两目平视，头勿盼顾，呼吸自然。

2. 仰掌上托，两膝勿松，劲欲含蓄。

3. 上举收回，缓慢运劲，动作一致，优美有力。

4. 单练此势时，可练 1～10 分钟。

【习练功用】

1. 本功法重点锻炼桡侧腕长伸肌、桡侧腕短伸肌、尺侧腕伸肌及所有指伸肌肌群。主要锻炼两臂向上挺力。

2. 疏理三焦气机，提神醒脑。适用于颈肩痛、腰腿痛、胸胁不舒、气喘等患者锻炼。

第六式　两手托天

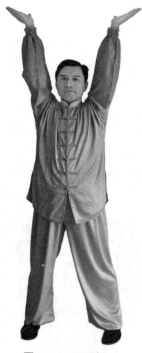

图 8-16　两手托天

【习练步骤】

1. 预备式　取大裆或指定的裆势，两臂屈肘，仰掌护于两胁，蓄势待发。

2. 运劲上托　两掌运动上托，掌心朝上，缓缓上举至肘直，两手拇指向外分（图 8-16）。

3. 屈肘收回　四指并拢，拇指外分向外侧运劲倾斜，掌根蓄力，徐徐屈肘而下，收回于腰部。

4. 收式　由仰掌化俯掌，两臂后伸下按，回于原裆势。

【动作要领】

1. 头如顶物，上举肘欲伸直。

2. 松肩挺肘，两目上视。

3. 仰掌上托，拇指用力外展，掌心朝上。

4. 单练此势时，可练 1～10 分钟。

【习练功用】

1. 本功法重点锻炼三角肌、冈上肌、斜方肌和前锯肌等肌群，加强上举臂力、指力，有助于揉、拿、推等手法的应用。

2. 拉伸脊柱，宽胸理气。适用于肩背痛、胸胁不舒、气喘等患者锻炼。

第七式　顺水推舟

【习练步骤】

1. 预备式　取站裆或指定的裆势，两手屈肘，仰掌护于两胁，蓄势待发。

2. 前推旋臂　两掌运劲徐徐前推，边推边内旋前臂，掌根外展，虎口朝下，四指并拢，拇指外分，推旋至肘直、腕背伸，指尖相对（图 8-17）。

3. 旋腕直掌　旋腕使五指端慢慢向左右外旋成直掌，四指并拢，拇指运劲外展，指端着力，徐徐屈肘而下，收回于腰部。

4. 收式　由直掌化俯掌，两臂后伸下按，回于原裆势。

【动作要领】

1. 头勿低，身勿斜，呼吸自然，勿屏气。

2. 两肩下沉，勿抬肩，肘直与肩平，腕尽量背伸，似推舟。

3. 单练此势时，可练 1 ～ 10 分钟。

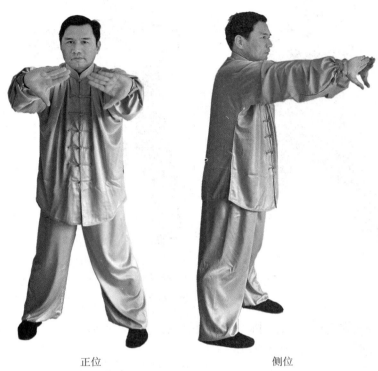

正位　　　　　　　　　　　　　侧位

图 8-17　顺水推舟

【习练功用】

1. 本功法重点锻炼肩胛肌、胸大肌、背阔肌、大圆肌、上臂肌群、桡侧腕长伸肌、桡侧腕短伸肌和尺侧腕伸肌等肌群。锻炼手臂前推旋劲，并着重于指掌力训练，是锻炼四肢、腰部力的基础功法之一，有助于擦、按、点、压、揉、推等手法的应用。

2. 适用于失眠、腰背劳损等患者锻炼。

第八式　怀中抱月

【习练步骤】

1. 预备式　取大裆或指定裆势，两臂屈肘，仰掌护于两胁，蓄势待发。

2. 左右外分　两掌由腰部上提，化为立掌于胸前交叉，缓缓向左右外分，肘欲直，指端朝外，掌心朝下，与肩同高［图 8-18（1）］。

3. 前倾抱抄　两指端蓄劲向下，掌心遥遥相对，上身略前倾，两手势如抱物。由上而下，由下而上徐徐抄起，屈肘，两手仰掌回收于胸前，成立掌交叉［图 8-18（2）］。

4. 收式　由立掌化俯掌，两臂后伸下按，回于原裆势。

【动作要领】

1. 仰掌上提，立掌交叉，左右外分。

2. 掌心相对，腕肘肩平。

3. 两臂徐徐抱拢，势如抱月。

4. 单练此势时，可练 1 ～ 10 分钟。

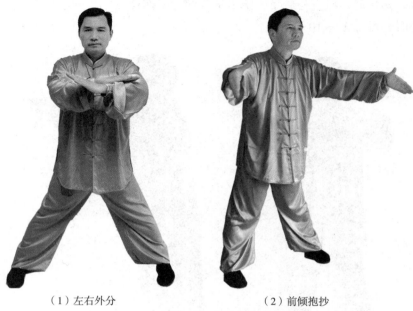

（1）左右外分　　　　　　　　　（2）前倾抱抄

图 8-18　怀中抱月

【习练功用】

1. 本功法重点锻炼胸大肌、背阔肌、大圆肌及肱二头肌等肌群，以增强手臂及背部的力量，是两上臂合力与腰部及抄举法应用的基础。

2. 通利三焦，疏肝理气；滑利关节，松解粘连。适用于胁肋胀痛及肩、肘关节功能障碍等患者锻炼。

第九式　仙人指路

【习练步骤】

1. **预备式**　取站裆或指定的裆势，两臂屈肘，仰掌护于两胁，蓄势待发。

2. **瓦楞前推**　右仰掌上提至胸化立掌而出，四指并拢，指端朝上，拇指外分，手心内凹成瓦楞掌，肘臂运劲，着力于掌前推［图 8-19（1）］。

3. **握拳出掌**　右掌推足后旋腕握拳，拳背朝上，蓄劲而收，同时左掌行"瓦楞前推"与右掌同［图 8-19（2）］，反复数次。

4. **收式**　右拳收回于腰部，化拳为掌，左掌推足后旋腕握拳，收回腰部，双掌化俯掌，两臂后伸下按，回于原

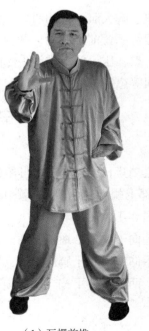
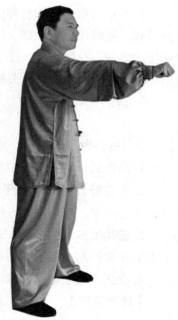

（1）瓦楞前推　　　　　　　（2）握拳出掌

图 8-19　仙人指路

裆势。

【动作要领】

1. 四指并拢，拇指伸直，手心内凹，呈瓦楞状。

2. 肘臂运力，向前推出，用力均匀。

3. 一手收拳，一手推掌，动作协调。

4. 单练此势时，可练 1 ～ 10 分钟。

【习练功用】

1. 本功法重点锻炼骨间肌、拇长伸肌，以及蚓状肌等肌群，通过左右臂交替运劲锻炼，增强前臂、肘及掌指的力量，有助于提高两手协调能力并能使力透指尖。

2. 强筋壮骨，通经活络。适用于肘、腕关节功能障碍等患者锻炼。

第十式　平手托塔

【习练步骤】

1. 预备式　取站裆或指定的裆势，两臂屈肘，仰掌护于两胁，蓄势待发。

2. 平掌前推　两掌缓缓运劲前推，边推边保持掌平，掌心向上，如托物状，推至手与肩平（图 8-20）。

3. 外旋屈肘　四指着力，拇指运劲向左右外侧倾斜，缓缓屈肘，蓄劲收回于两胁。

4. 收式　由仰掌化俯掌，两臂后伸下按，回于原裆势。

【动作要领】

1. 用劲平推，拇指左右倾斜，犹如托物在手。

2. 手与肩平，两掌距离与肩同宽，两掌须直线来回。

3. 单练此势时，可练 1 ～ 10 分钟。

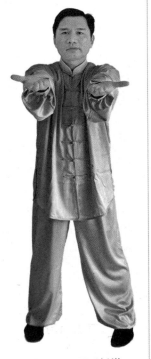

图 8-20　平手托塔

【习练功用】

1. 本功法重点锻炼冈下肌、小圆肌及手掌肌群等。主要通过仰掌前推锻炼，以增强掌力、指力，有利于按、点、推、托等手法的应用。

2. 增强体质，适用于肘、腕关节功能障碍等患者锻炼。

第十一式　运掌合瓦

【习练步骤】

1. 预备式　取站裆或指定的裆势，两臂屈肘，仰掌护于两胁，蓄势待发。

2. 右手前推　右手由仰掌化为俯掌，蓄力待发。指端朝前，拇指外分，掌心向下，运劲于臂，达于指，向前推尽［图 8-21（1）］。

3. 左手交替　右手旋腕化仰掌，缓缓收回，同时左仰掌化俯掌向前推，近胸时在右仰掌上交叉，掌心相合。右仰掌收回于胁部，左掌继续缓缓前推，掌心向下，后同右掌动作收回于腰［图 8-21（2）］。

4. 收式　由仰掌化俯掌，两臂后伸下按，回于原裆势。

【动作要领】

1. 运劲于臂，向前推出，指端朝前。

2. 两掌于胸前交合，掌心相合，用劲勿松。

3. 两掌缓慢有力，配合协调。

4. 单练此势时，可练 1～10 分钟。

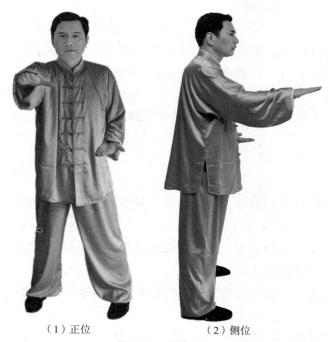

（1）正位　　　　　　　　（2）侧位

图 8-21　运掌合瓦

【习练功用】

1. 本功法重点锻炼旋前圆肌、旋前方肌和肱桡肌等肌群。本功法主要通过左右手交替运劲锻炼，以增强掌指及腕部的力量，有利于摩、擦、推、拿等手法的应用。

2. 运行气血，增强臂力。适用于肘、腕关节功能障碍等患者锻炼。

第十二式　风摆荷叶

【习练步骤】

1. 预备式　取站裆或指定的裆势，两臂屈肘，仰掌护于胁部，蓄势待发。

2. 风摆荷叶　运劲提两掌并前推，至胸前交叉，左掌在右掌上交叉相叠，后缓缓向左右外分，至掌与肘肩平 ［图 8-22（1）］。

3. 合拢收回　两仰掌慢慢合拢，交叉相叠，屈肘回收于腰部 ［图 8-22（2）］。

4. 收式　由仰掌化俯掌，两臂后伸下按，回于原裆势。

【动作要领】

1. 头身正直，两目平视，呼吸自然。

2. 仰掌交叉前推，外旋挺肘拉开，肩、肘、腕、掌平齐。

3. 肩、肘、掌平成一直线。

4. 单练此势时，可练 1～10 分钟。

【习练功用】

1. 本功法重点锻炼肱三头肌、三角肌和冈上肌等上臂肌群。通过由内走外，由外入内锻炼之势，既走阴又走阳的锻炼，使掌平气实，增强臂力和悬劲。

2. 宽胸理气，气血自顺，元气自固。适用于气喘、肺气肿、肺心病等患者锻炼。

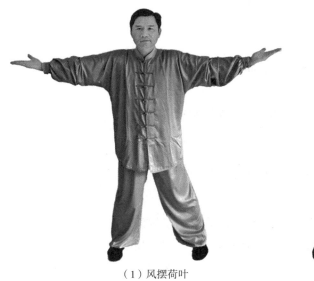

（1）风摆荷叶　　　　　　　　　　　（2）合拢收回

图 8-22　风摆荷叶

第十三式　顶天抱地

【习练步骤】

1. 预备式　取大裆或指定的裆势，两臂屈肘，仰掌护于腰部，蓄势待发。

2. 旋腕上举　仰掌上托至肩，旋腕翻掌，掌根外展，前臂内旋，掌心朝上，指端相对，徐徐上举推尽［图 8-23（1）］。

3. 俯腰抱地　旋腕翻掌，缓缓向左右外分下抄，同时上身前俯，两掌逐渐合拢，两掌相叠（右掌在上、左掌在下），掌背着地［图 8-23（2）］。

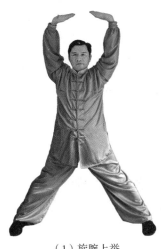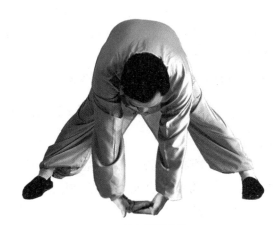

（1）旋腕上举　　　　　　　　　　　（2）俯腰抱地

图 8-23　顶天抱地

4. 收式 两掌犹如抱物提至胸前，上身随势起立。旋腕翻掌，两臂后伸下按，回于原裆势。

【动作要领】

1. 上举四指并拢，拇指外分，蓄劲于指端。

2. 旋腕翻掌，徐徐上举，指端相对。

3. 上身前俯，下肢挺直，掌背着地，蓄劲待发。

4. 单练此势时，可练 1～10 分钟。

【习练功用】

1. 本功法重点锻炼腕长伸肌、桡侧腕短伸肌、桡侧腕屈肌、尺侧腕屈肌等肌群。通过上肢运劲与腰部锻炼，增强腰臂力量。

2. 强健筋骨，补肾壮腰。适用于腰背酸痛、腰膝酸软者锻炼。

3. 头晕、高血压及严重虚弱者慎练。

第十四式　海底捞月

【习练步骤】

1. 预备式 取大裆或指定的裆势，两臂屈肘，仰掌护于腰部，蓄势待发。

2. 旋腕上举 两掌缓缓上提，至胸向左右两边分推，掌心朝上，徐徐上举。

3. 俯腰捞月 两手左右分开，旋腕使掌心向下，同时腰向前俯。两掌由下而上逐渐靠拢，掌侧相对，拇指分开，掌心朝上犹如抱物离地，蓄劲待发（图8-24）。

4. 运劲上提 两臂运劲，掌指着力，蓄劲缓缓上提，提至胸前，仰掌收回护腰，上身随势而起。

5. 收式 由仰掌化俯掌，两臂后伸下按，回于原裆势。

【动作要领】

1. 仰掌上提，经胸高举，左右推分，旋腕翻掌，掌心朝下。

2. 腰向前俯，腿不可屈，脚用霸力。

3. 蓄劲待发，两臂运劲，指端着力，慢慢抄起。

4. 单练此势时，可练 1～10 分钟。

【习练功用】

1. 本功法重点锻炼三角肌、前锯肌、斜方肌、冈上肌、腹肌、胸大肌和背阔肌等肌群。主要通过两臂及腰部蓄力，增强腰部及四肢肌力。

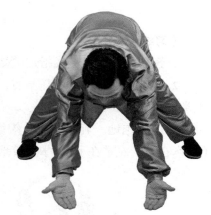

图8-24　海底捞月

2. 壮腰增力，通络补肾。适用于腰背酸痛、肩周炎、失眠等患者锻炼。

第十五式　饿虎扑食

【习练步骤】

1. 预备式 取弓箭裆或大弓裆，两臂屈肘，直掌护于腰部两侧，蓄势待发。

2. 弓步扑食 两掌前推，边推边内旋前臂，虎口朝下，手背相对，手指向前，上身随势前俯，前腿前俯似冲，后腿挺直勿松（图8-25）。

3. 握拳旋腕 变掌为拳，拳眼朝下，边旋腕边屈肘缓缓收拳回腰部，拳眼朝上，上身随势而直。

4. 收式　变拳为直掌，由直掌化俯掌，两臂后伸下按，回于原裆势。

【动作要领】

1. 直掌旋推，腰向前俯，劲注拳心，屈肘紧收。

2. 前推内旋与上身前倾配合协调，屈肘收拳和直腰动作配合协调。

3. 单练此势时，可练 1～10 分钟。

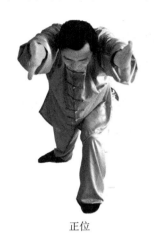 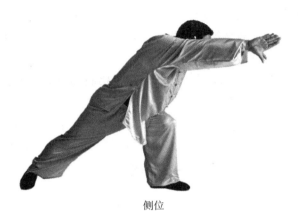

正位　　　　　　　　　　　　　　　　　　侧位

图 8-25　饿虎扑食

【习练功用】

1. 本功法重点锻炼旋前圆肌、旋前方肌、肩胛下肌、胸大肌、背阔肌和大圆肌等肌群。本势旨在弓箭裆势上，行两臂旋转运劲配合腰部运动锻炼，以增强腰臂之力。

2. 强腰壮力，强劲臂力。适用于肩臂酸痛、上肢无力、腰膝酸软等患者锻炼。

第十六式　力劈华山

【习练步骤】

1. 预备式　取马裆或指定裆势，两臂屈肘，双手在胸前呈立掌交叉，蓄势待发。

2. 左右分推　两掌缓缓向左右分推，两肩放松，肘欲伸直，四指并拢，拇指外展，掌心向前，肩、臂、肘、腕、掌力求成水平线（图 8-26）。

3. 力劈华山　两臂运劲，上下劈动，连劈三次后化仰掌屈肘收回，护于腰部。

4. 收式　由仰掌化俯掌，两臂后伸下按，回于原裆势。

【动作要领】

1. 头身勿偏斜，两目平视，呼吸自然。

2. 两臂蓄劲，四指伸直，用力下劈。

3. 单练此势时，可练 1～10 分钟。

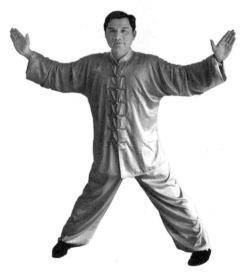

图 8-26　力劈华山

【习练功用】

1.本功法重点锻炼斜方肌、背阔肌、胸大肌、大圆肌、肩胛下肌及上臂肌群等。本势通过着重于侧身上下运劲锻炼，以增强肩臂力。

2.强身增力，适用于肩背酸痛、腰膝酸软痛、失眠等患者锻炼。

第十七式　乌龙钻洞

【习练步骤】

1.预备式　取大弓箭裆，两手屈肘，直掌护于腰部，蓄势待发。

2.乌龙钻洞　两掌徐徐前推，掌心相对，边推边内旋前臂，成俯掌，掌心向下，指端朝前，上身随势前俯（图8-27）。

3.蓄力回收　两手屈肘，蓄力而收，边收边外旋前臂，使掌心慢慢朝上，由俯掌化仰掌收回于腰部，上身随势而直。

4.收式　由仰掌化俯掌，两臂后伸下按，回于原裆势。

【动作要领】

1.直掌并行，掌心相对，徐徐前推。

2.上身随势前俯，推尽后蓄力而收。

3.两足尖内扣，五趾抓地，霸力而蓄。

4.单练此势时，可练1～10分钟。

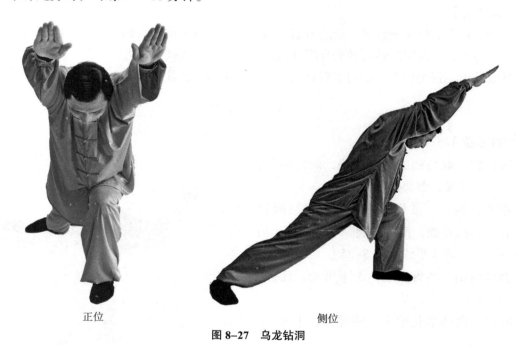

正位　　　　　　　　　　　　　　　侧位

图8-27　乌龙钻洞

【习练功用】

1.本功法重点锻炼大圆肌、旋前圆肌、旋前方肌、冈下肌、小圆肌和旋后肌等肌群。本势旨在大弓箭裆上进行上肢前后运劲，并配合腰部运动锻炼，以增强肩臂背掌腿诸力。

2.强筋壮骨，增强臂力。适用于上臂酸痛无力、腰膝酸软等患者锻炼。

第十八式　单凤朝阳

【习练步骤】

1.预备式　取马裆势或指定的裆势，两臂屈肘，仰掌护于腰部，蓄势待发。

2.运劲朝阳　右掌旋腕化俯掌，徐徐向左胸前上方运劲外展，眼看前方，缓缓运向右下方，后运劲上提作半圆形，收回于腰部（图8-28）。

3.两手交替　左掌动作同右，唯方向相反。

4.收式　由仰掌变俯掌，两臂后伸下按，回于原裆势。

【动作要领】

1. 旋腕化掌，蓄力外展，缓缓下运，形似半圆。

2. 外展有力缓慢，运劲勿松。

3. 单练此势时，可练1～10分钟。

【习练功用】

1. 本功法重点锻炼三角肌、冈上肌及手臂肌群运力向上外展，推尽时以胸大肌、背阔肌、三角肌、肱二头肌等肌群锻炼为主。同时通过左右交替侧方运劲锻炼，以增强下肢及腰的耐受力。

2. 滑利关节，松解粘连。适用于肩、肘关节功能障碍等患者锻炼。

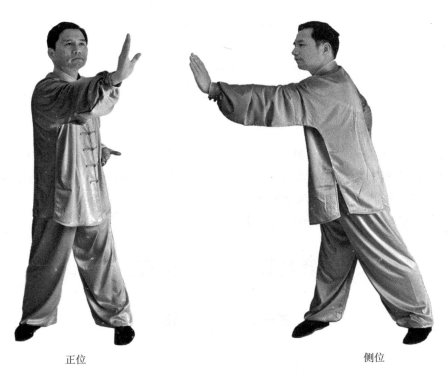

正位　　　　　　　　　　　　　　　　　　　侧位

图8-28　单凤朝阳

第十九式　三起三落

【习练步骤】

1.预备式　取大裆势或指定裆势，两臂屈肘，直掌护于腰部，蓄势待发。

2.前推下蹲　两掌前推，四指并拢，拇指运劲外展，掌心相对，与肩同宽。同时两膝下蹲，推至肘直（图8-29）。

3. 用劲起蹲 两掌蓄力，屈肘缓缓收回至腰部，身体顺势而起，膝直。以上动作一起一落连续三次。

4. 收式 由仰掌化俯掌，两臂后伸下按，回原裆势。

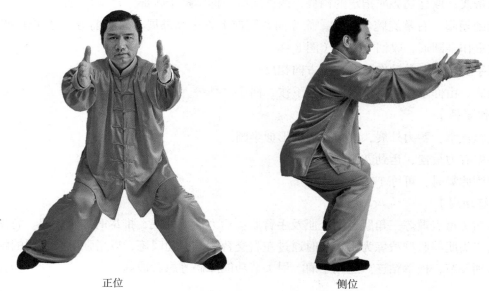

正位　　　　　　　　　　　　侧位

图 8-29　三起三落

【动作要领】

1. 指臂蓄力，前推下蹲，用劲后收，随之而起。

2. 上肢运劲与下肢伸屈运动须配合协调。

3. 单练此势时，可练 1～10 分钟。

【习练功用】

1. 本功法重点锻炼股直肌、阔筋膜张肌、缝匠肌，当站立时则以臀大肌、股二头肌、半腱肌、半膜肌及股四头肌为主。本势以两臂前后运劲，同时配合下肢屈伸锻炼，增强拇指力和下肢力，有助于点、按、推、压、抹、踩跷等手法应用。

2. 适用于肩、膝、肘关节功能障碍等患者锻炼。

第五节　双人锻炼法

第一式　推把上桥

【习练步骤】

1. 预备式 甲乙双方同时成左弓右箭步，两臂屈肘，直掌护于腰部，蓄势待发。

2. 前推相扣 甲方主动，两臂运劲前推，四指并拢，拇指外展，掌心相对，乙方两臂亦运劲前推，以其虎口内扣于甲方两虎口，虎口相咬，蓄劲待发。

3. 各不相让 甲方运劲，两臂用力前推，乙方亦运劲用力前推，各不相让。

4. 屈肘让势 由乙方蓄劲屈肘让势，甲方占优，两臂运劲前推。

5. 后拉不让 推尽时，甲方由前推变为用力后拉，乙方即时紧握甲方手掌，由前推之力改为后拉，不让甲方收回（图 8-30）。

6. 蓄劲让势 由乙方蓄劲让势，甲方占优，屈肘收回；乙方随势向前。

7. 交替让势 待甲方两手屈肘收回时换乙方，即主动由随势前推变为运劲后拉，甲方即时紧握乙方手掌用力向后争拉。甲方蓄劲让势，由乙方占优势而后拉。

【动作要领】

1. 相持争推时，时间应量力而行，酌情而定。

2. 双方上身略前俯，下肢姿势均须平稳踏实。

3. 双方争推、争拉动作缓慢有力，须协调。

4. 双方运劲前推后拉用力变换须自然。

【习练功用】

本功法能滑利关节，增强机体的灵活性及协调性。本功法为推拿运劲双人锻炼之法，有助于增强肩臂掌力。

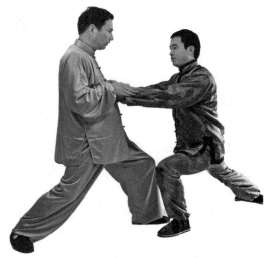

图 8-30 推把上桥

第二式 双龙搅水

【习练步骤】

1. 预备式 甲乙双方同时成右弓左箭步，两足相距约 10cm，双方下部成菱形姿势（下肢）。甲乙双方左手均握实拳，拳面朝下，左肩相对，两臂靠拢，脉门相对，臂伸直勿弯曲。甲乙双方右手各自叉腰（上肢），两目前视，蓄势待发。

2. 向上搅起，各不相让 甲方先主动，以左手腕用力向上搅起；乙方握拳，用力向下按以阻力，各不相让（图 8-31）。

3. 逐渐让势，车轮相搅 乙方蓄劲逐渐让势，臂仍欲相搅，甲占优势徐徐向上。待两拳均已上举，甲方的脉门转为腕背交叉与乙腕搅向下压，复成脉门相对之势。

4. 交替搅水，各不相让 继乙方主动以左手腕用力向上搅起，甲方动作用于动作要领（2）的乙方动作。双方来回搅动，各不相让。

换步重复上述动作。

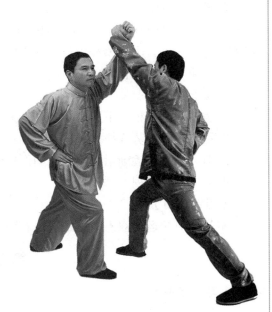

图 8-31 双龙搅水

【动作要领】

1. 双方用力相搅时，力点在两腕。

2. 双方上身正直勿偏斜，下肢姿势均须平稳踏实。

3. 双方须逐渐用力。

4. 双方两目前视，呼吸自然。

【习练功用】

本势为环转运劲双人锻炼之法，有助于增强肩臂腕力的灵活性，滑利肩、肘、腕关节功能。

第三式　双虎夺食

【习练步骤】

1. 预备式　甲乙双方同时成左弓右箭步。左脚交叉，脚凹相对，距约10cm（下肢）。甲方右手（掌心向下）四指握住乙方右手（掌心向上），双方拇指均内屈收，左手各自叉腰，虎口朝上（上肢），蓄势待发。

2. 甲方后拉，乙方相争　甲方右手主动向后拉，力在前腿，后腿劲欲蹬足。乙方全力相争，亦向后拉，互相争拉（图8-32）。

3. 蓄劲让势，随势前俯　乙方逐渐蓄劲让势，四指仍被扣紧，由甲占优势身向后仰，下部姿势由弓步变伏虎势（左腿由屈变直，右腿由直变屈），力在后腿，乙方上身随势略前俯，下部姿势含蓄勿移。

4. 乙方后拉，甲方相争　继由乙方主动，前腿运力，上身蓄劲，四指用力扣紧甲方右手向后争拉，甲方即用力向后争夺。

5. 蓄劲让势，随势前俯　甲方逐渐蓄劲让势，四指仍被扣紧，上身略前倾，下部姿势由伏虎势变为弓步；乙方上身略后仰，下部姿势由弓步变为伏虎势。双方交替争拉。

换步重复上述动作。

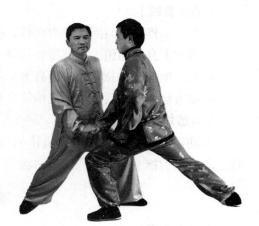

图8-32　双虎夺食

【动作要领】

1. 争拉时劲勿松，下肢姿势勿移，重心平稳，用力均匀，争夺时间量力而行。

2. 弓步、伏虎势变换须平稳有力。

3. 双方用力须逐渐增减，以免动作猛烈突然。

4. 双方两目前视，呼吸自然。

【习练功用】

本势为对拉运劲双人锻炼之法，有助于增强肩臂腕掌力、下肢力量以及牵拉拔伸力量。

第四式　箭腿压法

【习练步骤】

1. 预备式　甲乙双方同时成左弓右箭步，左腿交叉，脚内侧相对又相靠。两手叉腰，蓄势待发。

2. 箭腿下压，蓄力相抵　甲方先主动以左腿外侧下压，乙方亦以左腿外侧蓄力相抵（图8-33）。

3. 逐渐让势，前俯伏虎　乙方逐渐让势，甲方占优，身略前俯。乙方左腿前冲由曲变直，右腿蓄劲由直变曲，成伏虎势。

4. 双方交替，运劲抵力　继乙方主动运劲在左腿外侧，向上相抵，甲方亦以运劲抵力。由甲方逐渐蓄

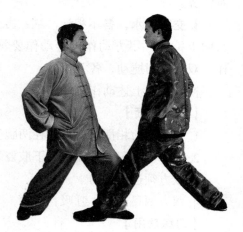

图8-33　箭腿压法

劲让势，将左弓步变为伏虎势；乙方占优，由伏虎势转为左弓步，向下慢压。

换步重复上述动作。

【动作要领】

1. 双方两腿蓄力压抵时，勿使胫骨前缘相碰。

2. 弓步、伏虎势变换须平稳有力。

3. 双方用力须逐渐增减，以免动作猛然突兀。

4. 双方两目前视，呼吸自然。

【习练功用】

本势为对压腿双人锻炼之法，有助于增强腰部及下肢力量的霸力。

第五式　八走势

【习练步骤】

1. 预备式　甲乙二人面对面站立，距离约一人上肢长度。

2. 右手前臂相击　甲乙二人同时右脚上跨一步，双方右手前臂内侧相击，上肢沿顺时针方向旋转，在头前上方互击右前臂外侧（图 8-34）。

3. 左手前臂相击　左手同上势进行。

4. 左前上胸相击　甲乙二人同时右弓箭步，两手握拳后伸，挺胸，轻撞左侧前上胸，击后恢复预备式。

5. 右前上胸相击　换方向同上势进行。

6. 右侧胁肋相击　甲乙二人同时右弓箭步，双方握拳轻撞右侧胁肋，击后恢复预备式。

7. 左侧胁肋相击　换方向同上势进行。

8. 右侧臀部相击　甲乙二人同时马步，双方握拳舒展腰背，轻撞右侧臀部，击后恢复预备式。

9. 左侧臀部相击　换方向同上势进行。

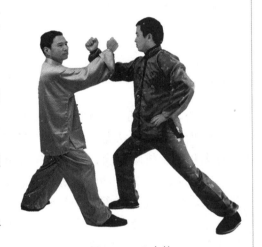

图 8-34　八走势

【动作要领】

1. 双方相互撞击之力须有控制，切勿猛力撞击。

2. 双方裆势变换须自然协调。

3. 双方呼吸自然。

【习练功用】

本势为双人锻炼之法，有助于增强腰部与上肢部力量。

【思考题】

1. 少林内功的特点是什么？何谓"霸力"？

2. 少林内功的双人锻炼法名称有哪些？

3. 请说明少林内功中"乌龙钻洞"与"饿虎扑食"动作有什么异同点？

4. 口述"霸王举鼎"动作的习练步骤，并能正确操作。

5. 请谈谈锻炼少林内功的体会。

学习提要：

　　掌握放松功、脊柱功的习练步骤、呼吸要求、意念要求等；熟悉站桩功、五禽戏、六字诀、八段锦、保健功的习练步骤、呼吸要求、意念要求等；了解各功法的习练功用。

第一节　放松功

　　放松功是静功的一种，它通过形与神合，以意念导引全身各部位或穴位，把身体调整到自然、轻松、舒适的状态，解除身心紧张，消除身体和大脑的疲劳，恢复体力和精力；同时能使意念逐渐集中，排除杂念，安定心神，疏通经络，协调脏腑，有助于增强体质，防治疾病。

　　古代有类似放松功的修炼内容，如《苏沈良方》中的"静守""静坐"及蒋维乔先生《因是子静坐法》，但这些功法要求意念集中，守住某一个部位或穴位，学练难度大，易出偏差。故放松功是近代人在继承古人静坐意守的基础上发展起来的一种功法，侧重精神内守，意导气行，与深、长、细、匀的呼吸配合，意念强调移动，全身放松，姿势以站、坐、卧、行均可，不受环境、地点的限制，具有易学易练、易见效果、松静自然、神形兼修等特点。放松功既适合健康人锻炼，是练功入静的基础，又适合患者康复锻炼。它能促进气血运行和新陈代谢，是高血压、心脏病、失眠症等疾病的首选功法之一。

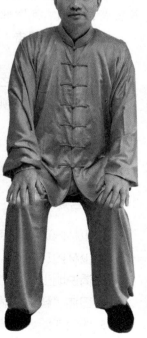

【习练步骤】

　　1. 三线放松法　三线放松法是将身体分成两侧、前面、后面三条线，各线均有 9 个放松部位，4 个静养止息点，练功时自上而下依次放松。此法比较适合初练功法而意念难以集中者，是放松功的基本方法之一（图 9-1）。初练功者采用仰卧或坐式，容易放松；熟练者可在站式姿势中锻炼。

　　（1）第一条线：头顶部（百会）→头部两侧→颈部两侧→两　肩→两上臂→两肘关节→两前臂→两腕关节→两手部（止息点：手中指中冲穴，在此停留时间 1～2 分钟）。

图 9-1　三线放松法

（2）第二条线：头顶部（百会）→面部→颈部→胸部→腹部→两大腿前面→两膝关节→两小腿前面→两足尖部（止息点：足大趾大敦穴，在此停留时间 1～2 分钟）。

（3）第三条线：头顶部（百会）→后脑部→项部→背部→腰部→两大腿后面→两腘窝→两小腿后面→两足跟（止息点：脚心涌泉穴，在此停留时间 3～5 分钟）。

呼吸、意念和默念"松"字要协调配合，并且要细细体会"松"的感觉。如体会不到"松"感，可先深吸一口气再慢慢吐气，以体验"松"的感觉，这样可加速松弛反应的到来。收功：做完三条线的放松锻炼后，将意念收回，并置于下丹田处，意守 5～10 分钟结束。

2. 分段放松法　把全身分成若干段，自上而下分段进行放松，常用的分段有两种。

（1）头部（百会）→肩臂手部→胸部→腹部→两腿→两足。

（2）头部（百会）→颈部→两上肢部→胸腹背腰部→两大腿部→两小腿及足部。注意一段，默念"松"2～3 遍，再注意下一段，周而复始，放松 2～3 个循环，止息点在脐中。

本法适用于初练者，对三线放松感到部位多、记忆有困难者。

3. 局部放松法　在三线放松的基础上，单独就身体的某一病变部位或某一紧张点，默念"松"20～30 次。本法适用于三线放松法掌握得比较好，而病变部位或紧张点有需要进行放松者，如青光眼患者的眼部、肝病患者的肝区等。

4. 整体放松法　就整个身体作为一个部位，默想放松。整体放松有三种方法。

（1）以喷淋流水般从头到足笼统地向下放松。

（2）就整个身体，以脐为中心，笼统地向外放松并默念"松"。

（3）依据三线放松的三条线，逐条线流水般地向下放松，不停顿。本法适用于三线放松、分段放松掌握得比较熟练，能较好地调整身体、安定情绪者。或初练功感到进行三线、分段放松均有困难者，或肝阳上亢、阴虚火旺等上实下虚的患者。

5. 拍打放松法　适用于初学功法或学练其他放松法不见效者，采用拍打的方式，由外动促使内动调节放松，容易见到效果。如果将拍打放松法与按摩穴位的方式结合起来，效果会更好。拍打放松法从头到脚依次分段有节律拍打放松，同时口中默念"松"字导引。拍打路线：头部→颈部→两肩→两肘关节→两手背→两手指头→胸腹→背腰→两髋→两大腿→两膝→两足背→两足趾（图9-2）。

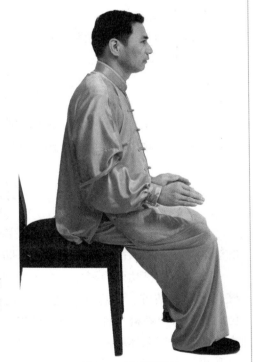

图 9-2　拍打放松法

【呼吸要求】

从自然呼吸开始，逐步过渡到腹式呼吸。呼吸与默念相结合，吸气时静静地注意松的部位，呼气时默想部位"松"，同时意想放松的部位如海绵一样柔软。

【意念要求】

1. 意念属流动式意守，松到哪个部位，意念想到哪个部位，意导气行，以意导松，静心体会松后的微观变化。

2. 三线放松的意念是先注意一个部位，然后默念"松"字，再注意下一个部位，再默念"松"，依次放松这三条线。每放松完一条线，将意念轻轻停留在每个止息点上，最后停留在下丹田处。

3. 分段放松法的意念是先注意一段，默念"松"字 2～3 次，然后再注意下一段，依次周而复始，放松 2～3 个循环。

4. 局部放松法的意念是按三线放松法完成后，把意念放在身体某一病变部位或紧张部位进行放松，默念"松"字次数为 20～30 次。

5. 整体放松法的意念是把整个身体作为一个部位，用意想法进行默念放松。

6. 拍打放松法的意念是一边拍打，一边默念拍打部位放松。

【习练要点】

1. 初学功法者，意念常常一时达不到专一，而有时越想专一，杂念反而会纷至沓来，多采用三线放松法和拍打放松法。

2. 防止和消除放松时产生的紧张，方法主要是将意念集中到身体一个接一个放松的部位上，去仔细体验每个部位放松时产生的感觉。这样，自然而然就阻断了其他杂念的产生，达到精神放松。

3. 做到全身放松主要是形体上的放松，使形体做到"松而不懈，紧而不僵"。在此基础上，做到呼吸自然，不紧不慢，顺其自然。

【习练功用】

1. 放松形神，祛除紧张。适用于脑力劳动者练习，可以消除大脑的疲劳。

2. 舒畅气血，疏通经络。适用于体力劳动者练习，可以消除机体的疲劳。

3. 安神宁志，心肾相交。适用于失眠患者练习，同时适合学生增强记忆力，缓解考试前的紧张情绪。

4. 行气活血，平肝补肾。适用于高血压、冠心病、中风、青光眼等患者的练习。

5. 调和脏腑，平衡阴阳。适用于神经衰弱、胃肠病、哮喘等患者，以及亚健康人群锻炼。

第二节　站桩功

站桩功为传统以站立式为主的锻炼功法，通过站桩功的锻炼，使全身或局部的松紧度呈持续的静力性状态，从而达到强身保健、防治疾病的作用。

至今，站桩功已经形成了众多的流派。如按姿势来分有自然式站桩、三圆式站桩、下按式站桩、伏虎式站桩、休息式站桩、少林剑指站桩等。如以其姿势难度来分，则可分高位站桩、中位站桩和低位站桩 3 种。高位站桩指站桩架势高，膝关节微屈，一般膝盖不超过脚尖，运动量较小，适合于年老体弱的患者锻炼；低位站桩架势低，膝关节夹角约 90°，运动量较大，适合于强身和康复期患者的锻炼；中位站桩是介于高、低位之间的一种架势，膝关节夹角约 130°，运动量适中，适合强身健体使用。

站桩锻炼时的动作、呼吸、意念要协调统一。在初练阶段采用自然呼吸，待练习一段时间有了一定功底之后，则慢慢将呼吸融入意念之中，全神贯注地体会各种练功的意境。

训练时应针对不同的个体选择站桩的训练量。训练量过大，疏泄太过；训练量过小，则不能调动人体正气，难以达到练功目的。站桩功的训练量由练功姿势、练功时间、训练频度、持续时间、意念内容与强度等决定。一般而言，初学者可首选一种桩势练习，时间从 5 分钟开始，逐步增加到 60 分钟为止，每天练 2～3 次，连续 1～3 个月为 1 个疗程，意念宜简单。

站桩功具有协调脏腑、平衡机体、强壮身体的功能，对神经衰弱、高血压、糖尿病等神经内分泌疾病及慢性软组织损伤性疾病等有康复治疗作用。

一、自然式站桩

【习练步骤】

身体自然直立，呼吸调匀，精神放松。左脚向左横跨一步，两脚平行，与肩等宽。膝关节微屈，松胯收腹。两手垂于体侧，掌心向内，肘关节微屈。十指分开，指间关节自然微屈，掌心内凹。保持头正身直，虚灵顶劲，含胸拔背，沉肩虚腋，直腰蓄腹，两膝微屈，两目微闭或似看非看前方。两唇轻合，舌抵上腭，下颏内收，面带微笑（图 9-3）。

【呼吸要求】

初练采用自然呼吸为主，锻炼到一定程度后，再逐渐加大呼吸深度与幅度，并向腹式呼吸过渡。

【意念要求】

初练者可采用"三线放松法"，练习到一定程度后，可用意守法，如意守下丹田等。

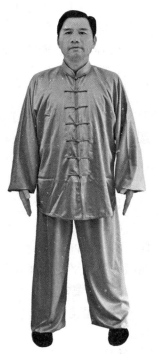

图 9-3 自然式站桩

【习练要点】

自然呼吸开始，逐步过渡到腹式呼吸。意念训练可采用"三线放松法"，做到自然而不做作，保持上虚下实，力求躯体稳定。

【习练功用】

对神经系统有很好的调整作用，能安神定志；并有促进下肢静脉回流的作用，故对下肢微循环障碍起到一定的防治作用。

二、三圆式站桩

【习练步骤】

虚灵顶劲，含胸拔背，沉肩垂肘，松腰收腹，两膝微屈，两脚与肩同宽，脚尖内扣，尽量向内，形成一个圆形；两臂抬起与肩平，肘略低于肩，作环抱树干状，呈圆形；两手十指自然张开，两手心相对，如抱球状，呈圆形。以上即称为"三圆"。根据手臂弯曲程度的大小而分，可分为抱球式和环抱式两种。屈曲较小，称抱球式；屈曲较大，称环抱式。抱球式动作，上肢呈半圆形，两手呈抱球状，掌心相对，手指相对，高度与胸相平；环抱式动作，两手似抱树，掌心朝内，置离胸前两尺左右。目光平视或视向前下方。站立姿势可按本人情况，取高、中、低位来练习（图9-4）。

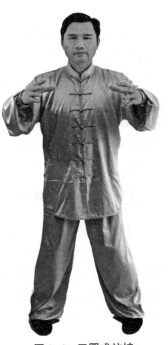

图 9-4 三圆式站桩

【呼吸要求】

开始用自然呼吸法，锻炼日久后，呼吸要深长细匀，随着姿势体位从高位向低位过渡，呼吸调整应加深、加长。

【意念要求】

意想双手抱住一个回旋的气球，顺时针旋转36圈，由小到大；再逆时针旋转36圈，由大到小；双足踏实，落地生根，不可放松。

【习练要点】

做到手圆、臂圆、足圆。呼吸深长，意守之旋转气球，用意要松，若有若无，绵绵若存。

【习练功用】

该桩式是将双手、两臂、两足之间摆成三个圆形，促使肩关节、肘关节、腕指关节及髋关节、膝关节、踝趾关节等保持协调，对关节病和脊柱病有较好的疗效。

三、下按式站桩

【习练步骤】

两脚自然分开，与肩同宽，两臂自然下垂于体侧，手腕背伸，两手指伸直向前，手掌与地面平行，掌心朝下，掌心似按向地面。目光平视或视向前下方，其余同自然式站桩（图9-5）。

【呼吸要求】

采用顺腹式呼吸，并延长呼气时相。呼气时用意念引导气沉丹田。

【意念要求】

意念用引导法，使气沉丹田。然后意守丹田之气如雾露蒸腾，弥漫周身，濡养四肢百骸、五官九窍，最后收气归入丹田。

【习练要点】

手指伸直，前臂尽量与地面平行，掌心下按，虎口要圆，膝关节屈曲。呼吸调畅，意念轻柔缓和，守护丹田，不可丢弃。

【习练功用】

该桩式也是根据屈膝的角度分成高、中、低三个体位锻炼。对上肢部的锻炼更加明显，除具有三圆式作用之外，尤其对肩关节周围炎、网球肘、腕管综合征、指部腱鞘炎等病有很好的防治作用。

四、伏虎式站桩

【习练步骤】

左脚向左前方跨出一步，右脚在后，身体往下蹲，形成弓步状；前腿屈成90°，后腿蹬直；左手顺势摆在左膝上方约10cm处，右手放在右膝上方约10cm处，左手似按住虎头，右手似握虎尾根部，头仰起，眼向左前方注视；右腿在前时，与上述姿势相反（图9-6）。

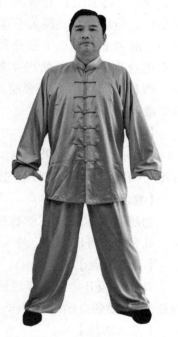

图9-5 下按式站桩

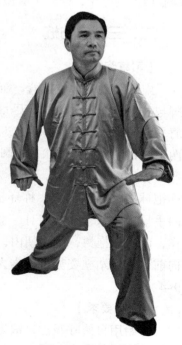

图9-6 伏虎式站桩

【呼吸要求】

呼吸先采用顺腹式呼吸方法，后逐渐向逆腹式呼吸过渡，呼吸节律、频率要慢，应加大幅度和深度。

【意念要求】

两目前视，意想胯下有猛虎被伏，意气相合，运气至双胯、双腿、双足，意想两手力按虎头、虎尾。

【习练要点】

意气相合，手按虎头虎尾，昂头注视，神气充足。注意下盘锻炼，呼吸深长。

【习练功用】

该桩式可有效锻炼下肢骨骼肌力量，同时能够加强肌肉与关节、韧带、周围血管、神经等组织的协调性。对促进机体整体的稳定性、协调性有很重要的意义。该桩式适用于腰骶部、下肢部慢性软组织损伤，对如腰椎间盘突出症恢复期、慢性腰肌劳损、骶髂关节紊乱、膝关节和踝关节损伤恢复期有很好的康复作用。

五、休息式站桩

【习练步骤】

站姿同自然式站桩。两掌提至腰后，以腕背部轻置于两"腰眼"穴处，腕关节微屈，十指自然分开，指间关节微屈，掌心内凹。沉肩、垂肘、虚腋，其余要求与"自然式站桩"相同（图9-7）。

【呼吸要求】

采用自然呼吸法。

【意念要求】

可将意念集中到腰部，以腰部发热为度。

【习练要点】

掌置于腰部，似休息之状，呼吸要轻柔、和缓，用意宜轻，似有似无，反复练习。

【习练功用】

该桩式双掌背置于腰眼部，有辅助腰椎恢复正常曲度的作用，且"腰为肾之府"，取壮腰补肾之用。

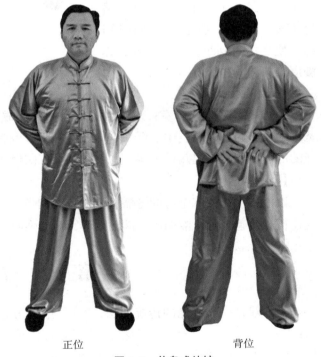

正位　　　　　背位

图9-7　休息式站桩

六、少林剑指式站桩

【习练步骤】

左脚向左分开，两脚平行，与肩同宽，两膝微屈。在屈膝下蹲的同时，双臂向正前方缓缓抬起，同时双掌自然变为剑指，抬到与肩平。指尖向前，掌心向下，两臂与肩平成一线。上身正直，微收小腹，轻提尾闾，含胸拔背，头项正直，下颌内收，使百会穴、会阴穴和两脚跟连线的中点成一直线。两脚自然分开，两膝自然弯曲，膝不超过脚尖，膝与脚尖成一直线。两眼平视，双目微闭，似看非看。全身放松，松而不懈（图9-8）。

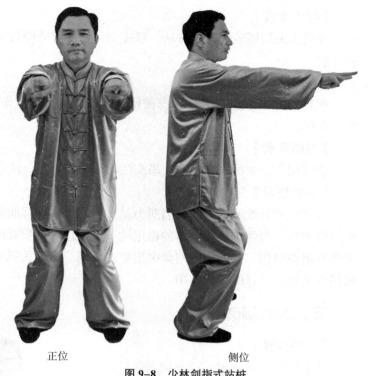

正位　　　　　侧位

图 9-8　少林剑指式站桩

【呼吸要求】

采用顺腹式呼吸为主，锻炼到一定程度后，可采用以逆腹式呼吸方法为主，气沉丹田。

【意念要求】

意想丹田中有温热之气团，由小到大，由弱到强，再意想此气团循足三阴经，下至足底涌泉穴，落地生根。之后，将意念引回丹田部，使之由大到小，由强到弱，弥漫周身，濡养神智。

【习练要点】

两脚平行，略比肩宽；双手食指、中指并拢成剑指；两臂平伸，肩、肘、腕平伸，与肩同宽；膝关节屈曲成高、中、低三个体位。呼吸以顺腹式呼吸为主，尽量延长呼吸时相和深度，意守的部位要低，以温热感为度，并使之循足三阴经。

【习练功用】

该桩式主要锻炼全身的骨骼肌、关节、韧带，尤其对四肢的锻炼更为明显。能调动全身的气血运行，改善全身血液循环、淋巴循环，对加强心脏功能，改善微循环等方面作用明显。

第三节　五禽戏

五禽戏是一种古老的传统功法，"五"指模仿虎、鹿、熊、猿、鸟（鹤）五种动物的动作形态；"禽"指禽兽，古代泛指动物；"戏"在古代是指导引练功的方式之一。相传，此功法是由华佗总结前人导引功法的基础上创编而成，故又称"华佗五禽戏"。练虎戏时，要表现出威猛的神态，目光炯炯，摇头摆尾，伸筋拔骨，扑按搏斗等，有助于强壮体力；练鹿戏时，要仿效鹿那种心静体松，姿势舒展，要把鹿的探身、仰脖、缩颈、奔跑、回首等神态表现出来，有助于舒展筋骨；练熊戏时，要像熊那样浑厚沉稳，表现出撼运、抗靠、步行时的神态，熊外形笨拙，走路软塌塌，实际上在沉稳之中又富有轻灵；练猿戏时，要仿效猿猴那样敏捷好动，表现出纵山跳涧、攀树蹬枝、摘桃献果的神态，猿戏有助于锻炼灵活性；练鸟戏要表现出亮翅、轻翔、落雁、独立等动作神态。后世医家、养生家因师传之变异，或根据"五禽戏"基本原理不断发展变化，创编了众多的"五禽戏"套路。虽然各法动作锻炼重点有所不同，但其基本精神则大同小异。本节五禽戏的动作参照国家体育总局推出的健身气功五禽戏，并参照《后汉书、方术列传·华佗》和

《三国志·华佗传》所记载的动作，共有五戏，每戏两式，加预备式和收式共十二式。

【习练步骤】

预备式

1.两脚并拢，自然伸直；两手自然垂于体侧；胸腹放松，头项正直，下颌微收，舌抵上腭，目视前方［图9-9（1）］。

2.左脚向左平开一步，稍宽于肩，两膝微屈，松静站立；调息数次，意守丹田。

3.肘微屈，两臂在体前向上、向前平托，掌心向上，配合吸气［图9-9（2）］。

4.两肘屈曲内合，两掌向内翻转，并缓慢下按于腹前，配合呼气。

术式动作3、4重复两遍后，两手自然垂于体侧，目视前方。

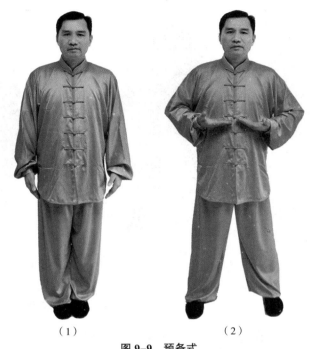

（1）　　　　　（2）

图9-9　预备式

第一戏　虎　戏

虎戏锻炼时要体现虎的威猛。神发于目，虎视眈眈；威生于爪，伸缩有力；神威并重，气势凌人。

第一式　虎　举

1.接上式。两手掌心向下，十指撑开，再弯曲成虎爪状（虎爪：五指张开，屈曲指间关节，内扣，虎口撑圆），目视两掌。

2.随后，两手外旋，由小指先弯曲，其余四指依次弯曲握拳，拳心相对，用力沿体前缓慢吸气上提。至肩前时手臂放松，十指伸开，徐徐呼气上举至头上方，再指节内扣，弯曲成虎爪状。

3.两掌外旋握拳，拳心相对，目视两拳。

4.缓缓屈肘，吸气时将两拳下拉至肩前，变掌下按；再徐徐呼气，沿体前下落至腹前，十指撑开，掌心向下，目视右掌。

重复上述动作左右交替一遍后，两手自然垂于体侧，目视前方。

第二式　虎　扑

1.接上式。屈膝下蹲，两手握空拳，沿身体两侧随两腿伸膝、送髋、挺腹、后仰而上提至肩前上方。

2.两手向上、向前划弧，十指弯曲扣成"虎爪"，掌心向下；同时上体前俯，挺臂塌腰，目视前方（图9-10）。

3.两腿屈膝下蹲，收腹含胸；同时，两手向下划弧至两膝侧，掌心向下；目视前下方。两手握空拳，沿身体两侧随两腿伸膝、送髋、挺腹、后仰而向上提至胸侧；同时，两掌握空拳，沿体侧向上提至胸侧；目视前上方。

4.左腿屈膝提起，两手上举，两拳变"虎爪"。左脚向前迈出一步，脚跟着地，右腿屈膝下蹲，成左虚步；同时上体前倾，两"虎爪"向前、向下扑按至膝前两侧，掌心向下；目视前下方。随后上体抬起，左脚收回，开步站立；两手自然下落于体侧；目视前方。

上式动作左右交替重复一遍后，两掌向身体侧前方举起，与胸同高，掌心向上，目视前方。两臂屈肘，两掌内合下按，自然垂于体侧，目视前方。

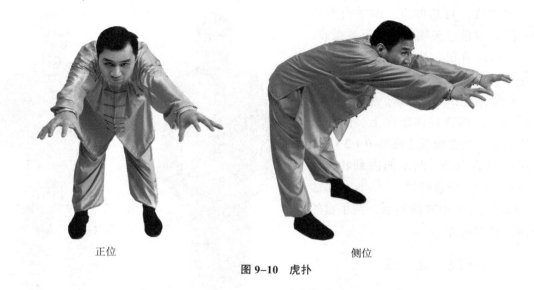

正位　　　　　　　　　　　　　　　　侧位

图 9-10　虎扑

第二戏　鹿　戏

鹿喜挺身眺望，好角抵，运转尾闾，善奔走，通任、督二脉。习练"鹿戏"时，动作轻盈舒展，神态安闲雅静。

第一式　鹿　抵

1. 接上式。两腿微屈，身体重心移至右腿，左脚经右脚内侧向左前方迈步，脚跟着地；同时，身体稍右转；两掌握空拳，向右侧摆起，拳心向下，高与肩平；目随手动，视右拳（图9-11）。

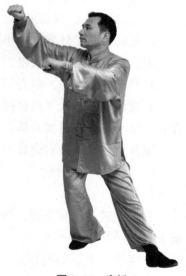

2. 身体重心前移；左腿屈膝，脚尖外展踏实；右腿伸直蹬实；同时，身体左转，两掌成"鹿角"（鹿角：中指、无名指弯曲，其余三只伸直张开），向上、向左、向后划弧，掌心向外，指尖朝后，左臂弯曲外展平伸，肘抵靠左腰侧；右臂举至头前，向左后方伸抵，掌心向外，指尖朝后；目视右脚跟。随后，身体右转，左脚收回，开步站立；同时两手向上、向右、向下划弧，两掌握空拳下落于体前；目视前下方。

上式动作左右交替重复一遍，两手自然垂于体侧，松静站立，目视前方。

图 9-11　鹿抵

第二式　鹿　奔

1. 接上式。左脚向前跨一步，屈膝，右腿伸直成左弓步；同时，两手握空拳，向上、向前划弧推至体前，高与肩平，与肩同宽，拳心向下；目视前方（图9-12）。

2. 身体重心后移；左膝伸直，全脚掌着地；右腿屈膝；低头，弓背，收腹；同时，两臂内旋，两掌前伸，拳变"鹿角"，掌背相对。

3. 身体重心前移，上体抬起；右腿伸直，左腿屈膝，呈左弓步；松肩沉肘，两臂外旋，"鹿角"变空拳，高与肩平，拳心向下；目视前方。

4. 左脚收回，开步直立；两拳变掌，回落于体侧；目视前方。

上式动作左右交替重复一遍后，两掌向身体侧前方举起，与胸同高，掌心向上；目视前方。屈肘，两掌内合下按，自然垂于体侧，目视前方。

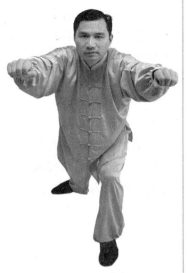

图 9-12　鹿奔

第三戏　熊　戏

熊戏锻炼时，要表现出熊憨厚沉稳、松静自然的神态。术式外阴内阳，外动内静，外刚内柔，以意领气，气沉丹田；步态笨重拖沓，其实笨中生灵，蕴含内劲，沉稳之中显灵敏。

第一式　熊　运

1. 接上式。两掌成"熊掌"（熊掌：手握空拳，大指压于食指指甲桡侧上，虎口撑圆），拳眼相对，垂手下腹部，目视两拳（图9-13）。

2. 以腰、腹为轴，身体右倾，上身做顺时针摇晃；同时，两拳随之沿右下腹部、右肋部、上腹部、左肋部、左下腹部划圆，目随上体摇晃环视。

3～4动作同1～2。

上式动作左右相反，上身做逆时针摇晃，两拳随之划圆，交替练习。做完最后一个动作后，两拳变掌下落，自然垂于体侧，目视前方。

第二式　熊　晃

1. 接上式。身体重心右移；左髋上提，牵动左脚离地，再微屈左膝；两掌握空拳成"熊掌"；目视左前方。

2. 身体重心前移；左脚向左前方落地，全脚掌踏实，脚尖朝前，右腿伸直；身体右转，左臂内旋前靠，左拳摆至左膝前上方，拳心朝左；右拳摆至体后，拳心朝后；目视左前方（图9-14）。

3. 身体左转，重心后坐；右腿屈膝，左腿伸直；拧腰晃肩，带动两臂前后弧形摆动；右拳摆至右膝前上方，拳心朝右；左拳摆至体后，拳心朝后；目视右前方。

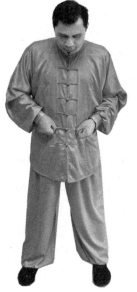

图 9-13　熊运

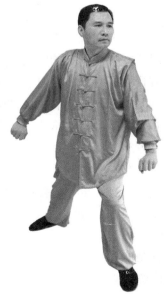

图 9-14　熊晃

4.身体右转,重心前移;左腿屈膝,右腿伸直;同时,左臂内旋前靠,左拳摆至左膝前上方,拳心朝左;右掌摆至体后,拳心朝后;目视左前方。

上式动作左右交替重复一遍后,左脚上步,开步站立;同时,两手自然垂于体侧。两掌向身体侧前方举起,与胸同高,掌心向上;目视前方。屈肘,两掌内合下按,自然垂于体侧,目视前方。

第四戏　猿　戏

猿生性好动,机智灵敏,善于跳跃,折枝攀树,不知疲倦。习练"猿戏"时,外练肢体的轻灵敏捷,欲动则如疾风闪电,迅敏机警;内练精神的宁静,欲静则似静月凌空,万籁无声,从而达到"外动内静""动静结合"。

第一式　猿　提

1.接上式。两掌在体前,手指伸直分开,再捏紧成"猿钩"(猿钩:五指并拢,成梅花状屈腕)。

2.两钩手上提至胸,两臂夹紧,两肩上耸,颈项回缩,吸气收腹提肛;同时,脚跟提起,头慢慢转向左;目随头动,视身体左侧(图9-15)。

3.头转正,两肩下沉,呼气松腹落肛,脚跟着地;"猿钩"变掌,掌心向下;目视前方。

4.两掌沿体前下按落于体侧。

上式动作左右交替重复一遍后,两手自然垂于体侧,松静站立,目视前方。

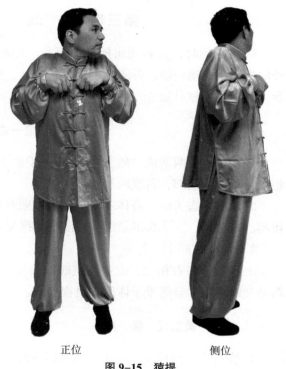

正位　　　　　　侧位

图9-15　猿提

第二式　猿　摘

1.接上式。左脚向左后方退步,脚尖点地,右腿屈膝,重心落于右腿;同时,左臂屈肘,左拳成"猿钩"收至左腰侧;右拳向右前方自然摆起,掌心向下(图9-16)。

2.身体重心后移;左脚踏实,屈膝下蹲,右脚收至左脚内侧,脚尖点地,成右丁步;同时,右掌向下经腹前向左上方划弧至头左侧,掌心对太阳穴;目先随右掌动,再突然转头注视右前上方。

3.右掌内旋,掌心向下,沿体侧下按至左髋侧;目视右掌。右脚向右前方迈出一大步,左腿蹬伸,身体重心前移;右腿伸直,左脚脚尖点地;同时,右掌经体前向右上方划弧,举至右上侧变"猿钩",稍高于肩;左掌向前、向上伸举,屈腕撮钩,成采摘式;目视左掌。

4.身体重心后移;左掌由"猿钩"变为"握固"(握固:拇指屈曲,指端压于无名指根部,其余四指握拳);右手变掌,自然回落于体前,虎口朝前。随后,左腿屈膝下蹲,右脚收至左脚内侧,脚尖点地,成右丁步;同时,左臂屈肘收至左耳旁,掌指分开,掌心向上,成托桃状;右掌经体前向左划弧至左肘下捧托;目视左掌。

上式动作左右交替重复一遍后，左脚向左横开一步，两腿直立；同时，两手自然垂于体侧。两掌向身体侧前方举起，与胸同高，掌心向上；目视前方。屈肘，两掌内合下按，自然垂于体侧，目视前方。

第五戏　鸟　戏

鸟戏取形于鹤。鹤是轻盈安详的鸟类，人们提及它时往往取意它的健康长寿。习练时，要表现出鹤的昂首挺拔、悠然自得的神韵。仿效鹤翅飞翔，抑扬开合。两臂上提，伸颈运腰，真气上引；两臂下合，含胸松腹，气沉丹田。活跃周身经络，灵活四肢关节。

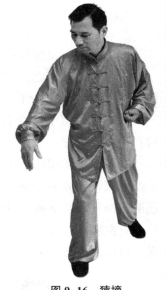

图 9–16　猿摘

第一式　鸟　伸

1. 接上式。两腿微屈下蹲，两掌在腹前相叠。

2. 两掌缓缓向上举至头前上方，并吸气，掌心向下，指尖向前；身体微前倾，提肩，缩项，挺胸，塌腰；目视前下方（图 9–17）。

3. 两腿微屈下蹲；同时，两掌相叠下按至腹前；目视两掌。

4. 身体重心右移；右腿蹬直，左腿伸直向后抬起；同时，两掌左右分开，掌成"鸟翅"（鸟翅：五指伸直，中指、无名指略低，其余三指背伸），向体侧后方摆起，掌心向上；抬头，伸颈，挺胸，塌腰；目视前方。

5～8 动作同 1～4，但左右相反。

重复 1～8 动作一遍后，左脚下落，两脚开步站立，两手自然垂于体侧；目视前方。

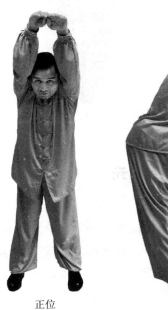
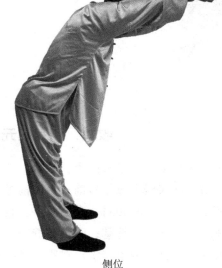

正位　　　　　　　　　　侧位

图 9–17　鸟伸

第二式 鸟 飞

接上式。两腿微屈；两掌成"鸟翅"合于腹前，掌心相上；目视前下方［图9-18（1）］。

1. 右腿伸直独立，左腿屈膝提起，小腿自然下垂，脚尖朝下；同时，两掌呈展翅状，在体侧缓缓向上平举，并吸气，稍高于肩，掌心向下；目视前方［图9-18（2）］。

2. 左脚缓缓下落在右脚旁，并吸气，脚尖着地，两腿微屈；同时，两掌合于腹前，掌心相对；目视前下方。

3. 两掌呈展翅状，在体侧缓缓向上举过去，并吸气，掌心向外，目视前方。

上式动作左右交替重复一遍后，两掌向身体侧前方举起，与胸同高，掌心向上；目视前方。屈肘，两掌内合下按，自然垂于体侧，目视前方。

4. 左脚徐徐下落在右脚旁，并呼气，脚尖着地，两腿微屈；同时，两掌合于腹前，掌心相对，目视前下方。

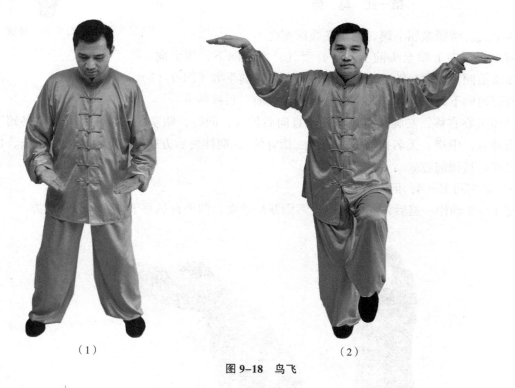

（1） （2）

图9-18 鸟飞

收式 引气归元

1. 两掌经体侧上举至头顶上方，掌心向下，吸气。

2. 两掌指尖相对，沿体前缓慢下按至腹前；目视前方，呼气。重复1～2动作两遍。

3. 两手缓慢在体前划平弧，掌心相对，高与脐平；目视前方（图9-19）。

4. 两手在腹前合拢，虎口交叉，叠掌；眼微闭静养，调匀呼吸，意守丹田。

5. 数分钟后，两眼慢慢睁开，两手合掌，在胸前搓擦至热。

6. 掌贴面部，上下擦摩，浴面3～5遍。

7. 两掌向后沿头顶、耳后、胸前下落，自然垂于体侧；目视前方。

8. 左脚提起向右脚并拢，前脚掌先着地，随之全脚踏实，恢复成预备式，目视前方。

【呼吸要求】

练功前，先调匀呼吸。在每一戏锻炼中，呼吸要自然平稳，不可张口喘息，宜采用腹式呼吸。

【意念要求】

意守丹田，排除杂念，用意想着脐下小腹部，有助于形成腹式呼吸，做到上虚下实。

【习练要点】

1. 全身放松练功时，不仅肌肉要放松，思想神态也要放松，使动作柔中有刚，柔和连贯，不致僵硬。

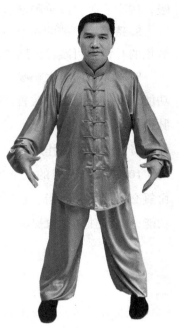

图 9-19 收式

2. 练习五禽戏时，必须把握好"形、神、意、气"四个方面。"形"，即练功时的姿势。要根据动作的名称含义，做出与之相适应的动作造型，动作到位，合乎规范，努力做到"演虎像虎""学熊似熊"。"神"，即神态、神韵。习练功法时，应做到"惟神是守"。"意"，即意念、意境。在习练中，要尽可能排除不利于身体健康的情绪和思想，使思想集中，排除杂念，做到心静神凝。"气"，即指练功时对呼吸的锻炼，也称调息，即习练者有意识地注意呼吸调整。

3. 五禽戏虽然动作相对简单，容易学会，但要练得纯熟，动作细化、精化，必须经过一段时间的认真习练。因此，初学者必须先掌握动作的姿势变化和运行路线，初步做到"摇筋骨，动肢节"即可。随后，在习练中要注意动作的细节，可采取上、下肢分解练习，再过渡到以腰为轴的完整动作习练，最后进行完整功法的习练，使动作符合规范，并达到熟练的程度。此时，就要注意动作和呼吸、意识、神韵的结合，充分理解动作的内涵和意境，真正达到"形神兼备、内外合一"。

【习练功用】

1. 虎举 两掌举起，吸入清气；两掌下按，呼出浊气。一升一降，疏通三焦气机，调理三焦功能；手成"虎爪"变拳，可增强握力，改善上肢远端的血液循环。

2. 虎扑 引腰前伸，增加了脊柱各关节的柔韧性和伸展度，可使脊柱保持正常的生理弧度；脊柱运动能增强腰部肌肉力量，对常见的腰部疾病有防治作用；脊柱的前后伸展折叠，牵动任、督二脉，起到调理阴阳、疏通经络、推动气血运行的作用。

3. 鹿抵 尾闾运转可起到强腰补肾、强筋健骨的功效，从而防止腰部疾病的发生。

4. 鹿奔 两臂内旋前伸，肩、背部肌肉得到牵拉，对颈肩综合征、肩关节周围炎等症有防治作用；重心后坐，意在疏通督脉经气，具有振奋全身阳气的作用。

5. 熊运 活动腰部关节和肌肉，可防治腰肌劳损及软组织损伤；腰腹转动，两掌划圆，引导内气运行，可加强脾胃的运化功能；运用腰、腹摇晃，对消化器官进行体内按摩，可防治消化不良、腹胀纳呆、便秘腹泻等症。

6. 熊晃 身体晃动，意在两胁，调理肝脾；提髋行走，加上落步的微震，可增强髋关节周围肌肉的力量，提高平衡能力，有助于防治下肢无力、髋关节损伤、膝痛等症。

7. 猿提 "猿钩"的快速变化，可增强神经-肌肉反应的灵敏性；两掌上提时，缩项，耸肩，团胸吸气，挤压胸腔和颈部血管；两掌下按时，伸颈，沉肩，松腹，扩大胸腔体积，可增强呼吸，按摩心脏，改善脑部供血；提踵直立，可增强腿部力量，提高平衡能力。

8. 猿摘　眼神的左顾右盼，有利于颈部运动，促进脑部的血液循环；模拟猿猴在采摘桃果时愉悦的心情，可减轻大脑神经系统的紧张度，对神经紧张、精神忧郁等症有防治作用。

9. 鸟伸　两掌上举吸气，扩大胸腔；两手下按，气沉丹田，呼出浊气，可加强肺的吐故纳新功能，增加肺活量，改善慢性支气管炎、肺气肿等病的症状。两掌上举，作用于大椎和尾闾，督脉得到牵动；两掌后摆，身体成反弓状，任脉得到拉伸。这种松紧交替的练习方法，可增强疏通任、督二脉经气的作用。

10. 鸟飞　两臂的上下运动可改变胸腔容积，若配合呼吸运动可起到按摩心肺的作用，增强血氧交换能力；拇指、食指的上翘紧绷，意在刺激手太阴肺经，加强肺经经气的流通，提高心肺功能；提膝独立，可提高人体平衡能力。

第四节　六字诀

六字诀，即六字气诀养生法，是我国古代流传下来的一种养生方法，为吐纳法。最早见于南北朝陶弘景的《养性延命录》，书中记载"凡行气，以鼻纳气，以口吐气，微而行之，名曰长息。纳气有一，吐气有六。纳气一者谓吸也，吐气六者谓吹、呼、嘻、呵、嘘、呬，皆出气也。凡人之息，一呼一吸元有此数。欲为长息吐气之法。时寒可吹，时温可呼，委曲治病，吹以去风，呼以去热，嘻以去烦，呵以下气，嘘以散滞，呬以解极。"此后，历代医家也均有论述，见仁见智，各有侧重。如唐代孙思邈的《千金方》、汪昂《医方集解》、龚廷贤《寿世保元》、冷谦《妙龄修旨》中都有功理功法的说明。本功法的操作核心内容是呼气吐字，并有六种变化，就是在呼气时分别用"嘘、呵、呼、呬、吹、嘻"六个字的不同发音口型，唇齿喉舌的用力不同，以牵动不同的脏腑经络气血的运行，并辅以相应的肢体动作和意念，来调整肝、心、脾、肺、肾人体五大系统，以及三焦乃至全身的气脉运行，进而达到柔筋健骨、强壮脏腑、调节心理等强身健体、养生康复的目的。

【习练步骤】

预备式

自然站立，两脚分开，与肩同宽，头正颈直，百会朝天，内视小腹，嘴唇轻闭，舌抵上腭，沉肩坠肘，两臂自然下垂，两腋虚空肘微屈，含胸拔背，松腰塌胯，两膝微屈。呼吸自然平稳，目视前下方，面带微笑，全身放松。每次练功时预备式可以多站一会儿，待呼吸微微绵绵、全身松静自然时再开始练功。

起势：屈肘，两掌十指相对，掌心向上，缓缓上托至胸，与乳平；两掌内翻，掌心向下，缓缓下按至肚脐前；微屈膝下蹲，身体后坐，同时两掌内旋，缓缓向前拨出至两臂成圆，两掌外旋，掌心向内；起身，两掌缓缓收拢至脐前，虎口交叉相握，轻捂肚脐，静养片刻，自然呼吸，目视前下方。

第一式　"嘘"字诀

发音与口型："嘘"字音"xū"（读需，音平），属牙音。发声吐气时，两唇和牙齿微张开，舌放平，嘴角后引，槽牙上下平对，中留缝隙，槽牙与舌边亦有空隙。发声吐气时，气从槽牙间、舌两边的空隙中呼出体外。

动作操作：两手松开，掌心向上，小指轻贴于腰际，缓缓向后收到腰间；两脚不动，身体向左转 90°，同时右掌从腰间向身体左侧伸出，与肩同高，并配合口吐"嘘"字音，眼睛随之慢慢睁圆，目视右掌伸出方向；右掌沿原路慢慢收回腰间，同时身体随之转回正前方，目视前下方；然后身体向右转动，伸左掌，呼"嘘"字音，动作及要领与前相同，但方向相反。如此左右交替练习，共做六次。

第二式　"呵"字诀

发音与口型："呵"字音"hē"（读喝，音平），属舌音。发声吐气时，两唇和牙齿张开，舌头稍后缩，气从舌与上腭之间缓缓吐出体外。

动作操作：两掌微微上提，指尖朝向斜下方，屈膝下蹲；同时，两掌缓缓向前下约 45°方向插出；屈肘收臂，两掌靠拢，两掌小指侧相靠，掌心向上呈捧掌，约与脐平，目视两掌心，两膝缓缓伸直，同时屈肘，两掌捧至胸前，转成掌心向内，两中指约与下颏同高，两肘外展，与肩同高，两掌内翻，掌指朝下，掌背相靠，缓缓下插，同时口吐"呵"字音。两掌下插，与脐平时，微屈膝下蹲，两掌内旋，掌心向外，缓缓向前拨出至两臂成圆。第二遍，两掌外旋呈捧掌，然后重复前面的动作，如此重复练习六遍。

第三式　"呼"字诀

发音与口型："呼"字音"hū"（读乎，音平），属喉音。发声吐气时，口唇撮圆，舌体稍下沉，气从喉出后，在口腔形成一股中间气流，经撮圆的口唇呼出体外。

动作操作：当上势最后一次两掌向前伸出后，外旋，转掌心向内对准肚脐，两膝缓缓伸直，同时两掌缓缓合拢，至肚脐前约 10cm；微屈膝下蹲，口吐"呼"字音，同时两掌向外撑，至两臂成圆形；然后再合拢，外撑，如此反复练习六遍。

第四式　"呬"字诀

发音与口型："呬"字音"sī"（读四，音平），属齿音。发声吐气时，上下门牙对齐，留有狭缝，舌尖轻抵下齿，气从门牙齿间呼出体外。

动作操作：接上式，两膝缓缓伸直，同时，两掌自然下落，掌心向上，十指相对，两掌缓缓向上托至胸前与乳平；两肘下落，夹肋，两手顺势立掌于肩前，掌心相对，指尖向上，两肩胛骨向脊柱靠拢，展肩扩胸，藏头缩项，目视前上方；微屈膝下蹲，口吐"呬"字音，同时松肩伸项，两掌缓缓向前平推，逐渐转成掌心向前亮掌，目视前方；两掌外旋腕，转成掌心向内，两膝缓缓伸直，同时屈肘，两掌缓缓收拢至胸前约 10cm；然后再落肘，夹肋，立掌，展肩扩胸，藏头缩项，推掌，吐"呬"，如此重复练习六遍。

第五式　"吹"字诀

发音与口型："吹"字音"chuī"（读炊，音平），属唇音。发声吐气时，舌体、嘴角后引，槽牙相对，两唇向两侧拉开收紧，气从喉出后，从舌两边绕舌下，经唇间缓缓呼出体外。

动作操作：接上式，两掌前推，然后松腕伸掌，变成掌心向下，两臂向左右分开，经侧平举向后划弧形，再下落至两掌心轻贴腰部；两膝下蹲，同时口吐"吹"字，两掌下滑，前摆，屈肘提臂，环抱于腹前，掌心向内，约与脐平；两膝缓缓伸直，同时两掌缓缓收回至腹部，指尖斜向下，虎口相对；两掌沿带脉向后摩运至后腰部，然后再下滑，前摆，吐"吹"字，如此重复练习六遍。

第六式 "嘻"字诀

发音与口型："嘻"字音"xī"（读希，音平），为牙音。发声吐气时，两唇和牙齿微张，舌尖轻抵下齿，嘴角略从后引并上翘，槽牙上下轻轻咬合，呼气时使气从槽牙边的空隙中经过呼出体外。

动作操作：接上式，两掌自然下落于体前，内旋，掌背相对，掌心向外，指尖向下，目视两掌。两膝缓缓伸直，同时提肘带手，经体前上提至胸，两手继续上提至面前，分掌、外开，上举，两臂呈弧形，掌心斜向上，目视前上方；曲肘，两手经面前收至胸前，两手与肩同高，指尖相对，掌心向下，目视前下方；屈膝下蹲，同时口吐"嘻"字，两掌缓缓下按至肚脐前；两掌继续向下，向左右外分至左右胯旁约15cm处，掌心向外，指尖向下；两掌收至体前，掌背相对，掌心向外，指尖向下，目视两掌；然后再上提，下按，吐"嘻"字，如此重复练习六遍。

收 式

动作操作：接上式，两手外旋，转掌心向内，缓缓收回，虎口交叉相握，轻抚肚脐，同时，两膝缓缓伸直，目视前下方，静养片刻；两掌以肚脐为中心揉腹，顺时针六圈，逆时针六圈，两掌松开，两臂自然垂于体侧，目视前下方。

【呼吸要求】

采用顺腹式呼吸，先呼后吸。呼气时读字，同时提肛、收小腹、缩肾（环跳穴处肌肉收缩），体重后移至脚跟，脚趾轻微点地；吸气时，两唇轻合，舌抵上腭，全身放松，腹部自然隆起，空气自然吸入，此为"踵息法"。六个字都可参照此法呼吸。

这种呼吸对人体脏腑产生类似按摩的作用，有利于促进全身气血的运行，并且功效非常明显。初学者呼吸时要注意微微用意，做到吐惟细细，纳惟绵绵，有意无意，绵绵若存，不能用力，绝不可故意用力使腹部鼓胀或收缩。呼吸要求"匀、细、柔、长"。

【意念要求】

精神内守、思想集中。注意力集中在与动作、呼吸、吐音的配合上，不可过分强调意念的活动，应该保持协调自然。若意念过重，反而达不到松、静、自然的要求。

【习练要点】

1. 动作要舒展大方、缓慢柔和、圆活自如，动中有静，静中有动，好似行云流水，婉转连绵，如人在气中，气在人中，体现功法独特的宁静、庄重与柔和之美。

2. 习练顺序是根据中医学理论中五行与脏腑对应关系理论，按五行相生次序排列。"嘘、呵、呼、呬、吹、嘻"六个字分别与肝、心、脾、肺、肾、三焦相对应。肝属木，相应于春，四季春为首，故先练嘘字诀；心属火，木生火，故次练呵字诀；再练呼字诀以健脾，是因脾属土，为火所生；再练呬字诀调肺，肺属金，为土所生；肾属水，金又生水，再练吹字诀以补肾。这样，人体五脏之气都得以补养。三焦主司一身之气，最后练嘻字诀，调理三焦，使全身气血畅通，达到健康长寿的目的。

可以按顺序习练，也可以有针对性地练1个或2个字；既可以长期坚持连续练习六字诀，又可以按季节单独练某一个字。1～3个月就可以见到明显的功效。

3.六字诀的功法要领在于掌握正确的吐音，体会气息流畅，寓意于气，寓气于意，渐渐做到吐惟细细，纳惟绵绵，配合松柔舒缓的动作，产生柔和的内脏按摩作用，从而改善内脏功能，改善全身的血液循环。

4.功法要求所有动作特别是肘关节和膝关节要尽量放松，尤其不能影响呼吸吐纳和吐气发声匀、细、柔、长的基本要求。

5.宜用校正读音的方法来达到初步规范口型的目的，然后用规范的口型来控制体内气息的出入。

6.初学者宜出声练习，且先大声，后小声，熟练后，则逐渐转为轻声练习。练习日久，功法纯熟之后，可以转为吐气不发声的"无声"练习方法。

7.循序渐进，持之以恒。练功时宜选择空气清新、环境幽静的地方，最好穿运动服或比较宽松的服装，以利于动作的完成与身体气血的流通。同时，要始终保持全身放松、心情舒畅、思想安静，以专心练功。

【习练功用】

呼吸吐纳是六字诀的基本特点，它是通过特定的吐音来调整和控制体内气息的升降出入，进而达到脏腑阴阳平衡的目的。功法在吐音时，配合动作导引，内可调脏腑，外可练筋骨，具有内壮脏腑，外健筋骨的作用。

1.锻炼嘘字功，可与五脏之肝脏相应，具有泻肝脏浊气、调理肝脏功能、疏通肝经的作用。可用于肝火旺、肝阴虚、肝大、食欲不振、消化不良、眼疾、头晕目眩等的治疗。

2.锻炼呵字功，可与五脏之心脏相应，具有泻心脏浊气、调理心脏功能、疏通心经的作用。可用于心悸、心绞痛、失眠、健忘、出汗过多、舌体糜烂、舌强语謇等的治疗。

3.锻炼呼字功，可与五脏之脾脏相应，具有泻脾胃浊气、调理脾胃功能、疏通脾经的作用。可用于脾虚、腹泻、腹胀、皮肤水肿、肌肉萎缩、脾胃不和、消化不良、食欲不振、便血、女子月经病、四肢乏力等的治疗。

4.锻炼呬字功，可与五脏之肺脏相应，具有泻肺脏浊气、调理肺脏功能、疏通肺经的作用。可用于外感伤风、发热咳嗽、痰涎上涌、背痛怕冷、呼吸急促、气短、尿频而量少等的治疗。

5.锻炼吹字功，可与五脏之肾脏相应，具有泻肾脏浊气、调理肾脏功能、疏通肾经的作用。可用于腰腿无力或冷痛、目涩健忘、潮热健忘、头晕耳鸣、男子遗精或阳痿早泄、女子梦交或子宫虚寒、牙动摇、发脱落等的治疗。

6.锻炼嘻字功，可与三焦相应，起到疏通少阳经脉，调理上、中、下三焦，畅通全身气机的作用。适用于三焦不畅引起的耳鸣、眩晕、喉痛、咽肿、胸腹胀闷、小便不利等的治疗。

第五节　八段锦

八段锦是我国经典传统保健功法之一，最早见于宋代洪迈《夷坚志》中，是内练"精、气、神"的保健养生功，不但是人们防治疾病的常练功法，而且也是强身健体、提高体力常练的功法之一。八段锦由八段如"锦"缎般优美、柔顺的动作组成，结合功法动作和功效特点，每节均冠以七字名称，以便于记忆和习练。

【习练步骤】

第一段　两手托天理三焦

1. 预备　两脚并拢，自然站立；肩臂松垂于体侧；头项正直，用意轻轻上顶，下腭微内收，眼向前平视；勿挺胸，勿驼背，腹部内收，勿前凸，腰部直立，宜放松。精神内守，神态安宁，呼吸自然。其他各段的预备动作，均与此式相同。

2. 交叉上举　左脚向左平跨一步，与肩同宽；两手腹前交叉；眼看前方［图9-20（1）］。

3. 侧分前俯　两手向体侧左右分开下落，成侧平举，掌心向上；之后，两膝伸直，上体前俯，两手翻掌向下，在膝部下方十指交叉互握。

4. 直体翻掌　上体抬起，两手沿身体中线上提至胸前，翻掌上托至头上方，两臂伸直上顶，提踵，抬头；眼视手背［图9-20（2）］。

5. 收式　脚跟落地，两手侧分下落，左脚收回，并步直立。

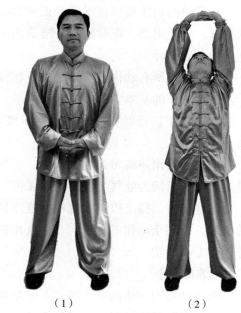

（1）　　　　　　（2）

图 9-20　两手托天理三焦

第二段　左右开弓似射雕

1. 预备　同第一式，松静站立，精神内守，呼吸自然。

2. 马步平举　左脚向左平跨一大步，屈膝下蹲，成马步；两手提至侧平举。

3. 右盘合抱　两臂屈肘交叉于胸前，右手在外，两掌心向里；同时重心左移，右脚屈膝提起，脚踝盘在左大腿上，右脚下落。

4. 左推拉弓　右手握拳，屈肘向右平拉；左手成八字状，拇指向上，掌心朝外，缓缓用力向左推出，高与肩平（图9-21）。

5. 收式　两手经体侧下落，左脚收回，并步直立。以上为左式动作，后接右式动作。右式与左式动作相同，唯左右相反。

第三段　调理脾胃须单举

1. 预备　同第一式，松静站立，精神内守，呼吸自然。

2. 开步上举　左脚向左平开一步，与肩同宽，两掌仰掌向上，十指相对，从体前上托，至胸平。

3. 上举下按　右手翻掌上举，至手臂伸直，指尖朝左；左手翻掌下按于体侧，至手臂伸直，指尖朝前（图9-22）。

4. 收式　两臂带动两掌于体侧划弧，至平举，然后下落，收回左脚，右式与左式动作相同，唯左右相反。

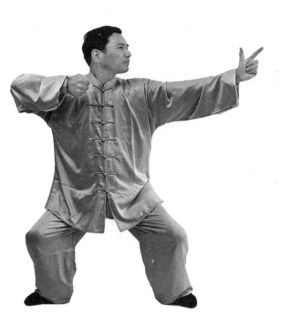
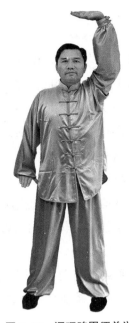

图 9-21　左右开弓似射雕　　　　　　　图 9-22　调理脾胃须单举

第四段　五劳七伤往后瞧

1. 预备　同第一式，松静站立，精神内守，呼吸自然。

2. 开掌旋臂　左脚向左平开一步，与肩同宽。两手臂外旋，外展约30°，两掌旋开，掌心朝外。

3. 转头后瞧　随呼吸旋转颈项，向左转头，至目视后方（图 9-23）。

4. 收式　随呼气转回头颈，两臂转回，下落于体侧，并步直立。以上为左式动作，下面为右式动作，右式与左式动作相同，唯左右相反。

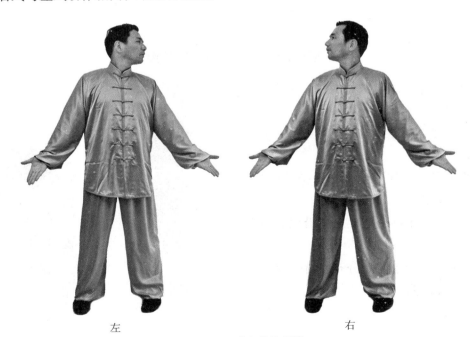

左　　　　　　　　　　　　　右

图 9-23　五劳七伤往后瞧

第五段　摇头摆尾去心火

1.预备　同第一式，松静站立，精神内守，呼吸自然。

2.马步下按　左脚向左平跨一大步，成马步；两手经体侧上举至头前交叉，下落按于膝上，虎口向里［图9-24（1）］。

3.左俯摇转　上体向右前方探俯，最大幅度向左摇转，左腿蹬伸，重心右移，拧腰切胯；眼视右下方［图9-24（2）］。

4.右俯摇转　与左俯摇转相同，唯方向相反。

5.马步环抱　上体直起，两手划弧胸前环抱，掌心向里，指尖相对。

6.向左平绕　上体稍向右转，两臂随之摆动。上体自左向右环绕1周，两臂随之平绕1周，成马步胸前环抱姿势。

7.向右平绕　与向左平绕相同，唯方向相反。

8.收式　两手落于体侧，左脚收回，并步直立。

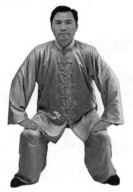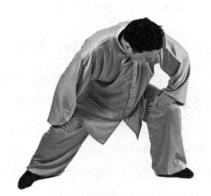

（1）马步下按　　　　　　　　　（2）左俯摇转

图9-24　摇头摆尾去心火

第六段　双手攀足固肾腰

1.预备　同第一式，松静站立，精神内守，呼吸自然。

2.上举后仰　两臂体前上举至头顶，掌心向前［图9-25（1）］。

3.俯身攀足　上体前俯，两手指攀握脚尖，直膝［图9-25（2）］。

4.直立上行　上体直起，两手沿大腿内侧上行至腹前。

5.按腰后仰　两手左右分开，沿带脉向后按于肾俞穴；上体后仰，抬头。

6.收式　两手落于体侧，并步直立。

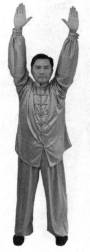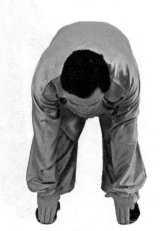

（1）上举后仰　　　　　（2）俯身攀足

图9-25　双手攀足固肾腰

第七段 攒拳怒目增气力

1. 预备 同第一式，松静站立，精神内守，呼吸自然。

2. 马步握拳 左脚向左平跨一步，屈膝下蹲，成马步；两手握拳于腰间［图9-26（1）］。

3. 马步冲拳 左拳向前冲出，拳眼向上，两眼瞪视左拳，左拳收回。右拳向前冲出，拳眼向上，两眼瞪视右拳，右拳收回［图9-26（2）］。

4. 弓步叉拳 上体左转，成左弓步；同时，两拳体前交叉。

5. 上举平劈 两拳交叉上举至头上方，左右分开，向下劈拳，拳眼向上，高与肩平；眼视右拳。

6. 马步握拳 上体右转成马步；两拳收于腰间，拳心向上。

7. 弓步叉拳 同3式，唯方向相反。

8. 上举平劈 同4式，唯方向相反。

9. 马步合抱 上体左转，成马步；两臂屈肘交叉抱于胸前，拳心向内。

10. 伸肘崩拳 两臂伸肘，向两侧冲拳，眼平视。

11. 收式 两臂下落体侧，左脚收回，并步直立。

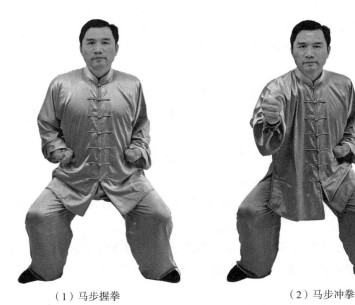

（1）马步握拳 （2）马步冲拳

图9-26 攒拳怒目增气力

第八段 背后七颠百病消

1. 预备 同第一式，松静站立，精神内守，呼吸自然。

2. 提踵点地 两臂外展30°，向右转掌；上提足跟，至脚尖点地。

3. 上下抖动 脚跟不着地，身体上下抖动七次，再尽力提踵，头向上顶；随之脚跟轻轻着地，两手落于体侧［图9-27（1）］。

4. 结束动作 两臂经体侧上举于头顶上方，配合吸气；再经体前徐徐下按至腹前，配合呼气。重复多次后，立正还原［图9-27（2）］。

【呼吸要求】

初练者，以自然呼吸为主，待熟练到一定程度后，可逐渐与动作配合。

【意念要求】

意念自然，要"似守非守，绵绵若存"，过于用意会造成气滞血瘀、精神紧张。松静自然、准确灵活、练养相兼、循序渐进是八段锦练习的基本要领，也是最根本的法则。

【习练要点】

1. 八段锦练习前，要做好准备工作，换穿宽松衣服、练功鞋或软底布鞋，停止剧烈的脑力、体力活动。练功中，每段动作要求伸展、缓慢、柔和，肌肉放松，用力适度，切不可用蛮力、僵力。神态上要安宁祥和，精神内守，排除一切杂念。练习完毕，应注意保暖，不可当风。

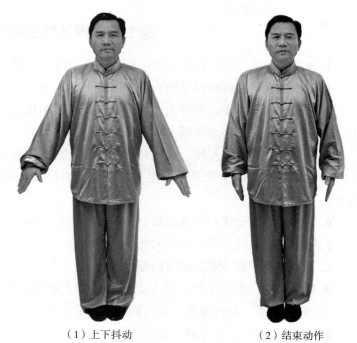

（1）上下抖动　　　　（2）结束动作

图 9-27　背后七颠百病消

2. 八段锦共有八段，可视每人具体情况，选择其中一段或几段或整套进行锻炼，但应循序渐进，持之以恒。练习时间、强度因人而异，一般以每天 1～2 次，每次练至微微汗出为宜。

【习练功用】

1. 两手托天理三焦　通调三焦气机，有利于培育元气，对支气管哮喘、功能性消化不良、便秘、慢性胆囊炎、失眠及脊柱相关疾病有效。

2. 左右开弓似射雕　通过颈、胸、腰的左右拧转，可改善各部位的血液循环，达到宽胸理气、增强心肺功能的作用。

3. 调理脾胃须单举　舒散脾胃气滞、疏通中焦气血。通过本式的抻拉动作，使经过胸腹部的足太阴脾经、足阳明胃经得到舒展，特别是使肝、胆、脾、胃等脏器受到牵拉，可增强胃肠蠕动，使脾胃功能得到调理。

4. 五劳七伤往后瞧　脊柱拧转，可使督脉气血通畅，从而增加脑部供血、加强心肺功能、调理脾胃，并能强腰健肾。对"诸虚劳损""五劳七伤"所指的各种虚损性疾病有一定疗效。

5. 摇头摆尾去心火　手少阴心经和足少阴肾经得到疏通调节，使居于下焦之肾水上升，以清养心火，从而达到水火既济、阴平阳秘。

6. 双手攀足固肾腰　通过腰部俯仰动作，刺激了督脉及足太阳膀胱经腧穴，锻炼了人体脊柱功能，故能固肾壮腰，对腰肌劳损、坐骨神经痛及泌尿系统疾病有一定疗效。

7. 攒拳怒目增气力　"攒拳"可激发足厥阴肝经经气，以至筋骨强健，气力倍增；"怒目"则可疏泄肝气、调和气血。

8. 背后七颠百病消　补益肾气、疏通经络、调和气血。适当的振动对人体骨骼、肌肉、内脏等均是有益的，久练可增强人体抵抗力、祛病强身。

第六节 保健功

保健功是根据我国传统导引术整理改编而成。它是一种以自我按摩为主，辅以呼吸、意念活动的功法。其动作简单、易学易记、柔韧缓和，功法练习安全可靠，不会出偏，男女老少皆宜。保健功主要包括：耳功、鼻功、舌功、眼功、擦面、项功、揉肩、搓腰等，辅以静坐，作用平缓，既可防病治病，又可保健强身。其作用如明代养生家高濂在《遵生八笺》中记载："导引按摩之术，可以行血气、利关节，辟邪外干，使恶气不得入吾身中耳。传曰户枢不蠹，流水不腐，人之形体亦犹如是，故延年却病，以按摩导引为先。"保健功对体弱患者和老年人尤为适宜。

一、静坐

【习练步骤】

平坐、靠坐或盘坐；口眼微闭，头正颈松，下颌微收，舌抵上腭，眉舒面和；松肩含胸，躯干端正；两上肢自然下垂，两手四指轻握拇指，分别放在两侧的大腿上；意守丹田，用鼻呼吸50次。初练者可以采用自然呼吸，日久呼吸可以逐渐加深，也可以采用深呼吸或腹式呼吸。完成后将舌自然放下。

【习练要点】

意守丹田要做到似守非守，绵绵若存，不要刻意意守。

【习练功用】

静坐可安定情绪，排除杂念，放松肌肉，平静呼吸，培育元气，可为以下各式功法的锻炼做好预备。

二、耳功

【习练步骤】

1. 先将两手搓热，用搓热的两手心上下搓揉耳郭（轮）9～18次。

2. 两手交替经头顶拉扯对侧耳郭（轮）上部9～18次。

3. 用两手大鱼际压在耳屏处堵塞外耳道，然后突然松开，如此按放反复9次。

4. 两手鱼际堵住耳道，手指自然位于后脑枕部，此时用食指稍稍用力按压中指并顺势滑下弹击后脑枕部24次，可听到"咚咚"的声响，古称"鸣天鼓"。

【习练要点】

操作此势时两手要稍用力压住两耳，堵住外耳道。

【习练功用】

搓揉耳郭可以刺激听神经，使听力增加，防治耳鸣、耳聋等耳科疾病。按放耳道造成耳道内压力的变化，对增强耳膜弹性，防止耳膜内陷有较好的作用。此外，由于耳部与全身各脏腑经络有密切的联系，所以搓揉耳郭还可调节五脏六腑和经络的功能。鸣天鼓可给大脑以温柔的刺激，有调节中枢神经的作用。肾开窍于耳，鸣天鼓以实肾气，对防治肾气亏虚的头晕、耳鸣、耳聋、健忘，以及老年性痴呆有一定作用。

三、叩齿

【习练步骤】

上下牙齿轻轻叩击 36 次。叩齿时可先叩门齿，再叩大齿，也可同时叩。

【习练要点】

叩齿时上下牙不要用力过重。

【习练功用】

叩齿可以刺激牙齿，改善牙齿和牙周的血液循环，保持牙齿坚固，从而达到预防牙病的目的。齿为骨之余，肾主骨，所以经常叩齿可益肾固本。

四、舌功

【习练步骤】

古称"搅海""赤龙绞海"。用舌在口腔内壁与上下牙齿之间轻轻搅动，顺时针和逆时针方向各旋转 18 次，产生的唾液暂时不要咽下，接着做漱津动作，待漱津结束后分口咽下。

【习练要点】

搅舌时，唇并拢，舌头匀速搅动。次数可由少到多，不强求一次到位，尤其是年老或有中风先兆者，由于舌体较为僵硬，搅舌较困难，故更应注意。可先搅 3 次，再反向 3 次，逐渐增加至耐受为度。

【习练功用】

舌功，能刺激消化腺的分泌，使口腔内津液增多，并间接刺激胃肠消化液的分泌，以改善消化功能，促进营养物质的吸收。

五、漱津

【习练步骤】

闭口，将舌功产生的唾液鼓漱 36 次后，再分 3 次咽下，咽下时用意念导引唾液慢慢到下丹田。

【习练要点】

鼓漱时，不论口中是否有津液，都要做出津液很多状的鼓漱动作。

【习练功用】

口中唾液为津液，将津液分三口下咽丹田，此为炼津化气的过程。

六、鼻功

【习练步骤】

1. 两手拇指微曲，用第二节指背轻轻上下摩擦鼻翼两侧 9～18 次。
2. 用食指揉按迎香穴 9～18 次。

【习练要点】

擦鼻时用力不宜过大，以免擦破皮肤。揉按迎香穴时可适当加力。

【习练功用】

鼻功能增强上呼吸道抵抗力，有预防感冒和治疗慢性鼻炎、过敏性鼻炎的作用。

七、目功

【习练步骤】

1.轻闭双目，微屈拇指，以指关节沿眉由内向外轻擦 9～18 次。

2.同样方法轻擦上下眼睑 9～18 次。

3.两手互搓至热，用手心热烫眼球 3 次。

4.用两手中指指腹点揉睛明、鱼腰、瞳子髎、承泣等穴各 9～18 次。

5.两目轻闭，两眼球顺时针、逆时针旋转各 9～18 次。

6.轻轻睁开双眼，由近及远眺望远处的绿色植物。

【习练要点】

每烫一次眼球，均将双手搓热。旋转眼球时，速度不宜太快，次数由少渐多，刚开始练习时不一定要达到规定的次数，否则部分习练者可有目胀、头昏、呕吐等反应。

【习练功用】

目功可改善眼部的血液循环，加强眼肌的活动能力，改善视力，调肝明目，防治目疾。

八、擦面

【习练步骤】

擦面也称"干洗脸""干浴面"，是用两手互搓至热，按在前额，由前额经鼻两侧往下擦，直至下颌为止，再由下颌反向上擦至前额，如此反复进行，共做 36 次。

【习练要点】

擦面时，手心贴紧面部，用力适度。

【习练功用】

擦面能改善面部血液循环，疏通经络，增强面部神经活动，使面部红润光泽，减少皱纹，具有美容养颜之功效。

九、项功

【习练步骤】

1.两手十指相互交叉抱于颈后部，仰头，两手向前用力，颈部向后用力，相互争力 3～9 次。

2.用两手掌大小鱼际交替揉按风池穴，顺、逆时针各 9～18 次。

【习练要点】

两手用力向前，十指紧扣，颈部用力向后，仰头相互争力。

【习练功用】

项功能增强颈项部的肌力，改善局部血液循环，对于颈部经脉阻滞引起的头晕、头痛、目眩、颈肩痛、上肢麻木疼痛等有较好的防治作用。

十、揉肩

【习练步骤】

用左手掌揉右肩 18 次，再用右手掌揉左肩 18 次。

【习练要点】

揉肩时手腕放松，掌心贴紧肩部，动作灵活，用力轻柔，带动该处皮下组织一起揉动，避免在体表摩擦和移动。

【习练功用】

揉肩可促进肩部血液循环，改善肩关节的功能，预防和治疗肩关节疾病。

十一、夹脊功

【习练步骤】

两手轻轻握拳，肘关节屈曲90°，两上肢前后交替摆动各18次。

【习练要点】

前后摆动时，两腋略收，向后摆时稍用力，向前摆时手臂自然钟摆。

【习练功用】

夹脊功可疏肝解郁，增强内脏功能，改善肩关节及胸部肌肉的活动，促进血液循环，防治肩关节和内脏疾病。

十二、搓腰

【习练步骤】

搓腰又称"搓内肾"，将两手搓热，然后热手上下搓腰部两侧各18次。

【习练要点】

将手搓热，用两手掌面轻轻地在腰部做快速来回搓揉。

【习练功用】

搓腰能促进腰部血液循环，缓解腰部肌肉痉挛，补肾壮腰，防治腰部疾病、痛经、闭经、阳痿、遗精、早泄等病症。

十三、搓尾骨

【习练步骤】

用两手食指和中指搓尾骨部两侧，两手各做36次。

【习练要点】

用食指、中指并拢，上下搓尾间两侧。

【习练功用】

搓尾骨能改善肛周血液循环，通督脉，防治痔疮、便秘、脱肛及妇科盆腔疾病。

十四、擦丹田

【习练步骤】

1. 将两手掌搓热。

2. 用左手手掌沿大肠蠕动方向绕脐作圆圈摩动，即由右下腹至右上腹、左上腹、左下腹而返右下腹，如此周而复始100次。

3. 再将两手掌搓热，用右手按上法擦丹田100次。

【习练要点】

摩动时，手掌稍用力并匀速绕动摩擦。男性习练者如有遗精、早泄、阳痿，可用一手兜阴囊，一手擦丹田，左右手交替练习各81次。

【习练功用】

擦丹田可增加胃肠蠕动，可以健脾柔肝，改善胃肠消化功能，有防治便秘、腹胀、腹泻的作用。一擦一兜还可补肾固精，防治遗精、早泄、阳痿等。

十五、揉膝

【习练步骤】

用两手掌分别揉两膝关节，两手同时进行各揉100次。

【习练要点】

揉膝时，两手掌分别紧贴两膝关节，稍用力向下按压，并带动肌肤做轻柔缓和的回旋转动。

【习练功用】

揉膝可滑利关节，疏经和血，柔筋健骨，防治膝关节病。

十六、擦涌泉

【习练步骤】

用左手中、食指擦右足心100次，再用右手中、食指擦左足心100次。

【习练要点】

擦涌泉时，两手要稍用力，以脚掌发热为度。

【习练功用】

擦涌泉有补肾固精、调节心脏的功能，防治头晕目眩、失眠、心悸、遗精、阳痿、早泄、高血压等病症。

十七、织布式

【习练步骤】

坐式，两腿伸直并拢，足尖朝上，手掌向前、两手向足部做推的动作，同时躯干前俯，并配合呼气。推到尽头后返回，返回时手掌朝里，并配合吸气，如此往返36次。

【习练要点】

初练时，可自然呼吸，待动作熟练后再配合呼吸。前推幅度可从小到大，力量循序渐进，不必一步到位，以免拉伤腰部肌肉。

【习练功用】

织布式能活动全身，促进新陈代谢，锻炼腰部肌肉，有防治腰酸、腰痛的作用。

十八、和带脉

【习练步骤】

自然盘坐，两手在胸前互握，上身旋转，先从左向右转16次，再从右向左转16次，向前探胸时吸气，缩胸时呼气。

【习练要点】

上体旋转时速度要均匀，幅度稍大，并保持平衡。初练时，可先自然呼吸，待动作熟练后再配合呼吸。

【习练功用】

和带脉可强腰固肾，调和带脉，增加胃肠蠕动，促进营养物质的消化吸收，防治腰背痛及内脏疾病。

呼吸要求

保健功的呼吸方法较为简单，初学者一般均采用自然呼吸法。当呼吸练习掌握要领后，再加做深呼吸或腹式呼吸，或与动作相互配合，如静坐、织布式、和带脉。练习十八种保健功时，还需注意动作与意念的配合。

1. 静坐　用鼻呼吸。初练者可先采用自然呼吸，日久后再逐渐加深呼吸，也可采用深呼吸或腹式呼吸。

2. 织布式　用鼻呼吸或鼻吸口呼。躯干前俯时呼气，返回时吸气。

3. 和带脉　用鼻呼吸或鼻吸口呼。上体旋转，探胸时吸气，缩胸时呼气。

意念要求

习练保健功时，强调形体要放松自然，精神安宁、愉悦，意念要专注于动作之中，做到意念密切结合动作，动作与意念密切配合，并适当地加以意念导引。例如静坐时，要求意守丹田；漱津时，要求将舌功产生的唾液鼓漱 36 次后，再分 3 次咽下，咽下时用意念导引唾液慢慢到下丹田等。意念虽然要与动作结合，但也不对所意念的动作产生进一步的认识，只要求将意念轻轻守在某一个部位，做到似守非守、绵绵若存。

第七节　脊柱功

脊柱功是临床上为了防治脊柱疾病，在古代功法基础上总结而成的一套锻炼脊柱功能的功法。经过多年临床实践，证实是一套行之有效的脊柱病防治功法。其功法动作是根据脊柱的解剖特点和生理功能，立足于中医的整体观念，针对不同的脊柱疾病与病理特点而设计的功法。

脊柱功锻炼时，强调松静柱立，动作舒展大方，使脊柱得到左右上下全面伸展。其特点是动作简单，容易掌握，不受场地限制，久练效果显著。

【习练步骤】

第一式　预备式

两脚与肩同宽，自然静立、悬头松肩、虚腋垂手、平静呼吸（图 9-28）。

第二式　望月观星

两手慢慢从身体两侧提起，双手叉腰，拇指朝后，含胸拔背，松腰收臀，颈椎慢慢后仰，仰至观望天空，含视日、月、星、辰（即似看非看）片刻（图 9-29）。

第三式　仙鹤点水

两手从腰间旋腕［图 9-30（1）］划弧，手背相对，手心向外，向前伸展，手臂伸尽时，下颌同时前伸，意想下颌似仙鹤前嘴，点饮前方仙水［图 9-30（2）］，然后缩颈回收，两手向上扩胸，身体后仰，两眼向上［图9–30（3）］。反复七次。

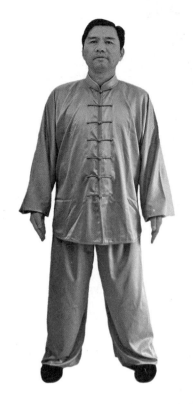

图 9–28　预备式

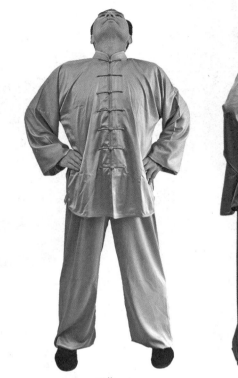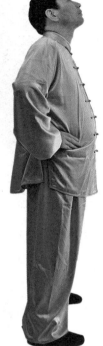

正位　　　　　　　　　侧位

图 9–29　望月观星

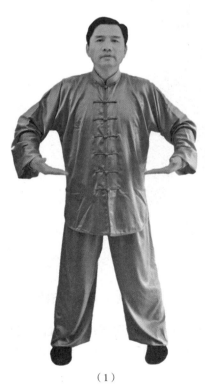

（1）

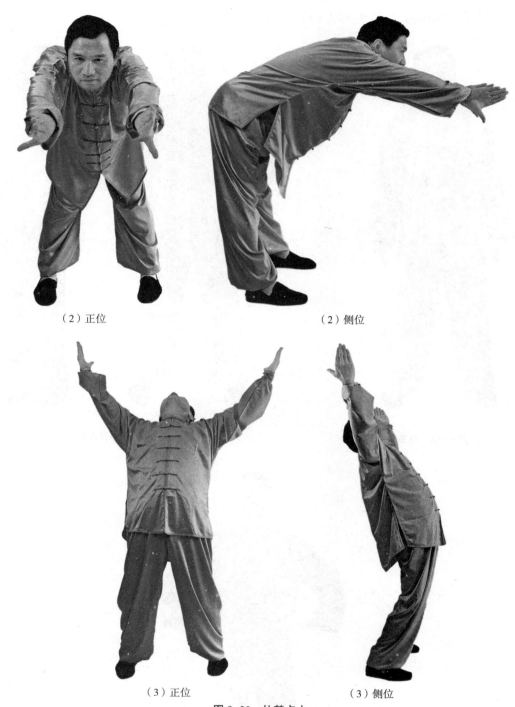

（2）正位 　　　　　　　　　　　　　　（2）侧位

（3）正位 　　　　　　　　　　　　　　（3）侧位

图 9-30　仙鹤点水

第四式　左顾右盼

双手叉腰，头向左尽力转动，眼看左肩后方；再向右尽力转头，眼观右肩后方。转动幅度尽量求大，速度尽量求慢，重复七次。左转时呼气，头转正时吸气；右转时呼气，头转正时吸气（图 9-31）。

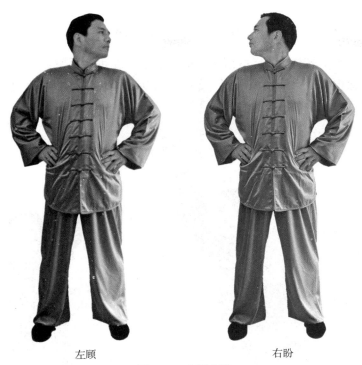

左顾　　　　　　　　　　右盼

图 9-31　左顾右盼

第五式　颈项相争

　　双手从腰间慢慢上提，双手交叉握住枕后，两手臂尽力外展，头项用力向后，双手用力前推，手臂与颈项对抗用力，反复七次，放松复原（图 9-32）。

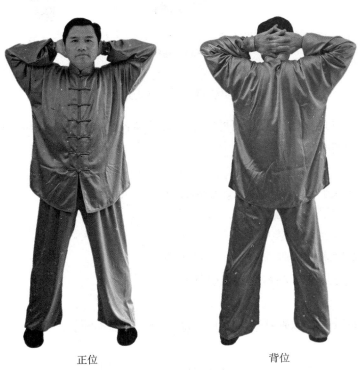

正位　　　　　　　　　　背位

图 9-32　颈项相争

第六式　轮转双臂

左脚向前跨一大步，转体 90°呈弓箭步，前弓后箭，左手变手掌，向前划弧，以左肩关节为中心轮转手臂，意念想象展臂弧度由小到大，直至无穷。摇转七次，呼吸自然。右侧方同左（图9-33），放松复原。

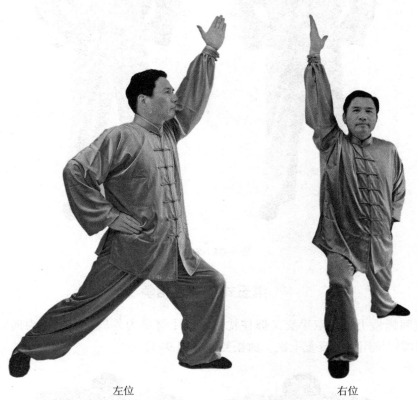

左位　　　　　　　　　　　　　右位

图 9-33　轮转双臂

第七式　引气归元

双手向两侧捧气贯顶，引气回归下丹田。每天早晚各练一次，每次练 20～40 分钟，只要持之以恒，必见成效（图 9-34）。

【习练要点】

1. 静立形松，呼吸平和，凝神静气，通畅督脉。

2. 似看非看，仰望星辰，挺胸仰颈，酸胀得气。

3. 意想仙鹤，点饮前方，尽力伸颈，节节放松。

4. 转颈缓慢，幅度求大，眼看前方，呼吸协调。

5. 臂项争力，双臂摇转，左右交换，引气归元。

【呼吸要求】

从自然呼吸开始锻炼，做到呼吸深、长、细、匀，绵绵不断。

【意念要求】

意念采用观想法，随动作意想日月星辰或仙鹤点水，不求意守。

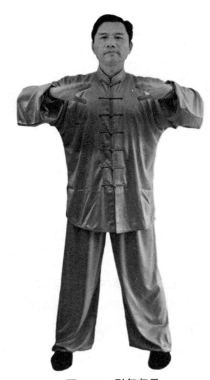

图 9-34　引气归元

【习练功用】

1. 松弛肌肉，拔伸脊柱，调整曲度，滑利关节。适用于颈项酸痛、肩背板滞、四肢麻木酸痛、腰背酸胀无力等患者。

2. 舒筋通督，培育元气。适用于经脉阻滞的背脊酸痛、四肢不温、夜寐不香、腰膝酸软等患者。

3. 开合扩胸，通畅气机。适用于肝郁气滞，三焦气阻引起的胁肋胀痛、胃脘不舒、纳食不香等患者。

4. 头晕和高血压等患者练习时，幅度宜小、动作舒缓，或慎练此功。

【思考题】

1. 放松功三线放松法的内容有哪些？意念与呼吸有哪些要求？

2. 三圆式的具体操作要领有哪些？

3. 五禽戏包含哪五戏？六字诀有哪六个方法？

4. 脊柱功有哪些习练步骤？

5. 保健功有哪些习练方法？有哪些功效？

第十章
推拿器械练功

学习提要：

掌握指力器械、腕力器械、臂力器械、背力器械、胸部器械、腹部器械、腿力器械等练功法；熟悉练功器械的种类，器械练功是可以增强练功者肌肉力量的一种锻炼方法；了解器械练功前要做的准备活动与器械练功时的注意事项，才能做到器械练功的科学性、合理性和针对性。

第一节　器械练功概述

在练推拿功法的过程中，器械锻炼也是一个重要的方面。它是根据推拿手法的操作特点进行有选择性的各种器械锻炼，以增强医生身体肌肉力量的一种锻炼方法，属于抗阻力锻炼法。其主要目的是锻炼人体肌肉的力量、弹性和柔韧性，增强关节的灵活性。推拿医生坚持锻炼，对于提高手法临床疗效和预防医生自身损伤很有益处，同时对指导患者有针对性地康复训练很有益处。

器械锻炼与徒手锻炼有很大区别，器械锻炼是负重锻炼过程，自古有之，可以有效增加肌肉容量，提高骨骼强度，增强肌肉、肌腱及韧带的力量、弹性和伸展性，提高内脏器官的代谢水平，提高氧的利用率，增强神经系统的协调性。二者各有所长，在练习时可以相互结合锻炼。

一、练功器械的种类

1. 传统练功器械　传统的抗阻力器械训练主要有坛子、沙包和石墩等。

（1）坛子　坛子形状有大有小，但选择坛子的口子应适合五指抓拿。里面可以盛装不同重量的水或沙子，以调节坛子的重量，重量由轻到重，逐渐增加重量，一般锻炼1周后可以增添坛子的重量。五指抓坛子是运用传统器械训练推拿医生指力、腕力的十分有效的方法之一，坚持锻炼则增力效果明显。

（2）沙包　将具有一定重量的沙袋绑在肢体上进行锻炼，能起到锻炼局部肌肉力量的作用，医生和患者在锻炼时应根据各自身体素质、体重等个体差异而选择合适的沙袋重量和锻炼时间，以不出现过度疲劳为宜。如果已经出现了上下肢和腰背疼痛的情况，则应及时调整锻炼重量与时间。

沙包可以制作成片状、球状，以及其他各种形状，制作方法较多，各地均有不同程度的差异。不同形状沙包的使用价值也有所区别，可以五指抓拿、拳掌击打和投掷等，也可把沙子置于木桶等容器内，练习五指向下直插。这些都是锻炼指力、腕力和臂力的有效方法。

（3）石墩　是由宽而厚的石头制成的墩子。根据练功需要，可以制作成不同形状和重量的石墩，使用时可以有上举、平举和前臂屈伸等动作以锻炼臂力、腰力和腿力，很多动作形如现代体育锻炼的哑铃锻炼法。这种方法有一定的局限性，不能随时灵活地调整重量。

此外，中国古代还有一些器械是由生产工具、军事器械发展出来的武术器械。常见的有戈、钩、戟、矛、剑、镋、殳、枪、叉、刀、斧、钺，以及棍棒头、鞭锤等，但这些器械偏于技击与防身，现代推拿功法练习时已不采用。

2. 现代练功器械　现代练功器械可以分为力量型器械、灵敏型器械、柔韧型器械和耐力型器械四类。力量型器械包括握力器、杠铃、哑铃和拉力器等；灵敏型器械包括梅花桩、双手转动转盘等，可以锻炼手脚、头脑的反应能力以及四肢和大脑的协调能力；柔韧型器械主要借助栏杆（或者叫助木）牵拉韧带或者悬垂身体等，以提高关节和躯干的柔韧性；耐力型器械主要有健骑机、跑步机和划船器等。下面主要介绍一些简单、实用、常用的力量型推拿练功器械。

（1）杠铃　属于力量训练器械的一种，可以利用杠铃训练来增进肌肉力量。杠铃的用途很广泛，无论是肩部、胸背、手臂等处肌肉都可以得到有效锻炼。由杠铃及不同重量的铃片，运用重复次数的肌力特殊训练技巧对全身肌群做力量训练，可以增加肌肉力量，对延缓肌肉功能衰退、增加骨骼的代谢、防止骨质疏松症等均有效果，是有效的推拿器械锻炼方式之一。

（2）哑铃　由于锻炼时不发出声响，故名哑铃，是推拿功法中常用的练功器材，又可分为固定重量和可调节重量两种。固定重量的哑铃一般用生铁铸成，中间是铁棒，两端固定为实心的铁饼或圆球。可调节哑铃类似缩小的杠铃，在短铁棒两端套上重量不等的圆形铁片，长40～45cm，哑铃的重量可以根据锻炼需要，通过更换铁饼而自由调节。经常进行哑铃锻炼，可以增强身体各部位的肌肉力量，尤其是上肢肌肉与胸部肌肉力量。

（3）拉力器　也是一种简单实用的推拿练功器械，主要用于臂力的训练，特别是对屈肌的锻炼，是锻炼肱二头肌、胸大肌及背阔肌力量的主要器械之一。例如高位拉力器弯举，能够充分锻炼肱肌。此外，前臂上部的主要肌肉——肱桡肌，在屈臂动作中也起了不少作用，而通过拉力器侧弯举可以使肱桡肌得到强化。力量的大小可以通过增减弹簧的根数进行调节。

（4）握力器　又叫手力器、指力器，器械体积小而轻，携带方便，简单实用，是锻炼指力、手掌的主要器械。使用时分单手握、双手握、上握和下握等，主要是从不同角度和方向锻炼不同的手指和肌肉，使手部的短小肌肉变得结实，是手部推拿器械锻炼的必备小型器械之一。

上述几种器械可以配合腹部训练椅、杠铃架或卧推架使用，能够锻炼身体不同部位的肌肉。

二、器械练功的准备

器械练功前的准备活动是整个器械锻炼中的一个不可缺少、至关重要的组成部分，可以分为生理准备和心理准备两个方面。

生理准备活动包括全身的骨关节和肌肉，与一般的体育锻炼前的准备活动无明显区别，可以做旋转腕踝关节、屈膝下蹲、弯腰下压、弓步压腿、扩胸和转腰等动作，或用推拿手法拍打放松肢体等，原则上只要能把身体放松，任何运动方式都可以，但活动量和强度不宜过大，以身体微微出汗和感到全身略有兴奋为度。准备活动的重要性在于防止器械锻炼的运动性损伤和缩短进入正常训练状态的时间。

心理准备活动则主要要求练功者的心境平静、呼吸均匀和精神内守三个方面。

三、器械练功的注意事项

1. 掌握科学的练功方法　器械的科学练功非常重要，科学的方法是器械锻炼成功的保证，选择设计的功法锻炼要有科学性、合理性和针对性，这也是在针对个体差异锻炼计划中的一个重要环节。每一块肌肉或某部肌群，至少有一种或多种相应的器械锻炼方法，只有用正确方法锻炼，才能收到最佳的训练效果。比如，三角肌的肌纤维有前、中、后三个不同位置，每个部位都有一种或几种行之有效的器械锻炼方法。动作选准了，并能正确地掌握这些方法，才能具有针对性和避免器械锻炼不当产生损伤。

除了明确器械锻炼方法和器械锻炼的性能外，还要了解锻炼部位肌肉的结构和性能，这样才能使器械锻炼发挥更大的效能。比如，用哑铃、皮条做臂弯举时，循原路线伸臂还原的动作，应该用肱二头肌的力量有意识地加以控制，使其缓慢下放，这样肱二头肌就得到了重点锻炼。

2. 选择合适的练功器械　锻炼器械有大有小，有精有拙，且性能各异，功能有别。但只要选择正确的练功方法，必然会收到理想的效果。器械种类与重量的选择是首先要考虑的问题，锻炼器械多种多样，小到健身球，大到多功能训练器，由于器械的结构特点及功能各不相同，因此，器械锻炼的方法和效果也不相同。锻炼者一定要根据自己的体质与锻炼目的来选择适合自己的器械进行锻炼。一般来说，初练以选择器械功能单一、动作幅度小、速度较慢的小型器械为好；有一定基础者，适宜选择负荷大、较重的器械。器械锻炼的目的不同，其选择的器械也不一样，如要锻炼胸肌和上肢肌力，宜选择哑铃、拉力器、划船器等。总之，选择器械要有针对性，要适合自己，切不可仿效别人或追求高强度。

3. 制定科学的练功计划和目标　器械练功对每天的练功目标要有所计划，包括选择合理的锻炼次数、重量、练功时间和组数，以及要达到的效果等。锻炼负荷包括锻炼次数和锻炼重量，锻炼次数的确定与锻炼重量密切相关。

锻炼次数和锻炼重量是器械练功中最重要的内容。同一器械锻炼方法，若锻炼次数和锻炼重量不同，效果也截然不同，最终达到的目标也各异。锻炼的次数和重量同样是根据推拿器械锻炼者体质状况、训练水平和目的来确定的。至于锻炼次数及重量以多少为宜，并无统一标准，需要根据锻炼者能承受的负荷来制订。由于器械锻炼目的不同，锻炼次数也有所区别。若以增强肌肉、增长体力为主，大肌肉群每组锻炼 5～10 次，不宜少于 5 次；小肌肉群每组 10～20 次，不宜少于 10 次。

4. 根据自身状况有针对性地选择练功　每位锻炼者的身体素质存在差异，有的锻炼者臂力好、腰背力差，有的锻炼者腿力好而肩部力差等，这就要求我们要有选择性地进行器械锻炼。在选择针对性练功中，还要有重点地针对性锻炼，如某一部位力量弱时，训练应安排在每次训练的开始阶段，并相应加大其运动强度。总之，选择性练功必须弄清自己的身体状况和锻炼目的而选择相应的器械锻炼方法、运动量和运动强度。

第二节　传统器械练功法

一、沙袋练功

沙袋练功是增加肌肉力量的有效锻炼方法，对推拿工作者的身体素质和局部肌肉力量的提高起到很大的作用。但根据不同的功法锻炼目的，在沙袋重量、锻炼方法和锻炼强度等方面要因人而异。

沙袋练功前最好先进行特定的动作锻炼，尽量避免剧烈对抗性运动时绑沙袋锻炼。沙袋的选择也并不是越重越好，负重的时间切忌贪多，以免走入锻炼误区。应该根据各自身体素质、体重等个体差异在沙袋重量和锻炼时间上作适当调整，以不出现过度疲劳为宜。如果出现上下肢和腰部疼痛的情况，应当停止锻炼，以免引起运动性损伤。

沙袋的制作是沙袋练功的重要准备工作。根据不同的锻炼方式，沙袋可以制作成片状、球状以及其他各种形状。片状沙袋，用结实耐磨损的弹性材料（如帆布），量体裁剪成大小和形状一样的两片，对齐叠放，然后在相应的位置缝制成片状，装沙后，可以用四个结实的布条在沙袋的四周加固成片状沙袋。按照上述方法，根据锻炼部位的不同制作成沙绑腿、沙护腕、沙腰带、沙背心等片状沙袋。而球状沙袋把结实耐用的弹性材料（如帆布及各种车辆的内、外胎等）裁成多个小片，并将这些小片拼接缝合成球壳形空心体，在即将完成密封时，向里面装满沙子，最后完全密封缝合。同时也可在最后密封缝合时，缝接上结实的绳子制成沙链球等；或将废旧的篮球、足球、排球等，剪个小口，向内装满沙子后再缝合，改制成沙球。

二、沙袋练功方法

常见的沙袋练功方法介绍以下五式：五指抓沙袋、俯卧直腿上抬、弯举小腿、深蹲弹跳及负重转肩等。这些方法简便易行、切实有效，是沙袋锻炼的常用方法。

第一式　五指抓沙袋（或沙球）

习练器械：沙袋或沙球。

【习练步骤】

1. 马裆式，微屈膝弯腰，身体稍前倾，一手五指抓住重约 5kg 的沙袋或沙球待练。

2. 抓沙袋或沙球的五指松开，沙袋或沙球自然下落；锻炼者迅速用另一手的五指抓住下落沙袋或沙球并迅速上提，然后松开五指，如此交替重复上述动作。

3. 功法锻炼者也可以马步开立，身体保持正立，双手五指同时抓住重约 5kg 沙袋或沙球静止不动，保持姿势 3 ～ 5 分钟。

【习练要领】

1. 要求五指松开、迅速抓住下落沙袋或沙球，并迅速上提，是一个动作周期。

2. 整个动作要自然连贯、一气呵成，周期与周期之间要有一定的节奏感，速度均匀。

3. 全神贯注，眼睛注视沙袋或沙球，呼吸自然流畅，不可屏气。

4. 动作要沉稳，忌轻浮。

【习练次数】

左右手五指各锻炼 10 ～ 20 次为一组，每组间隔 5 分钟，连续做三组，每天锻炼 1 ～ 2 次。

【习练意义】

此动作主要锻炼手指力量，只要坚持锻炼，功效十分明显。

第二式　俯卧直腿上抬

习练器械：沙袋。

【习练步骤】

1. 小腿部绑上重约 5kg 的沙袋，俯卧在软长条凳上，双下肢自然伸直，双手扶住木凳以稳定身体。

2. 双下肢交替用力后伸，直到最高点后缓缓下落还原。

3. 功法锻炼者也可先将一条腿上抬至最高点，静止不动，保持此姿势 3 分钟，然后换另一腿锻炼。

【习练要领】

1. 抬腿和呼吸相配合，一腿后抬时吸气，还原时呼气。

2. 可以借助腰部用力。

3. 练功前，腹部要紧贴木凳，后伸时应尽量至最大范围，然后慢慢还原。

【习练次数】

每条腿锻炼 10～20 次为一组，每组间隔 5 分钟，连续做三组，每天锻炼 1～2 次。

【习练意义】

此动作主要锻炼股二头肌和腿部肌肉力量。

第三式　弯举小腿

习练器械：沙袋。

【习练步骤】

1. 站立位，小腿部绑上沙袋，双手扶墙或握双杠，身体保持中立或微前倾。

2. 以一条腿支撑体重，另一条腿屈膝，把小腿尽量向后上弯举至最大范围，停留并保持此姿势 3 分钟，然后徐徐收力放松，还原至起始姿势。

3. 交换另一条腿锻炼。

【习练要领】

1. 配合呼吸，屈膝时小腿弯曲并吸气，还原时呼气。

2. 小腿弯曲时，身体要保持平衡，下肢不要任意摆动。

3. 后伸时应尽量伸至最大范围，然后再缓慢回到原点。

【习练次数】

每条腿锻炼 10～20 次为一组，每组间隔 5 分钟，连续做三组，每天锻炼 1～2 次。

【习练意义】

此动作主要锻炼股二头肌。

第四式　深蹲弹跳

习练器械：沙袋。

【习练步骤】

1. 平步开立，双脚与肩同宽，双手各抓住一沙袋，深蹲至最大限度，蓄势待发。

2.伸膝、展体、伸臂与屈足，使身体爆发性垂直向上弹起。

3.身体下落时随势深蹲，臂后摆，完成一次蹲跳。

4.重复上述动作数次。

【习练要领】

1.配合呼吸，身体向上弹起时吸气，身体下落深蹲时呼气。

2.深蹲弹跳要求动作连续流畅，有节奏。

3.整个动作过程中，身体挺拔，手臂保持伸直，弹起时整个身体要求舒展自然。

4.落地时动作轻灵，足尖先着地，轻巧而富有弹性。

【习练次数】

每次锻炼深蹲弹跳 10～20 次为一组，每组间隔 5 分钟，连续做三组，每天锻炼 1～2 次。

【习练意义】

此动作主要锻炼小腿肌、屈足肌群和股四头肌力量。

第五式　负重转肩

习练器械：沙袋。

【习练步骤】

1.站立位，以左肩部锻炼为例。左手握空拳，屈肘 90°，上臂部固定住重约 5kg 的沙袋，右手叉腰。

2.右脚向右前方斜跨一大步，成右弓步，右脚脚尖稍内扣，左脚脚跟向后蹬地，身体保持中正。

3.上臂部发力，使肩关节做顺时针或逆时针方向旋转。

4.然后收右弓步成站立位，此式动作完成。

5.右肩部锻炼同左肩部锻炼。

【习练要领】

1.在斜跨成弓步之前，先深呼吸数次，自己感觉到身体协调自然时，再斜跨锻炼。

2.自然调匀呼吸，不可屏气，以免受伤。

3.肩关节旋转幅度要大，但速度不宜太快，整个功法锻炼过程中躯干都要保持中正。

【习练次数】

左右肩各按顺、逆时针方向旋转 10～20 次为一组，每组间隔 5 分钟，连续做三组，每天锻炼 1～2 次。

【习练意义】

主要锻炼肱二头肌、肱三头肌、三角肌、胸大肌和背阔肌力量。

第三节　现代器械练功法

一、指力器械练功法

（一）拉弹簧

【起始姿势】

身体放松，套上护指，左右两指各持弹簧的一端。

【习练步骤】

1. 左右手指分别向两端水平牵拉弹簧。

2. 牵到最大限度，停留5秒，缓慢回缩弹簧。

3. 重复上述动作数次。

【习练要领】

1. 向两边拉时吸气，回缩弹簧时呼气。

2. 锻炼时应循序渐进。

3. 忌一侧突然放手，以免身体受伤。

【习练次数】

每次锻炼10～20次为一组，每组间隔5分钟，连续做三组，每天训练1～2次。

【习练意义】

此动作主要锻炼手指屈肌，增强指力。

（二）指抓铁球

【起始姿势】

把铁球放在桌子边缘，锻炼手悬腕抓铁球。

【习练步骤】

1. 用五指把铁球悬扣起。

2. 把铁球移到桌子中央，再放下铁球。

3. 把铁球从中央再悬扣起到桌子边缘放下，重复此动作数次。

【习练要领】

1. 把铁球提起再慢慢放下，形成一个由低→高→低的高峰曲线，不要水平移动。

2. 坐位、站立位均可。可由五指改为四指、三指、二指抓铁球或夹住铁球。

【习练次数】

每次锻炼5～10次为一组，每组间隔5分钟，连续做三组，每天训练1～2次。

【习练意义】

此动作可锻炼手的外侧、内侧等肌群。

二、腕力器械练功法

正握弯举杠铃

【起始姿势】

坐在凳上，前臂放在大腿上，两手持铃，拳心向前（图10-1）。

【习练步骤】

1. 前臂屈肌群收缩，手腕向上弯起至极限。

2. 缓慢下放还原。

3. 重复锻炼。

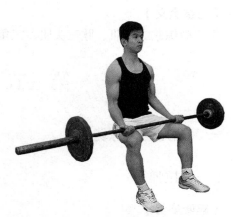

图10-1　正握弯举杠铃

【习练要领】

开始时，手腕自然背伸到最大，然后向上弯起至极限。

【习练次数】

每次锻炼 5 ～ 10 次为一组，每组间隔 5 分钟，连续做三组，每天训练 1 次。

【习练意义】

此动作主要训练桡侧腕屈肌、尺侧腕屈肌等屈指肌群。

三、臂力器械练功法

（一）屈肌练功法（双臂屈伸哑铃）

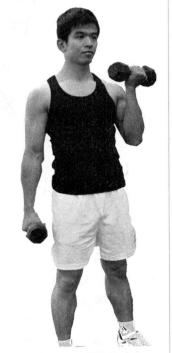

【起始姿势】

两腿开立同肩宽，两手握铃自然下垂，拳心向前。

【习练步骤】

1. 双臂轮流屈伸，屈肘，拳心由朝前变为朝后（图 10-2）。

2. 然后循原路还原。

3. 重复锻炼。

【习练要领】

身体保持直立，不要晃动，以免借力，影响效果。

【习练次数】

每次锻炼 5 ～ 10 次为一组，每组间隔 5 分钟，连续做三组，每天训练 1 ～ 2 次。

图 10-2　屈肌练功法

【习练意义】

此动作主要训练肱二头肌和前臂屈肌群。

（二）伸肌练功法

屈臂上拉杠铃

【起始姿势】

两脚自然开立，身体保持正直，双手正握（掌心向内），握距比肩稍宽。

【习练步骤】

1. 举过头顶，使上臂始终保持与地面垂直 [图 10-3（1）]。

2. 两肘靠近耳部，持铃向颈后屈前臂 [图 10-3（2）]。

3. 至耳轮位置向上做伸臂动作，直至两臂伸直。

【习练要领】

1. 颈后向上做伸臂动作时，应用鼻子吸气，反之用口呼气。

2. 锻炼时，要尽量保持上臂与地面垂直，前臂动、上臂不动。

3. 也可反握杠铃，其对肱三头肌刺激强度更大，适合有锻炼基础的人锻炼。

【习练次数】

每次锻炼 5 ～ 10 次为一组，每组间隔 5 分钟，连续三组，每周锻炼 3 次。

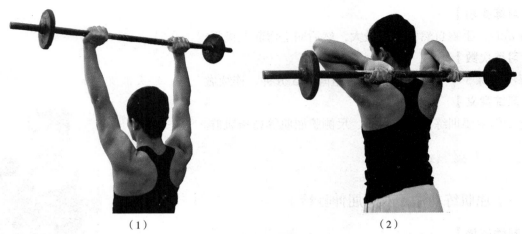

（1）　　　　　　　　　　　　　　（2）

图 10-3　屈臂上拉杠铃

【习练意义】

此动作主要锻炼肱三头肌的力量。

背后拉弹簧拉力器

【起始姿势】

直立，两手握拉力器于后背。

【习练步骤】

1. 两臂同时向外推拉力器。

2. 待伸直后静止片刻，再慢速还原。

3. 重复锻炼。

【习练要领】

动作要缓慢，身体不要前后晃动，手臂伸直后要维持外推动作 3 秒。

【习练次数】

每次锻炼 5 ～ 10 次为一组，每组间隔 5 分钟，连续做三组，每天训练 1 次。

【习练意义】

此动作主要训练肱三头肌力量。

（三）外展肌练功法

仰卧撑长凳

【起始姿势】

身体后仰，双手于背后撑在凳上，撑距与肩同宽。

【习练步骤】

1. 两臂同时弯曲，身体下降（图 10-4）。

2. 抬头，直腰，收腹，两臂撑直，身体上挺。

3. 重复两臂的屈伸动作。

【习练要领】

1. 当臂做伸动作时用鼻子吸气，反之呼气。

2. 双手于背后撑在凳上时，上体与两腿始终保持伸直姿势，腰部要挺直。

3. 屈肘到最大限度时，身体要尽量下沉。

4. 两脚与凳子的距离越远对肱三头肌刺激也就越大，反之两腿与上体做臂屈时成垂直状对锻炼三角肌有利。

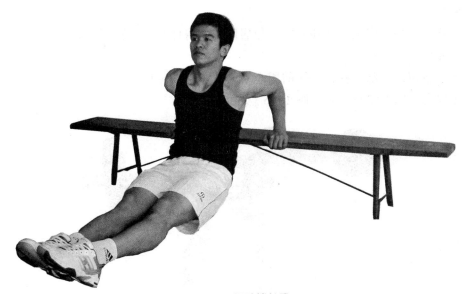

图 10-4　仰卧撑长凳

【习练次数】

每次锻炼 5～10 次为一组，每组间隔 5 分钟，连续做三组，每天锻炼 1～2 次。

【习练意义】

此动作主要锻炼肱三头肌、胸大肌、三角肌的力量。

四、背力器械练功法

（一）站立耸肩

习练器械：哑铃。

【起始姿势】

两腿开立，与肩同宽，身体直立。两手各握持一个哑铃，上肢伸直，自然垂于身体两侧。

【习练步骤】

1. 两肩先尽量下沉，再用力向上耸肩到最高限度为止。

2. 然后两肩再徐徐下落到起始位置，重复上述动作。

【习练要领】

1. 两手腕微屈，两肘微向外转。

2. 耸肩时可以控制双肩旋转，由前往后做圆周运动，然后再落下，充分锻炼斜方肌。

【习练次数】

每次锻炼 5～10 次为一组，每组间隔 5 分钟，连续做三组，每周锻炼 3 次。

【习练意义】

此动作主要锻炼斜方肌和冈上肌的力量。

（二）弓身运动

习练器械：杠铃。

【起始姿势】

两手握杠铃置于颈后肩上，两腿开立，与肩同宽，身体直立，腰部收紧。

【习练步骤】

1. 上体慢慢前屈，臀部后移，上体前屈至90°［图10-5（1）］。

2. 再用腰部力量向上挺直身体［图10-5（2）］。

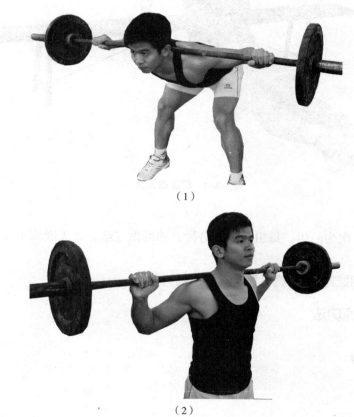

（1）

（2）

图 10-5　弓身运动

【习练要领】

1. 向前屈到水平位时用口呼气，反之用鼻子吸气。

2. 弓身运动时要保持腰背平直。

【习练次数】

每次锻炼5～10次为一组，每组间隔5分钟，连续做三组，每周锻炼3次。

【习练意义】

此动作主要锻炼腰背肌群及骶棘肌力量。

（三）直身飞鸟

习练器械：哑铃。

【起始姿势】

两腿直立，与肩同宽，身体保持正直，两手分别持哑铃，自然下垂置于身体两侧。

【习练步骤】

1. 背部肌肉收缩发力，带动上肢外展至水平位，同时挺胸收腹。

2. 静止停留 3～5 秒，两手臂再慢慢回落至身体两侧。

3. 也可以外展至水平位后不停留，连续外展下落，如同飞鸟展翅。

【习练要领】

1. 锻炼者身体保持平衡稳定，不要随上肢的外展下落而有大幅度起伏。

2. 外展挺胸时吸气，哑铃下落时呼气。

3. 上肢要伸直，下落时可以慢慢匀速下落，以增强锻炼的效果。

【习练次数】

每次锻炼 5～10 次为一组，每组间隔 5 分钟，连续做三组，每天锻炼 1 次。

【习练意义】

此动作主要锻炼背阔肌、斜方肌、大圆肌、冈上肌和三角肌力量。

（四）负重体屈伸

习练器械：铁饼。

【起始姿势】

锻炼者俯卧在长凳上，凳上有软垫，头、颈和胸部伸出凳外，两腿由他人扶持固定。

【习练步骤】

1. 铁饼置于颈背部，双手在颈部扶持固定铁饼，先身体前屈，再背肌发力，做后伸运动（图 10-6）。

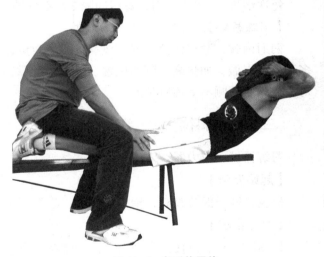

图 10-6　负重体屈伸

2. 运动有两种方式：一是均匀、有节律性地前屈后伸；二是身体后伸至最大限度后，停顿固定一小段时间再复原，之后再进行第二次锻炼。

【习练要领】

1. 后伸时背肌收紧，一定要身体反弓至最大限度。

2. 挺身或成反弓静止用力时吸气并稍憋气，还原时立即呼气。

3. 后伸至最大限度后停留时间以 5 秒为宜。

【习练次数】

每次锻炼 5～10 次为一组，每组间隔 5 分钟，连续做三组，每天锻炼 1 次。

【习练意义】

此动作主要锻炼背部肌的力量。

五、胸部器械练功法

（一）俯卧撑

习练器械：俯卧撑架、沙袋。

【起始姿势】

两手直臂支撑于俯卧撑架上或两手撑地，握距比肩稍宽。

【习练步骤】

1. 抬头，直腰，收腹。

2. 呼气，同时两臂弯曲，身体下降。

3. 重复做此动作。

【习练要领】

1. 撑起时用鼻子吸气，反之用口呼气，身体始终保持肩、臀、腿同一直线，肩关节稍前倾。

2. 屈臂支撑时，要充分沉肩，拉长胸大肌，注意肩部应处于手掌之前，腹部始终收紧，胸部不可内收。

3. 向上撑起时，始终保持身体的姿势，直至两臂伸直，不要提臀或塌腰。

【习练次数】

每次锻炼 15 次为一组，每组间隔 3 ～ 5 分钟，连续做四组，每天 1 次。

【习练意义】

两肘内收，紧靠体侧，锻炼肱三头肌的力量；两肘稍外展，锻炼胸大肌的力量。此动作可用多种形式来做，如垫高双脚的位置、单手俯卧撑、上斜俯卧撑、手指俯卧撑等，其中单手俯卧撑对改变胸肌两侧不平衡有帮助。

（二）胸前斜拉

习练器械：拉力器。

【起始姿势】

坐位，躯干保持直立，抬头、挺胸、收腹。

【习练步骤】

1. 屈肘，双手握住拉力器两端，一端在肩前，另一端在对侧胸乳下，拉力器斜过胸前。

2. 两臂发力向肩外、胁外拉开拉力器，直到两肘关节完全伸直。

3. 停留片刻后，缓慢解除拉力，复原至预备动作。

【习练要领】

1. 动作要协调，力量要有控制，不能突然用力。

2. 肌肉要充分牵拉开。

3. 注意力集中，可配合呼吸。吸气时拉开，呼气时收回。

【习练次数】

每次锻炼 5 ～ 10 次为一组，每组间隔 5 分钟，连续做三组，每天锻炼 1 ～ 2 次。

【习练意义】

此动作主要锻炼胸大肌、肱三头肌和三角肌力量。

（三）仰卧两臂上拉

习练器械：杠铃。

【起始姿势】

锻炼者仰卧在凳上，两手握住杠铃，距离与肩同宽。

【习练步骤】

1. 两臂保持平直，将杠铃向后拉，并尽量拉至最低点，停留 3 秒，使胸部肌肉尽量拉开。

2. 收缩胸部肌肉，两臂向下划弧，将杠铃下划至大腿部。停留 5 秒，再重复上述动作。

【习练要领】

1. 向后拉时深吸气，吸气尽则拉至最高点，向下回复时呼气。也可向后拉时吸气，拉至吸气尽时，双臂保持不动时呼气，向下回复时吸气，回复至开始位置时呼气。

2. 向后拉时，两臂、躯干要充分先后伸展开；向下回复时两臂要充分向前伸直。

【习练次数】

每次锻炼 5 ~ 10 次为一组，每组间隔 5 分钟，连续做三组，每天锻炼 1 次。

【习练意义】

此动作主要锻炼胸大肌力量。

六、腹部器械练功法

（一）单杠直腿上举

习练器械：单杠。

【起始姿势】

两手正握单杠，上下肢自然伸直，身体放松，垂直悬吊于杠下。

【习练步骤】

1. 收缩腹直肌，将伸直的两腿尽力向上抬举至可能的高点，停留静止 3 秒。

2. 然后慢慢还原成预备姿势。

【习练要领】

1. 腹直肌收缩、下肢向上抬举时吸气，腹直肌放松、躯体伸直时呼气。

2. 上举和还原时，尽量保持身体稳定不摆动。

3. 腹直肌不可突然收缩，也不可突然放松，速度越慢，强度越大。

【习练次数】

每次锻炼 5 ~ 10 次为一组，每组间隔 5 分钟，连续做三组，每天锻炼 1 ~ 2 次。

【习练意义】

此动作主要锻炼腹直肌力量。

（二）仰卧起坐

习练器械：垫、沙袋。

【起始姿势】

平卧屈腿在垫上，腿屈成 90°，双手抱头。

【习练步骤】

1.用腹肌的力量使上体向前弯起，尽量使头部触及膝部。

2.手不离头，腰背后伸，头、双手后伸贴垫，重复此动作。

【习练要领】

1.向上弯体时用鼻子吸气，反之用口呼气。

2.弯腰起坐，不可先直腰后起坐。

3.不要直腿做仰卧起坐，以免损伤骶部肌肉。

【习练次数】

每次锻炼 10～20 次为一组，每组间隔 5 分钟，连续做三组，每天锻炼 1 次。

【习练意义】

此动作主要锻炼腹直肌力量。

七、腿力器械练功法

（一）负重屈膝

习练器械：杠铃。

【起始姿势】

站位，将杠铃置于颈后肩上，也可以一脚站立支撑体重，另一脚提起。

【习练步骤】

1.小腿肌肉群收缩，使脚跟尽量提高至最大限度，静止 3～5 秒，还原成预备姿势，重复上述动作。

2.换另一只脚重复上述动作。

【习练要领】

1.提起脚跟时吸气，放松还原时呼气。

2.脚跟上提和还原时，要注意保持身体重心稳定，特别是上提时，要防止脚步向前移位。

【习练次数】

每次锻炼 10～20 次为一组，每组间隔 5 分钟，连续做三组，每天锻炼 1～2 次。

【习练意义】

此动作主要锻炼腓肠肌、股三头肌和屈趾肌群力量。

（二）前蹲

习练器械：杠铃。

【起始姿势】

站在深蹲架前，弯腰屈膝，将置于深蹲架上的杠铃托于胸前。离开深蹲架两步，平步开立，两脚距离稍宽于肩，足趾微微外撇，身体保持正直。

【习练步骤】

1.控制好力量，屈膝下蹲，下蹲的高度以大腿与地面平行为宜，静止 3 秒。

2. 膝关节挺直起立，回复至站立位。

3. 重复上述动作。

【习练要领】

1. 有两种呼吸气方式。一是下蹲时呼气，起立时吸气；二是下蹲时吸气，静止时呼气，然后起立时再吸气，静止时呼气。

2. 下蹲和起立都要注意保持身体重心稳定。

3. 在整个运动过程中，背部都要保持平直，上体不前倾，臀部不后突，但腰部在下蹲时要下塌。

4. 起立时要快速伸直膝关节，可用力挺直膝关节。

【习练次数】

每次锻炼 10～20 次为一组，每组间隔 5 分钟，连续做三组，每天锻炼 1～2 次。

【习练意义】

此动作主要锻炼股四头肌前部、膝周韧带和上背部肌肉力量。

（三）后蹲

习练器械：杠铃。

【起始姿势】

除将杠铃置于颈后部肩上外，其余动作姿势与前蹲相同。

【习练步骤】

同前蹲。

【习练要领】

同前蹲。

【习练次数】

同前蹲。

【习练意义】

此动作主要锻炼股四头肌后部、膝周韧带和腰背部肌肉力量。本动作可以与前蹲动作交替合练。

【思考题】

1. 传统的练功器械包括哪些？对指力锻炼最有效的是哪一种？

2. 器械练功前要做哪些准备？

3. 如何选择适合自己的练功器械？

4. 锻炼指力和腕力的器械练功方法有哪些？

5. 锻炼肱三头肌和背腰肌力量的器械练功方法有哪些？

6. 前蹲与后蹲主要是锻炼身体的什么部位？练功方法是什么？

下篇

应用篇

学习提要：

　　掌握推拿功法的应用原则，遵循循序渐进、动静结合、因人制宜、科学应用的原则，指导患者积极自我锻炼，发挥患者主观能动性，调动医患双方的积极因素，从而使患者迅速康复，更好地解决现代疾病谱的新问题。

　　掌握颈部疾病、肩部疾病、腰部疾病、高血压、失眠、内脏下垂病症的功法选用原则及方法；熟悉糖尿病、肥胖症、慢性肝病的功法选用及操作要点；了解上肢疾病、腕部疾病、膝部疾病、踝部疾病、哮喘、心肌炎、阳痿的推拿功法习练提要，以便更好地把推拿功法应用于临床。

第一节　概　述

　　推拿功法与推拿手法同属于推拿治疗疾病之方法与手段，两者在临床应用中可互为补充，以提高及巩固推拿临床的总体疗效。推拿功法是中国传统疗法的重要内容，使推拿疗法独具主动运动特色。功法锻炼也是治疗脊柱与骨关节疾病的主要方法之一，尤其是在脊柱退行性病变与脊柱损伤后遗症的治疗中占有重要地位，同时对各种慢性疾病如糖尿病、高血压、骨质疏松症、肥胖症等疾病防治与康复都有显著的效果。正确掌握和应用推拿功法训练的方法，可以发挥患者主观能动性，调动医患双方的积极因素，使患者迅速康复。

　　推拿功法的临床治疗作用较多，如《内经遗篇·刺法论》云："肾有久病者，可以寅时面向南，净神不乱思，闭气不息七遍，以引颈咽气顺之，如咽甚硬物。如此七遍，饵舌下津令无数。"指出肾久病的自我功法锻炼方法，重点指出了锻炼的时间、方位及方法。《内功图说辑要·诸仙引导图》记载："一身仰卧，右脚架放在左脚上，直舒两手攀肩，存守下丹田，意想内气围绕肚脐顺时针运转，共六次。"这是对脾胃虚弱、纳食不消患者具有健脾和胃作用的功法。《景岳全书》中记载治耳聋、耳鸣法：松静而坐，两手轻置膝盖上，闭目养神。以两手中指分别轻轻按于两耳耳窍中，一按一放，反复多次，再以手指按住，轻轻摇动，以引导内气，使耳窍通畅。详尽介绍了治疗耳聋、耳鸣的功法。

　　临床应用推拿功法有两种形式，既可单独应用，也可与推拿手法结合运用。应用时，功法的主动锻炼与被动锻炼相结合，可以相互补充，是推拿疗法的重要表现形式。如近代内功推拿流派，在治疗前，患者需练习少林内功，然后医生再为患者实施手法，这是主动运动与被动运动相结合的典范。

推拿功法除了具有防病、治病的效果外，还具有一种特殊的辅助检查和诊断作用。例如有些疾病，特别是一些功能性疾病，现代医学检查无阳性指标，但在功法练功处于安静状态时，可采用自我体验检查法，即通过适量的功法锻炼到一定程度后，身体某一部位可出现酸胀和隐隐作痛等病灶反应，从而暴露出潜在的疾病，这对于某些疾病的早发现、早治疗是很有益处的。随着现代医学的发展，推拿功法训练作为一种防治疾病、非药物、无创性的自主疗法，日益受到社会的关注。因此，应该加强推拿功法在保健、临床、康复、预防中的应用和研究，并结合现代临床医学制定推拿功法的锻炼原则，指导患者积极自我锻炼，解决现代疾病谱的新问题。

第二节　应用原则

一、循序渐进

推拿功法应用的目的是有病治病、无病强身，配合各种疗法以巩固治疗效果和防止疾病复发。因此，医生为患者指导功法锻炼时，要根据患者体质情况和患病状态制定合适的针对性功法，使功法训练既有效又安全。更重要的是：一方面，所采用的功法锻炼量要由小到大，功法的动作和内容要求由易到难，使身体逐步适应；另一方面，随着病情好转，也要不断加大功法锻炼量与功法的锻炼难度，对患者指导更高更难的功法，以增强患者对功法的适应能力，使健康得到更大程度改善，症状逐步缓解。

二、动静结合

动静结合主要是指练功上的动功与静功相互结合。因为动则生阳，静则生阴，各有所属，所以，专练动功或静功会有阴阳失偏之虞。若动静兼练，阴阳和合，更有利于提高功法祛病的效果。掌握好功法，动静结合，要根据练功者自身的具体情况而定，如年龄、性别、体质、身体状况、练功进度等都在考虑之内。如年龄较大、体质较差、病情较重者，可以先练静功，待体力恢复、病情好转时再加练动功；如果以保健养生为目的，就可以动静功兼练；体力好的以练动功为主，体力差的以练静功为主。在练功的时间与次数上，也可根据不同情况适当掌握。一般早晨和下午练动功，中午和晚上练静功。动以升发升阳火，静以收藏养真阴。总之，一切应根据具体情况，灵活掌握运用，把动静结合起来，更能增强练功效果。

三、因人制宜

在推拿功法的应用过程中，医生应针对患者的年龄、性别、体质等不同特点来制定适宜的功法锻炼原则。如清代徐大椿在《医学源流论》指出："天下有同此一病，而治此则效，治彼则不效，且不惟无效，而反有大害者，何也？则以病同而人异也。"因先天禀赋与后天生活环境的不同，个体体质存在差异，所以个体的差异性，需要制定最适合其个体差异的推拿功法训练计划。以人的体质、疾病状态为认知对象，从体质状态、疾病证型及不同体质类型的特性，制定防治原则，进行因人制宜的推拿功法干预措施。

比如说，气血亏虚的人群不宜高强度、大运动量的功法锻炼，宜选用放松功、保健功、八段锦等功法练习，具有强身补益气血的功效。阳气亏虚的人群宜选用壮益肾阳、提升阳气的功法，如"五禽戏"中的虎戏具有益肾阳、强腰骨的作用。阴虚内热的人群宜选用中小强度的功法练习，如六字诀等。痰湿内蕴的人群宜选用中等强度、长时间的全身性功法，如易筋经、少林内功等。气滞血瘀的人群宜选用有益于促进气血运行的功法，以动功为主，但由于气滞血瘀人群心血管功能较弱，故功法运动负荷不宜过大。气机瘀滞的人群宜选用调理气机、舒畅情志的功法，如六字诀、放松功等。先天不足的人群宜选用调养先天、培补肾精肾气的功法。

四、科学应用

只有采用合理的、安全的、科学的推拿功法锻炼，才能产生良好的锻炼效应，增进身体健康；不合理、不科学的锻炼方式，不但不能产生有效的锻炼效应，反而可能会引起患者发生功法的不良反应，甚至偏差而致狂等不良后果。因此，在推拿功法应用过程中，需遵循合理、科学应用的原则。

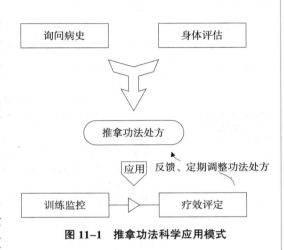

图 11-1　推拿功法科学应用模式

推拿功法包含形体锻炼、呼吸调节和意念调控。推拿功法在临床应用中，医生所指导的推拿功法，尤其是形体锻炼的功法，主要包括适宜的功法动作、功法要领、功法强度、功法锻炼持续时间、功法锻炼频率及注意事项。制定与实施推拿功法的临床应用是一项复杂的系统工程（图 11-1）。

在推拿功法应用前，应详细询问、了解患者的疾病史和练功史，有助于排除功法禁忌证，确定推拿功法指导的目的，选择适宜的功法，为制定安全有效推拿功法的临床应用提供依据。同时，应对患者进行检查与评估，包括体格检查、实验室检查和辅助检查等，各项检查结果均为医生制定详细的推拿功法提供重要依据。

在推拿功法应用中，应面对面指导，并详细记录推拿功法锻炼情况及锻炼中、锻炼后的身体反应，定期对患者进行身体检查或复查，并向患者交代注意事项和自我观察的方法，取得患者合作，以便适时调整功法锻炼。

在推拿功法应用后，应再次进行医患交流，并进行疗效的客观评定，定期调整功法，以便进一步提高推拿功法干预的效果。

第三节　伤科疾病应用

一、颈部疾病

【概述】

颈部疾病主要是指颈部脊柱及其相关疾病，包括颈椎病、落枕、颈肩综合征、颈背肌风湿性肌炎等疾病。其中颈椎病是临床上最常见的颈部脊柱疾病。其成因是由于颈椎及其关节、关节囊、韧带、椎间盘退变和继发性改变，出现颈椎失稳、骨质增生、韧带钙化或关节囊肥厚，使其周围组织（神经根、椎动脉、脊髓或交感神经等）遭受不良刺激，并引起相关临床症状。颈椎病的临床表现复杂而多样，主要包括颈背疼痛、上肢无力、手臂发麻、头晕头痛、恶心、视觉障碍、吞咽困难、活动不利；心慌心悸、局部多汗、肢体发凉、血压升高或降低、耳鸣舌麻；抬腿困难、步态不稳、上肢发抖、握物困难、感觉障碍、下肢麻木无力，甚至瘫痪等。本病属中医学

"痹证""痿证""头痛""眩晕""项强"等范畴。

治疗颈椎病的方法有很多，常见的有推拿、针灸、牵引、理疗、手术等。这些方法虽然有效，但远期疗效不尽如人意。临床实践表明，功法锻炼具有通督调脉、解痉止痛、平衡颈椎脊柱的功能，使颈椎间隙增宽，减轻或消除对颈神经根、颈椎动脉和其他组织的压迫，起到缓解颈背部肌肉痉挛、改善头颈部血液循环、松解粘连、调整小关节的作用。同时，可增强颈部肌肉、韧带、血管的柔韧性和弹性及颈背部肌肉力量，加强颈椎的稳定性与协调性。

【功法选用】

颈部疾病的推拿功法锻炼可选择动静结合的原则（表 11-1）。首先要思想宁静，身体放松，做到心静体松，然后再选择动功锻炼。

表 11-1　颈部疾病功法选用及其操作要点

功法选用	操作要点
脊柱功	①重点锻炼仙鹤点水与颈项相争等功法 ②对于椎动脉型颈椎病患者，见有严重头晕、恶心症状时，可锻炼仙鹤点水功，但要控制幅度大小，注意身体平衡 ③练习颈项相争时，力量由小到大，需持续一定时间
保健功	①重点锻炼项功等功法 ②两手十指交叉抱后枕部，两手与颈争力，前俯后仰 3～9 次
八段锦	①重点选择锻炼左右开弓似射雕、背后七颠百病消等功法 ②左右开弓似射雕主要在颈椎的左右旋转，重复锻炼，左右交替做 6～8 次 ③背后七颠百病消，平掌下按，足跟上提。同时，意念向上虚顶，气贴于背；随呼气，足跟下落着地，手掌下垂，全身放松，如此反复 6～8 次。此势两足跟有节律地弹性起落，通过振动使椎间关节及韧带得到锻炼
易筋经	①重点选择锻炼掌托天门、摘星换斗、九鬼拔马刀、打躬击鼓、掉尾势等功法 ②对于颈椎生理曲度变直或反弓患者，应坚持锻炼摘星换斗动作 ③九鬼拔马刀、打躬击鼓、掉尾势，重点锻炼颈部肌群，增强颈部肌肉力量，主要解决颈项僵硬不适、颈肌痉挛的问题

【习练提要】

1. 功法锻炼期间，需保持乐观情绪，积极改变不良生活习惯，避免长时间伏案低头工作，注意睡卧姿势，枕头高度适宜。

2. 患者颈部症状持续不缓解或反复加剧或出现下肢症状等，应特别警惕有无颈椎椎间关节脱位及脊髓的损伤，及时进行系统检查和治疗，以免延误病情。

3. 患者在功法锻炼期间，应定期对颈部功能、症状及体征进行检查和评估，以便及时调整功法锻炼计划。

二、肩部疾病

【概述】

肩部的疾病在日常生活中很常见，肩部疼痛是肩部疾病的共有症状，在临床上最常见的是肩关节周围炎，又称"冻结肩""五十肩""肩凝症""漏肩风"。肩关节周围炎是以肩部软组织广泛粘连、肩部广泛疼痛和功能受限为特点的常见病，好发于 50 岁左右。女性较男性为多。主要由于年老体弱，肝肾亏虚，肩部劳损，复感风寒湿邪，导致肩关节囊、滑液囊、肌腱及肩周肌肉等软组织的慢性无菌性炎症，甚至肩关节粘连，引起肩关节活动功能障碍。此病早期以肩部疼痛为主，后期以肩部功能障碍为主。早期病理变化以组织充血、肿胀、渗出为主，后期以组织粘连为主。本病属中医学"肩痹"范畴。其次还有肱二头肌长头腱鞘炎、冈上肌肌腱炎、肩峰下滑囊炎、肩袖损伤等。某些慢性的损伤也会造成肩关节内盂唇的损伤，从而产生肩关节的长时间疼痛。

肩部疾病发病率逐渐增高，患者应该及时治疗。现代医学采用药物封闭、消炎止痛药物治疗，短期内有消炎止痛的效果，但对于肩部粘连，则药力不及。中医可采用松解粘连、滑利关节、活血止痛的推拿手法与针灸治疗，可收到理想效果。但治疗过程中进程缓慢，配合推拿功法锻炼，能缩短疗程，减轻患者痛苦，效果更为显著。

国内外专家已证实推拿功法可畅通气血，使肩部及背部血液运行加快，改善肩背部软组织营养的供应，调节肩背部的新陈代谢，有利于粘连的松解，促进筋骨恢复，调节人体的阴阳平衡，缓解风寒湿邪对肩部的影响，恢复人体肩关节运动功能，达到防病治病和康复的目的。

【功法选用】

肩部疾病的推拿功法锻炼遵循以动功为主、静功为辅的原则，达到松解粘连的目的（表11-2）。

表 11-2　肩部疾病功法选用及其操作要点

功法选用	操作要点
保健功	①重点选择锻炼揉肩等功法，以患侧为重点 ②以左手掌揉右肩肩髃、肩髎、肩贞等穴18次，再以右手掌揉左肩肩髃、肩髎、肩贞等穴18次。揉时以肩关节为中心做旋转运动，以疏通经气，促进肩关节的血液循环，改善关节功能，并可防治肩关节疾病
八段锦	①重点锻炼两手托天理三焦等功法 ②锻炼时，两手由小腹向前伸臂，手心向下向外划弧，顺势转手向上。随吸气，缓缓屈肘，沿任脉上托，当双臂抬至肩、肘、腕相平时，翻掌上托于头顶，双臂伸直，仰头目视手背，稍停片刻；松开交叉的双手，自体侧向下划弧，慢慢落于小腹前，十指交叉，掌心向上。反复练6～8次，以促进肩关节粘连的松解，恢复肌肉、韧带等软组织的功能及肩关节的活动范围
脊柱功	①重点锻炼轮转双臂等功法 ②锻炼时，以肩关节为中心轮转手臂，意念想象展臂弧度由小到大，直至无穷。摇转7次，左右方向相反。锻炼时，应根据肩部粘连的程度，幅度由小到大，每天坚持2～3次
少林内功	①重点锻炼风摆荷叶、霸王举鼎等功法 ②以上功法每日习练2次，每次10～15分钟 ③以疼痛为主症的患者，可减少练功时间，每日1次；以功能障碍为主症的患者，运动幅度由小到大
易筋经	①重点锻炼掌托天门、摘星换斗、九鬼拔马刀、青龙探爪等功法 ②以上功法每日习练2次，每次20～30分钟。以疼痛为主症的患者，可减少练功时间，每日1次。以功能障碍为主症的患者，可适当延长练功时间，每次30分钟，每日增加至3次

【习练提要】

1. 患者功法锻炼期间，应及时纠正不良生活习惯，注意肩部保暖，避免患肩过度劳累。

2. 疼痛严重者，可在医生指导下适当服用一些镇痛药物，暂缓动功练习。

3. 肩部创伤早期、肿瘤等患者应禁止采用动功锻炼，以免加重损伤。

4. 患者在功法锻炼期间，应定期对肩部功能、症状及体征进行检查和评估，以便及时调整功法锻炼计划。

三、上肢疾病

【概述】

上肢在人体运动功能中充当重要的角色，人体的很多活动和动作均由上肢来完成，所以上肢容易产生劳损，尤其是肘部、腕部、手部活动机会较多，更易发生慢性损伤。目前，上肢疾病多见网球肘、学生肘、矿工肘、桡骨茎突部狭窄性腱鞘炎、桡侧伸腕肌腱炎、腕部劳损、腕管综合征、指部腱鞘炎等。常见症状有肘关节内外侧疼痛和压痛，疼痛可沿前臂向手放射，前臂肌肉痉挛，肘或腕关节僵硬或活动受限，甚至造成手掌的感觉与运动障碍，或手指发麻，经常指关节疼痛，夜间疼痛加剧，甚至使患者从梦中痛醒等。

上肢疾病临床常采用针灸、推拿、药物、封闭、理疗等方法治疗，可起到一定的效果，而功法锻炼对于巩固疗效、改善功能、促进上肢疾病康复等效果更显。

【功法选用】

上肢的功法锻炼以动功为主，可增强手指的肌力和耐力，改善上肢骨关节的柔韧性和软组织弹性，促进上肢疾病康复。动功主要选择易筋经、少林内功、八段锦（表 11-3）。

表 11-3 上肢疾病功法选用及其操作要点

功法选用	操作要点
易筋经	①重点锻炼倒拽九牛尾势、出爪亮翅势、九鬼拔马刀势、青龙探爪势等功法 ②以上功法每日习练 2 次，每次 20～30 分钟。以疼痛为主症的患者，可减少练功时间，每日 1 次。以功能障碍为主症的患者，可适当延长练功时间，每次 30 分钟，每日增加至 3 次
少林内功	①重点锻炼倒拉九头牛、仙人指路、饿虎扑食等功法 ②以上功法每日习练 2 次，每次 10～15 分钟。以疼痛为主症的患者，可减少练功时间，每日 1 次。以功能障碍为主症的患者，可适当延长练功时间，每次 30 分钟，每日增加至 3 次
八段锦	①重点锻炼攒拳怒目增气力等功法 ②两手提至腰间半握拳，拳心向上，两拳相距三拳左右，两手环抱如半月状，随呼气将左拳向左前击出，顺势稍向右转，过左拳虎视远方，右拳同时向后拉，使左右臂争力，松开虚拳，向上划弧经两侧缓缓下落，收回左足还原为站式。此势具有增强手部肌力和强筋壮骨的功效

【习练提要】

1. 患者功法锻炼期间，应积极休息，有利于上肢劳损修复。

2. 上肢筋伤急性期、骨折早期、肿瘤等患者不宜采用动功锻炼。

3. 患者锻炼期间，应定期检查、评估，了解上肢功能恢复情况，以便调整功法锻炼计划。

四、腰部疾病

【概述】

腰部对支撑人体体重和完成身体运动具有重要作用。腰部脊柱是由腰椎骨、关节、椎间盘、韧带、肌肉、筋膜和神经等组织构成。腰部运动灵活，能适应日常工作和生活的各种要求，但也会因上述各种组织器官或脏器的疾病而引起症状。主要疾病有急性腰扭伤、慢性腰肌劳损、腰椎间盘突出症、腰三横突综合征、腰椎退行性脊柱炎、腰骶关节劳损、腰椎小关节紊乱等。症状表现有腰痛或腰腿痛，疼痛的程度差别很大，从轻微的钝痛到刀割样剧痛不等；有的仅限于腰部，有的可向下肢扩散；多数昼夜均有疼痛，严重者在睡眠中痛醒；或腰部僵硬无力，单侧或双侧腰背肌痉挛，不能前屈；有的患者因腰背肌长期废用而萎缩，导致腰部无力或空虚感，肩不能负重，走路困难。一部分慢性腰痛患者因腰部肌肉损伤后，致使血肿机化、韧带挛缩、骨质增生、后关节炎等，可见腰部强硬，触之呈板样感觉；或喜暖怕冷、遇寒则痛剧，尤其是韧带损伤所引起的疼痛，一旦遇到寒冷刺激则更为敏感。本病属中医学"痹证""腰痛"等范畴。

对于腰部疾病，临床上多采用针灸、推拿、牵引、理疗、药物、小针刀及手术等治疗。近年来，功能锻炼在腰部疾病康复中占有重要地位。临床表明，通过推拿功法可以有效改善腰部退变性腰痛，提高治疗效率。选用适宜的推拿功法，循序渐进地进行锻炼，可起到益肾固元、强腰壮骨、畅通气血的功效（表11-4）。

【功法选用】

推拿功法的选择以动静结合为原则，可以选择保健功、脊柱功、八段锦、少林内功等功法练习（表11-4）。

表11-4　腰部疾病功法选用及其操作要点

功法选用	操作要点
保健功	①重点锻炼夹脊、搓腰、织布式、和带脉等功法 ②能疏利督脉与膀胱经经气，强腰固肾，调和带脉，防治腰背痛
脊柱功	①重点锻炼望月观星、仙鹤点水、左顾右盼等功法 ②伴有腰椎间盘突出症时，锻炼应控制幅度大小，注意身体平衡
八段锦	①重点锻炼左右开弓似射雕、摇头摆尾去心火、背后七颠百病消等功法 ②练习左右开弓似射雕时，重点在腰椎的左右旋转运动，通过伸臂扩胸等动作，使腰背部的肌肉、骨骼、韧带得到锻炼和增强 ③练习摇头摆尾去心火时，重点在以腰为轴，摇转躯干 ④练习背后七颠百病消时，两足跟有节律地弹性起落，通过振动使椎间关节及韧带得到锻炼，对椎体及其周围软组织病变有防治作用
少林内功	①重点锻炼站裆势、前推八匹马、倒推九头牛等功法 ②每日习练2次，每次10~15分钟。以疼痛为主症的患者，可减少练功时间，每日1次。以功能障碍为主症的患者，可适当延长练功时间，每次30分钟，每日增加至3次
易筋经	①重点锻炼三盘落地势、卧虎扑食势等功法 ②每日习练2次，每次10~15分钟。以疼痛为主症的患者，可减少练功时间，每日1次。以功能障碍为主症的患者，可适当延长练功时间，每次30分钟，每日增加至3次

按：腰椎间盘突出症患者慎做两手攀足固肾腰、顶天抱地、海底捞月、打躬势等动作，以免加重症状。

【习练提要】

1. 患者功法锻炼期间，应保持乐观情绪，配合卧硬板床休息。

2. 腰部急性外伤早期、腰椎严重失稳、骨质疏松、腰部结核、肿瘤等患者，应禁用动功锻炼，可选用静功锻炼。

五、膝部疾病

【概述】

膝关节是人体中最复杂的关节，下肢的各种复杂运动都有膝关节参与。膝部疾病严重影响着人体步行功能及生活质量，较常见的为膝部损伤性疾病，如膝关节创伤性滑膜炎、交叉韧带撕裂、半月板损伤、膝关节软骨损伤、脂肪垫劳损、退行性膝关节炎等。膝部疾病多表现为膝部疼痛、膝关节活动受限，甚则跛行，关节活动时可有弹响摩擦音，部分患者可出现关节肿胀、股四头肌萎缩等。中医多认为本病是由于膝关节感受风寒湿邪，痹阻经脉，致使经脉不通，不通则痛所致，属"膝痹"范畴。

中医多采用针灸、推拿、中药等方法治疗膝部疾病，配合膝关节推拿功法锻炼，除可改善膝部的血液循环、促进炎症的吸收外，还可松解粘连、解除痉挛、理顺肌筋等。实际上很多膝关节疾病都是由于膝关节的肌肉、韧带痉挛和退化所致，推拿练功正是解决膝关节问题的有效手段。

【功法选用】

膝部疾病的推拿功法锻炼可以选择站桩功、少林内功、易筋经等（表 11-5）。

表 11-5　膝部疾病功法选用及其操作要点

功法选用	操作要点
站桩功	①重点锻炼三圆式功法 ②锻炼时，要求做到手圆、臂圆、足圆。呼吸深长，用意要松，若有若无，绵绵若存。站立姿势可根据本人情况，取高、中、低位来练习，膝部微曲放松
少林内功	①重点锻炼站裆势功法 ②此势聚劲于四肢，气贯膝部，达到扶正祛邪、强壮膝关节的目的
易筋经	①重点锻炼摘星换斗、倒拽九牛尾、卧虎扑食等功法 ②每日习练 2 次，每次 10～15 分钟。以疼痛为主症的患者，可减少练功时间，每日 1 次。以功能障碍为主症的患者，可适当延长练功时间，每次 30 分钟，每日增加至 3 次

【习练提要】

1. 患者膝部疾病在发作期，且肿胀明显者，不宜练动功，而应以练静功为主。

2. 患者在推拿功法锻炼期间，需定期检查和评估，以了解功法锻炼效果，及时调整功法锻炼计划，避免加重膝关节损伤。

3. 患者在推拿功法锻炼时，需注意防寒保暖。

六、踝部疾病

【概述】

踝关节在下肢活动中起着重要作用，因为踝部活动较为频繁，所以损伤性疾病最为常见，一般多见于踝关节扭伤、跟痛症、踝管综合征、前跗管综合征、跗骨窦综合征、跟腱损伤、腓骨长短肌腱损伤等。临床可表现为踝部肿痛、行走困难、患足面烧灼或针刺感，疼痛偶尔可向小腿内侧放射，足底感觉减退或消失等症状。踝关节疾病主要由于踝关节紊乱和小腿前后群肌肉损伤导致。

踝部疾病患者采用推拿功法锻炼的主要目的是提高踝部力量和放松小腿部肌肉。踝关节对维持人体下肢稳定性具有重要的作用。临床上，推拿功法锻炼已经成为踝部疾病康复与治疗的重要手段。

【功法选用】

踝部病症采用推拿功法锻炼时，可选择站桩功、少林内功等（表 11-6）。

表 11-6　功法选用及其操作要点

功法选用	操作要点
站桩功	①重点锻炼三圆式等功法 ②锻炼时，要求做到手圆、臂圆、足圆。呼吸深长，用意要松，若有若无，绵绵若存
少林内功	①重点锻炼站裆势功法 ②此势聚劲于下肢，气贯下肢，最终到达踝部末端，达到扶正祛邪、强壮踝关节的目的

【习练提要】

1. 踝部创伤急性期不宜练动功，应以静功练习为主。

2. 踝关节损伤伴有骨折者，应请骨科医生会诊，综合考虑治疗方案，切勿勉强练功。对于踝部周围的骨折后遗症，主要解决其功能障碍问题，练功不能急于求成，以防再次发生骨折。

3. 推拿功法锻炼期间，应定期检查与评估，了解功法锻炼效果，以期调整推拿功法的锻炼计划。

4. 推拿功法锻炼期间，需采取关节保护措施，以免发生锻炼性损伤。

第四节　内科疾病应用

一、高血压

【概述】

高血压是指动脉血压持续升高，伴有或不伴有心脏、脑、肾脏及血管器质性或功能性改变的全身性疾病。可以表现为单纯收缩压或舒张压升高，也可两者同时升高。临床上将"收缩压 ≥ 140mmHg 和（或）舒张压 ≥ 90mmHg"作为高血压的诊断标准。本病属于中医学"眩晕""头痛"等病症范畴。中医学认为，高血压的发病与饮食失节、情志所伤、劳倦内损、外感六淫等因素有关。本病与五脏六腑均有关系，与肝、肾、心、脾、脑等关系尤为密切，为全身性疾病。

国内外研究已证实，对于通过药物控制血压的患者，功法锻炼后虽未能使血压在短时间内快速下降，但可使服药量明显减少，更重要的是可阻断或延缓高血压对全身血管与脏器的损害。主要是功法锻炼可使人体功能处于一种"松弛反应"状态，这一反应可使交感神经活动减弱、动脉血乳酸含量降低、代谢率下降、肾素活动性下降，这种效应使肾素、血管紧张素分泌降低，所以血管紧张程度缓解、血压下降，这可大大降低脑卒中的发生率。对于早期高血压患者，可避免病情发展，或减少降压药的使用量。功法对人体具有综合性调整作用，推拿功法锻炼作为高血压的非药物疗法，可以提高药物疗效，提高疾病的有效率，改善生活质量，是高血压治疗过程中必不可少的一种康复手段。并且，非药物治疗是治疗高血压的基础，是开始药物治疗的先导，一定程度上可弥补药物治疗的不足。

【功法选用】

推拿功法锻炼可选择静、动功相结合的原则，由浅入深，先简后繁，循序渐进，才能事半功倍（表 11-7）。静心安神、补肾平肝是治疗高血压的总则。心神不宁者，宜选用放松功、易筋经。肾阴不足，肝阳上亢者宜选用六字诀、保健功、五禽戏。

表 11-7　高血压病功法选用及其操作要点

功法选用	操作要点
放松功	根据高血压的不同年龄、体质情况、不同分期可选择以下不同的方法： ①分段放松法：适用于对三线放松法因部位太多、记忆困难的老年高血压患者。例如从头部开始→肩臂手→胸部→腹部→两腿→两足，每次可放松 3 个循环，最后止息在下丹田，轻轻地意守 5～10 分钟 ②整体放松法：适用于对掌握三线放松、分段放松有困难的高血压患者。本法是将整个身体作为一个部位，默念放松；当吸气时，从头到脚如流水般地向下意念，在呼气时默念"松" ③局部放松法：本法适用于三线放松掌握得比较好而有明显的病变部位需要放松者，如高血压引起的头痛、目胀、肢体麻木等。此法是在三线放松的基础上，单独放松身体的某一病变部位或某一紧张点，可在此部位呼吸默念"松"15～20 次
六字诀	重点锻炼"嘘"字功平肝气与吹字功补肾气等功法 ①嘘字功：呼气念"嘘"字，动作操作 6 次为一遍，做 1 次调息。以治疗高血压引起的胸胁胀闷、食欲不振、头痛眩晕等症 ②吹字功补肾气，呼气读"吹"字，共做 6 次调息。可防治高血压引起的腰膝酸软、盗汗遗精等症状
易筋经	①重点锻炼韦驮献杵势等功法 ②身体要端正直立，不能用劲，全身放松。两脚与肩等宽，同时足跟和脚尖左右看齐。两眼略下视前方，这样可以收到澄心和敛神的作用，且"眼下视则气血下降"。两手心相对，胸前抱球，升降开阖，呼吸合度，从而达到"气定下元"的要求。气功能定，则心境澄清，神意内敛，血压则降
保健功	①重点锻炼耳功、搓腰、擦涌泉等功法 ②锻炼耳功时，重点做鸣天鼓一势。对防治高血压之头晕头痛、耳鸣耳聋有一定作用。锻炼搓腰时，将两手搓热，捂于双侧肾俞穴上，再以命门穴和肾俞穴为中心左右搓腰 18 次，可上下搓，也可左右搓。腰为肾府，可壮腰健肾。擦涌泉以涌泉穴为中心，用左手中食指擦右足心 100 次，再以右手中食指擦左足心 100 次。擦涌泉时要稍用力，令脚掌发热为度。涌泉为足少阴肾经井穴，本势具有开窍宁神，交通心肾，引气血下行，防治高血压，消除头目眩晕等良好作用
五禽戏	①重点锻炼熊戏等功法 ②通过熊戏锻炼，使肩关节晃动来带动肩、肘、腕、髋、膝、踝等各关节的运动，疏通全身经络气血，发挥调理脾胃、疏肝理气、壮腰健肾的目的，从而有效调节人体血压。锻炼时要注意动作缓慢沉稳，呼吸均匀柔和

【习练提要】

1. 推拿功法早期锻炼不能代替全部降压药物治疗，但与药物治疗结合可取得更佳的疗效，逐步将药物剂量减少至能维持血压平稳的最低量。

2. 在推拿功法锻炼过程中，及时监测身体状况。在首次进行推拿功法锻炼或增加功法锻炼强度时，锻炼前后均应测量脉搏、血压。有其他合并症时，应按具体情况制订方案，并采用加强测试的手段防止意外。如合并冠心病时应加强心电监护，对病情较轻的患者应定期评估身体状况。

3. 高血压患者的功法锻炼应在专业人员的指导下完成，避免锻炼的盲目性，摒弃不科学因素的影响。

4. 高血压患者推拿功法练习的禁忌证：①安静时，血压未能很好控制或超过 180/110mmHg 的患者；②重度高血压、高血压危象、高血压脑病或急进型高血压病患者；③高血压合并有心功能不全、不稳定心绞痛者；④高血压病伴有主动脉瓣狭窄、肥厚性心肌病、急性感染、眼底出血、糖尿病酸中毒、下肢坏疽、严重甲状腺功能低下、肾功能不全应列为禁忌证；⑤运动负荷监测中出现严重心律不齐、心电图 ST 段异常、心绞痛发作及血压急剧升高者，以及禁忌运动负荷试验者；⑥伴有运动器官损伤，如关节炎、肌肉疼痛者应避免运动；⑦继发性高血压应按其病因进行治疗。

二、糖尿病

【概述】

糖尿病是一组以血糖水平升高为特征的代谢性内分泌疾病。临床诊断以空腹血糖 >7mmol/L，或餐后 2 小时血糖 >11.17mmol/L。血糖升高主要由于胰岛素分泌或胰岛素作用缺陷导致。除碳水化合物外，尚有蛋白质、脂肪代谢异常。久病可致以眼、肾、神经、心脏、血管等多系统、多组织损害，造成慢性进行性病变，引起功能缺陷及衰竭。病情严重时，可以诱发急性代谢紊乱，如酮症酸中毒、高渗性昏迷等。本病严重影响患者生活质量。本病多属于中医学"消渴证"范畴。中医学认为，糖尿病的发病与饮食失节、禀赋不足、情志所伤、劳欲过度等因素有关；本病病变脏腑主要在肺、胃、肾；病机多为阴津亏损，燥热偏盛，阴虚燥热互为因果。

国内研究证实，对于配合药物控制血糖的患者，练功后能使血糖进一步下降，24 小时排尿糖量减少并使服药量明显减少，更重要的是推拿功法锻炼可缓解高血糖对全身血管与脏器的损害。主要是功法锻炼可补脾胃之气，生津养阴。练功后唾液增多，腺体分泌增加，所以胰岛素的分泌相应增加，功法锻炼一定程度上有助于糖尿病患者的康复。功法对人体具有综合性调整作用，推拿功法锻炼作为糖尿病的非药物疗法，可以协助药物疗效，提高疾病的有效率，改善生活质量，是糖尿病治疗过程中重要的康复手段。并且，非药物治疗是治疗糖尿病的基础，是开始药物治疗的先导，一定程度上可弥补药物治疗的不足。

【功法选用】

推拿功法锻炼可选择动静结合的原则（表 11-8）。实践表明，掌握功法中以意引气、引火下行、滋阴润燥的训练方法是防治糖尿病的基本手段，应用得当，坚持不懈，定能取得良好的功效。

表 11-8　糖尿病功法选用及其操作要点

功法选用	操作要点
放松功	根据糖尿病患者的不同年龄、体质情况可选择以下不同的方法： ①三线放松法：每天锻炼 2 次，每次 30 分钟左右 ②分段放松法：可放松 3～5 个循环，最后止息在下丹田，轻轻地意守 5～10 分钟 ③局部放松法：例如糖尿病合并症引起肢体麻木，可在肢体上局部放松
六字诀	上消重点练习"呬"字润肺，中消"呼"字功健脾，下消"吹"字功补肾气 ①"呼"字功呼气念"呼"字，6 次为一遍，作 1 次调息。以防治中消引起的食多、消瘦等症 ②"吹"字功补肾气，呼气读"吹"字，共做 6 次调息。可防治下消引起的多尿、腰酸等症状 ③"呬"字润肺法，展臂推掌的同时开始呼气并读"嘶"字，呼气尽时两臂从两侧自然下落。然后再按上述要领做第 2 次呼气读字，共做 6 次为 1 遍。以防治上消引起的口渴、多饮、消瘦等症
保健功	重点选择按摩足三里、擦涌泉等： ①按摩足三里：双手拇指同时点按足三里，以酸胀为度，也可用双手中指点按，持续时间 1～2 分钟，稍停 3～5 分钟，可以再重复操作 1 次。点按足三里，调整脾胃运化功能，对于中消更为适宜 ②擦涌泉：以涌泉穴为中心，用左手指腹擦右足心 100 次，再以右手指腹擦左足心 100 次。擦涌泉时要稍用力，令脚掌发热为度，涌泉为足少阴肾经井穴。本势具有开窍宁神，交通心肾，消除多尿、头目或眩晕等良好作用 ③根据消渴上、中、下的不同，功法上有所侧重。上消引肾水润喉舌，自然呼吸，用意引肾水上升至咽喉及舌根，使喉舌得润，再以手搓左右脚心各 36 次，同时意引肾水上升。最后舌抵上腭，存想该处有一股凉水流向舌中，候津液满口时，鼓漱咽下。中消引涌泉水去心火，退胃热，舌抵上腭，意想肾水从背上升，洗背，次转至心经，洗去心火，存想脚底涌泉之水上升，冲洗全身。下消滋肾阴、养肺金。于每日寅卯时立正，身稍后仰，双手用力上托各 30 次，平静呼吸后，行吐浊纳清法，复叩齿咽津。咽时汩汩有声，用意将津和气直送至下丹田中

续表

功法选用	操作要点
易筋经	①重点锻炼掌托天门、摘星换斗等功法 ②锻炼掌托天门时，需要上肢撑举，下肢提重；通过动作引导可调理上、中、下三焦之气，并促进手足三阴经之气血通畅，改善肺、胃、肾阴阳失调的状态。锻炼摘星换斗时，以腰带动上身转体，幅度较大，使得腹腔脏器如肝胆、脾、胃、胰腺等均受到柔和的自我按摩，从而促进各脏器生理功能的发挥。尤其是激胰腺分泌胰岛素

【习练提要】

1. 推拿功法锻炼不能代替降糖药物治疗，但与药物治疗结合可取得更佳的疗效。

2. 患者在功法锻炼过程中，需定期检查和评估身体情况，了解功法锻炼效果。

3. 糖尿病患者应在专业人员的指导下进行功法锻炼，避免锻炼的盲目性，针对疾病情况选择合适的功法。

三、肥胖症

【概述】

肥胖症是指体内脂肪堆积过多和（或）脂肪分布异常，体重增加，是一种多因素的慢性代谢性疾病。随着工作、生活、饮食方式等因素的改变，世界各国肥胖症发病率逐年升高。肥胖症影响到患者的身心健康、生活质量、预期寿命等方面，正逐渐成为严重影响人体健康的世界性问题之一。中医对于肥胖的认识见于《内经》，有"肥贵人"的描述，并认识到肥胖可以转化为消渴。中医学认为，肥胖症的发病与过食肥甘、年老体弱、缺乏运动、先天禀赋等因素有关。病位主要在于脾，同时与肾关系密切，并与心、肺、肝相关。病机与气虚阳衰、痰湿瘀滞等因素密切相关。

推拿功法锻炼对肥胖症的防治有较好的疗效。肥胖症起因复杂，能量摄入增加和消耗减少导致能量不平衡，过剩的能量就以脂肪的形式储存于体内，也就是说肥胖是慢性能量平衡失调的结果。肥胖的治疗关键就是增加能量的消耗，推拿功法作为一种运动疗法，对于能量的消耗具有明显作用。

【功法选用】

推拿功法锻炼可选择循序渐进，以动功为主的原则，由浅入深，先简后繁，循序渐进（表11-9）。脏腑失和，痰湿较盛者，宜选用六字诀；运动不足者，宜练习易筋经、少林内功。

表11-9　肥胖症功法选用及其操作要点

功法选用	操作要点
六字诀	①重点锻炼"呼"字功健脾利湿与"吹"字功补肾利水等 ②"呼"字功：增加锻炼次数，用于治疗脾虚水湿内停、痰湿壅遏之肥胖更为适宜 ③"吹"字功：加强配合身体下蹲与起立的动作操练，用于治疗肾虚痰湿内停肥胖症
易筋经	①可锻炼十二势全套，若单势锻炼可延长锻炼时间 ②如倒拽九牛尾，可锻炼15分钟
少林内功	①可锻炼十九势全套动作，裆势一般选用大裆势或悬裆势，增加锻炼运动量与锻炼力度 ②每次锻炼30分钟，坚持每天锻炼2次，可明显减少全身脂肪

【习练提要】

1. 坚持练习，循序渐进，动作难度可以逐渐加大，时间逐渐延长。

2. 肥胖患者功法锻炼期间需配合饮食控制。

3. 重度肥胖者进行功法锻炼，应在专业人员的指导下选择合适功法，有计划地坚持科学锻炼。

四、哮喘

【概述】

哮喘是常见的反复发作性呼吸道疾患，临床上以阵发性呼吸困难、呼吸延长，严重时张口抬肩、难以平卧为特征。气候突变、饮食不当、接触过敏物质等为本病诱发因素。《景岳全书》指出："喘有夙根，遇寒即发，或遇劳即发者，亦名哮喘。"本病基本病因为痰饮内伏，各种致病因素均可引动肺经蕴伏之痰饮，阻塞气道，肺气升降失调，发为痰鸣喘咳。本病可见于现代医学的支气管哮喘、喘息性气管炎，以及慢性阻塞性肺气肿等病症。

中医治疗常采用中药、穴位敷贴、针灸推拿等方法以降气化痰、平喘。推拿功法对哮喘也有较好的疗效，通过推拿功法锻炼，调节脏腑功能，如健脾除湿而化痰、宣肺降气，从而达到治疗哮喘的目的。

【功法选用】

哮喘分为发作期与缓解期，故推拿功法锻炼应该分期练功。发作期应以治疗与静功锻炼相结合为原则，缓解期以动功为主，调理脏腑阴阳之平衡（表 11-10）。

表 11-10　哮喘功法选用及其操作要点

功法选用	操作要点
放松功	①重点选用三线放松功，每天锻炼 2 次，每次 30 分钟左右 ②局部放松法：重点放松定喘、肺俞等穴
保健功	①重点选用擦丹田、擦鼻等锻炼 ②擦丹田时，手掌稍用力，并匀速绕动摩擦。肺开窍于鼻，通过擦迎香穴，以宣降肺气
八段锦	①重点锻炼两手托天理三焦等功法 ②锻炼时，注意呼吸配合，两手上提，自然呼吸；两手下落时，缓缓地长呼气
六字诀	①重点练"呬"字诀 ②"呬"字诀，展臂推掌的同时开始呼气并读"呬"字，呼气时两臂从两侧自然下落
易筋经	①重点锻炼横担降魔杵、掌托天门、出爪亮翅等功法 ②锻炼横担降魔杵时两臂一字平开与肩相平，两足跟抬起，脚趾抓地，能够有效发挥宽胸理气、疏通经络、平衡阴阳、改善心肺功能的作用。锻炼掌托天门时，需要上肢撑举，下肢提踵，通过动作引导，可调理上、中、下三焦之气，引血上行，改善上焦心、肺功能。锻炼出爪亮翅时，收掌时需缓缓吸气，推掌时要缓缓深呼气，通过伸臂推掌、屈臂收掌，展肩扩胸的引导运动，促进自然之清气与人体之真气在胸中交汇融合，从而调畅气机，增强肺气

【习练提要】

1. 哮喘发作时，允许进行少量功法练习，不能立即停止使用药物。

2. 在推拿功法锻炼治疗过程中，及时监测身体状况，有其他合并症时，应按具体情况分析制订方案，并采用加强测试的手段防止意外。

3. 哮喘患者采用推拿功法锻炼时，应注意轻重缓急，合理安排锻炼时间与方法。

4.推拿功法应用的禁忌证：①严重哮喘发作；②严重缺氧的哮喘患者；③哮喘合并有严重心功能不全者。

五、心肌炎

【概述】

心肌炎指心肌炎性病变，有局限性或弥漫性，也可分为急性、亚急性或慢性。临床实验室检查可见谷草转氨酶、肌酸磷酸激酶增高，血沉增快，心电图呈低电压、ST 段及 T 波改变。近年来病毒性心肌炎的相对发病率不断增加，病情轻重不同，表现差异很大，婴幼儿病情多较重，成年人多较轻，轻者可无明显症状，重者可并发严重心律失常、心功能不全，甚至猝死，常可有发热、疲乏、多汗、心慌、心前区闷痛等。心肌炎属中医"心悸""怔忡""胸痹"范畴，常与体虚、情志、劳倦等有关。心气怯弱，劳伤心脾，使心神不能自主，发为心悸；或痰、饮、火瘀阻心脉，扰乱心神。目前心肌炎的治疗主要针对原发疾病和促进心肌代谢为主，但加强功法锻炼，提高机体抗病能力，避免劳累以预防病毒、细菌感染更为重要。

推拿功法对心肌炎有较好的疗效，能较好减缓心率，一定程度上降低心肌耗氧，不同程度的减轻心慌、胸闷症状。

【功法选用】

推拿功法锻炼应该采用因人制宜，以静功为主的原则，调养脏腑，平衡阴阳，护持正气是防治心肌炎的基本手段，应用得当，坚持不懈，定能取得良好的功效。心神不宁者，宜练习放松功；心气不足者，可练习六字诀之"呵"字诀；肺气不足者，可练习五禽戏之鸟戏、少林内功之顺水推舟、怀中抱月等（表 11–11）。

表 11–11　心肌炎功法选用及其操作要点

功法选用	操作要点
放松功	①重点选用三线放松法 ②取平坐或靠背姿势，三线放松后，将意念停放在膻中，停留 3 分钟后，将意念随呼气下行至涌泉部位，每日 3～4 次，止息点是脚心（涌泉穴），一般每处止息 1～2 分钟即可。当三条线一个循环放松完后，再把意念集中到脐部，轻轻地意守，并保持安静状态 5～10 分钟，最后收功，每日早晚各做 1 次，每次 15～30 分钟
六字诀	①重点选用"呵"字补心法等 ②"呵"字补心法锻炼时，重视意念随呼吸沿足太阴脾经隐白穴循行至腹里穴与冲脉而转入心经。呼气时提肛、收腹、缩肾，重心后移，足大趾轻轻点地。呼气后，则放松恢复自然吸气。吸气尽时，可做一个短暂的自然呼吸，稍事休息，可以有效缓解心肌炎的心悸、胸闷等症状
五禽戏	①重点锻炼鸟戏等功法 ②通过鸟飞锻炼，使两臂的上下运动可改变胸腔容积。若配合呼吸运动可起到按摩心肺的作用，增强血氧交换能力。拇指、食指的上翘紧绷，意在刺激手太阴肺经，加强肺经经气的流通，提高心肺功能
少林内功	①重点锻炼顺水推舟、怀中抱月等功法 ②锻炼顺水推舟时，双臂直掌运动前推，腕关节内旋，肘关节挺直，能够宽胸理气、健脾和胃、强筋健骨。锻炼怀中抱月时，两臂蓄劲相抱，如抱物状，能够通利三焦、疏肝理气、滑利关节，从而有效防治心肌炎等心肺系统疾病

【习练提要】

1.推拿功法锻炼不能代替营养心肌及抗病毒药物治疗，但与药物治疗结合可取得更佳的疗效，可以加速疾病恢复进程。

2.在推拿功法锻炼治疗过程中及时监测身体状况。在增加功法锻炼强度时，运动前后均应测量脉搏、血压。

3.推拿功法锻炼应在专业人员指导下进行，应控制功法锻炼量。

4.心肌炎推拿功法锻炼的禁忌证：①锻炼后症状加重者；②运动负荷监测中出现严重心律不齐、心电图ST段异常，以及禁忌运动负荷试验者。

六、失眠

【概述】

失眠是指经常不能获得正常睡眠，又称入睡和维持睡眠障碍。中医称之为"不寐"。主要表现为各种原因引起入睡困难、睡眠深度或频度过短、早醒及睡眠时间不足或质量差等。导致失眠的原因主要有环境因素、个体因素、躯体因素、精神因素、情绪因素等。中医认为，失眠以七情内伤为主要病因，其涉及的脏腑有心、脾、肝、肾等，其病机为营卫失和，阴阳失调，或阴虚不能纳阳，或阳盛不得入阴，阴阳失和是失眠的关键所在。失眠病位主要在心，并涉及肝、脾、肾三脏。机体诸脏腑功能的运行正常且协调，人体阴阳之气的运行也正常，则人的睡眠正常；反之，就会出现睡眠障碍。现代医学常用镇静药作为主要手段，但若长期服用镇静药者，可能出现药物依赖、过度镇静后感知能力下降、脏器受损等情况。

推拿功法对失眠有较好疗效，功法锻炼可以调整患者机体状态，改善紊乱的神经功能。现代研究表明，推拿功法可以调节血中5-羟色胺和去甲肾上腺素的水平及褪黑素的分泌，而这些是调节脏腑功能的重要物质。中医认为，功法锻炼可以调整一身之阴阳，增强对情志活动的控制。推拿功法作为一种运动疗法，可平衡阴阳，宁神静气。

【功法选用】

推拿功法防治失眠可选择动静结合、因人制宜的原则，选择放松心神或交通心肾的功法是防治失眠的基本手段。心神不宁者，宜选用放松功、八段锦；心肾不交者，宜选用六字诀、保健功等（表11-12）。

表11-12　失眠功法选用及其操作要点

功法选用	操作要点
放松功	①重点选用三线放松法等 ②采用三线放松法，三条线为一个循环，放松后，再把意念集中到脐部，轻轻意守，并保持安静状态5～10分钟，最后收功，每日早晚各做1次 ③当锻炼三线放松，出现睡意时，应顺其自然，进入睡眠状态，不必收功
六字诀	①重点练"呵"字补心功与"吹"字补肾功等 ②交通心肾，防治失眠、健忘、腰膝酸软、盗汗遗精等症状
八段锦	①重点锻炼两手托天理三焦、五劳七伤往后瞧、摇头摆尾去心火等功法 ②锻炼两手托天理三焦时，可通调三焦气机，有利于元气滋生 ③锻炼五劳七伤往后瞧时，脊柱拧转，使督脉气血通畅，从而增加脑部供血，加强心肺功能，调理脾胃，并能强腰健肾，有利于改善失眠 ④锻炼摇头摆尾去心火时，可引气血下行，以泻心火。适用于失眠症属心火亢盛，心肾失交者
保健功	①重点锻炼静坐与擦涌泉等 ②通过静坐，松静自然，排除杂念，可安神定志、培育元气 ③擦涌泉时，令脚掌发热为度，涌泉为足少阴肾经井穴，可开窍宁神，交通心肾

【习练提要】

1. 失眠严重者，需要功法锻炼与药物治疗相结合。推拿功法锻炼见效后，可逐步减少药物剂量，直至停用镇静安神药物。

2. 推拿功法锻炼应在专业人员指导下进行。

3. 以下失眠患者慎用推拿功法锻炼：①失眠伴有心理障碍、精神疾病倾向者；②严重失眠伴有其他方面疾患者。

七、内脏下垂

【概述】

内脏下垂是指胃、肾、子宫、直肠等内脏器官无力，下移超出正常生理范围而呈现的多种临床表现。由于本病的病因及下垂部位的不同，其临床表现各异。引起内脏下垂的原因很多，其中较为常见的是：患者久病之后出现消瘦，乏力；患者腹部手术后或女性多次妊娠等引起腹壁肌肉无力；患者腹部脂肪减少，各种悬垂韧带松弛，内脏张力减退，使腹腔内脏失去支持等。本病属于中医学"胃下""胃缓""阴挺""脱肛"等范畴。中医理论认为，内脏下垂一般多责之脾气亏虚，中气下陷，升举无力。临床实践已证实，推拿功法锻炼对本类疾病具有明显效果。

【功法选用】

推拿功法选用以静、动功相结合为原则。脾气亏虚、中气下陷者，宜选用站桩功、保健功治疗；若脏腑失和者，可练八段锦、五禽戏（表 11–13）。

表 11–13　内脏下垂功法选用及其操作要点

功法选用	操作要点
站桩功	①重点锻炼三圆式站桩功 ②锻炼时，配合顺腹式呼吸，双手抱球置于上腹前，提肛，舌抵上腭，足趾抓地 ③女性如出现经期延长或经量过多，此时应改为意守膻中或停止锻炼
八段锦	①重点锻炼调理脾胃须单举等功法 ②锻炼时，配合逆腹式呼吸功法，随吸气将小腹慢慢地向里缩回，随呼气将缩回的小腹慢慢向外鼓起。呼吸后，也自然地稍作停顿，停顿时意守丹田，如此一吸一呼、小腹一起一伏地反复练习
五禽戏	①重点锻炼虎戏和熊戏等功法 ②虎扑锻炼可以牵动任、督二脉，起到调理阴阳、疏通经络的作用。熊运可以使腰腹转动，两掌划圆，引导内气运行，可加强脾胃的运化功能；运用腰、腹摇晃，调理肝脾
保健功	①重点锻炼擦丹田等 ②锻炼时，将两手掌搓热后，用左手手掌逆时针绕脐做圆圈摩动，即由左下腹至左上腹、右上腹、右下腹而返左下腹，如此周而复始 100 次。摩动时，两手上托腹部

【习练提要】

1. 内脏下垂患者的推拿功法锻炼可根据具体情况与其他治疗方法相结合，如腹部佩戴支持带等。内脏下垂患者需明确病因，对症治疗。内脏下垂患者采用功法锻炼治疗时，不能随意放弃其他对症治疗，应在医生指导下结合使用。

2. 属于急性或慢性炎症同时伴有发热症状，或胃下垂合并有胃出血、活动性胃溃疡，或肾下垂合并急性尿路感染等情况的内脏下垂患者应慎用推拿功法锻炼治疗。

3. 内脏下垂患者的推拿功法锻炼应在专业人员指导下进行。

4. 选择逆腹式呼吸功法练习时，不可吸气过猛，练功前应排除大小便。

5.胃下垂患者应少吃多餐，避免过饱；子宫脱垂严重者，宜手术治疗，同时治疗期间禁忌辛辣食物和节制房事。

八、慢性肝病

【概述】

慢性肝病是严重危害人类健康的常见病之一，也是当前难治的慢性疾病之一，若进一步发展常演变为肝硬化、肝性脑病、肝癌等严重疾病，死亡率高。慢性肝病属中医学"胁痛""黄疸""鼓胀"等范畴。病因多为感受疫毒，情志郁结，劳欲过度，饮食不节等伤及肝经，损及肝络，迁延日久，渐积而成；是由毒、痰、热、瘀等综合而复杂的病机所致，多种病机交织缠绵，贯穿于该病的全过程，只是在不同阶段和具体证型中有所侧重而已。临床证候虚实相兼，错综复杂，以肝功能损害、肝纤维化为常见病理改变。目前，临床上对于慢性肝病治疗的药物和方法众多，但其疗效并不理想，在抗病毒、降酶、调节免疫、阻断病变进展等方面的疗效也不稳定。

中医药在各种慢性肝病的治疗领域均有其独特的优势和特色，其中推拿功法是在慢性肝病防治中值得推荐的重要疗法。在中医学理论指导下，调息练气，调身练形，调心练意，并以意导气，气率血行，通调周身气血，调和阴阳，调理脏腑，调养精气神，从而防治慢性肝病。

【功法选用】

推拿功法选用以动静结合为原则。实证多肝郁气滞、邪毒积聚，宜适用五禽戏、六字诀以舒肝调气，祛邪散结；虚证多肝肾不足，宜以保健功为主补益肝肾（表11-14）。

表11-14 慢性肝病功法选用及其操作要点

功法选用	操作要点
六字诀	①重点锻炼"嘘"字功平肝气与"吹"字功补肾气等 ②"嘘"字功可以治慢性肝病引起的胸胁胀闷、食欲不振等症。"吹"字功补肾气，肝肾同源。锻炼时，不可故意用力使腹部鼓胀或收缩
五禽戏	①重点锻炼虎戏与熊戏等功法 ②锻炼虎举时，两掌举起、下按，一升一降，疏通三焦气机，调理三焦功能。虎扑锻炼可以牵动任、督二脉，起到调理阴阳、疏通经络作用。熊运可以使腰腹转动，两掌划圆，引导内气运行，可加强脾、胃的运化功能。熊晃锻炼时，意在两胁，调理肝脾
保健功	①重点锻炼目功、夹脊功、擦丹田、擦涌泉、和带脉等功法 ②肝开窍于目，目功锻炼可以明目调肝。夹脊功可疏肝解郁，增强内脏功能。擦丹田可帮助胃肠蠕动，可以健脾柔肝。擦涌泉、和带脉能强腰固肾

【习练提要】

1.患者应在专业人员指导下进行科学合理的锻炼，控制锻炼的运动量。

2.在推拿功法锻炼治疗过程中，需定期监测身体状况，如生化指标、B超、心电图等，以评估锻炼效果。

3.慢性肝病伴食道静脉曲张、出血、腹水等严重情况时，应慎用动功锻炼，以静功为主。

九、阳痿

【概述】

阳痿，又称阴痿，是指男子未到性功能衰退时期，出现阴茎不能勃起或勃起不坚或不能持久而言。阳痿发病率高，对成年人生活质量有较大的影响，是当今男科领域的研究热点和难点之一。阴茎以筋为体，以气血为用，前阴者，宗筋之所聚。本病的病因多端，但常见于房劳过度，或少年误犯手淫，精气亏虚，命门火衰，而致阳事不举。亦可见于心脾两虚，宗筋失养；或湿热下注，宗筋弛缓；或恐惧伤肾等。《景岳全书·阳痿》篇中指出："火衰者，十居七八；火盛者，仅有之耳。"《内经》称"阴器不用"，并认为虚衰和邪热可导致本病。

功法锻炼治疗阳痿具有悠久的历史，功法锻炼是经过历代医家长期实践并总结出的治疗方法之一，属于主动疗法、自然疗法、整体疗法，一定程度上可以弥补现代医学治疗方法的局限。有研究表明，推拿功法锻炼可有效调节人体性激素分泌水平，延缓衰老。

【功法选用】

推拿功法选用以动静结合、因人制宜为原则。虚证属精气亏虚、命门火衰者，可练习保健功、放松功；宗筋痿弱者，可练习易筋经；实证多肝郁肾虚，脏腑失和，可练习六字诀、八段锦。（表 11-15 ）。

表 11-15　阳痿功法选用及其操作要点

功法选用	操作要点
易筋经	①重点锻炼韦驮献杵势、横担降魔杵势、掌托天门势、摘星换斗势、倒拽九牛尾势、三盘落地势等功法 ②这些功势善易筋，筋挛者，易之以舒；筋弱者，易之以强；筋弛者，易之以和；筋缩者，易之以长；筋靡者，易之以壮
保健功	①重点锻炼搓腰、搓尾骨、擦丹田、织布式、和带脉等功法 ②搓腰、搓尾骨，可以壮腰健肾。擦丹田时，可用一手兜阴囊，一手擦丹田，一擦一兜可补肾固精。织布式、和带脉则可强腰固肾
站桩功	①重点锻炼休息式站桩功等功法 ②锻炼时，掌背置于腰眼处，似休息之状，呼吸要轻柔、和缓，用意宜轻，似有似无，反复练习 ③可将意念集中到腰部，以腰部发热为度
六字诀	①重点锻炼"嘘"字功平肝气与"吹"字功补肾气等功法 ②锻炼时，不可故意用力，使腹部鼓胀或收缩。肝肾同源，"嘘"字功疏肝理气，"吹"字功补肾气
八段锦	①重点锻炼，调理脾胃须单举 ②锻炼时，两臂交替上举，牵拉胁肋，可健脾利湿、行气舒肝

【习练提要】

1. 阳痿患者首先需明确病因，对症治疗。阳痿患者的推拿功法锻炼可根据具体情况与其他治疗方法相结合。

2. 在推拿功法锻炼中，应注重患者情志因素，正确运用精神疗法，配合心理疏导，增强疗效。

3. 对于因脊柱创伤等严重疾病导致阳痿的患者，或者合并其他运动禁忌证的患者，禁忌采用动功锻炼，应在医生指导下合理应用推拿功法治疗。

【思考题】

1. 简述推拿功法临床应用的原则？

2. 简述推拿功法科学应用的模式？

3. 动静结合在功法应用中如何体现？

4. 简述颈部疾病推拿功法锻炼的习练提要。

5. 试述腰部疾病适宜选用哪些推拿功法。

6. 试述踝部疾病适宜选用哪些推拿功法。

7. 简述高血压患者推拿功法锻炼的习练提要。

8. 如何应用放松功治疗失眠?

9. 简述应用五禽戏治疗慢性肝病的操作要点。

附篇

古代文献选读

学习提要：

通过学习彭祖导引之术、老子按摩法、宋圣济导引术的调气摄生、强身健体的理论观点，《规中指南》中的主动维持"无念"的意念方法，以及祛病延年六字诀，从而了解古代文献中的导引方法与理论。

一、彭祖导引法

【原文】

凡解衣被，卧，伸腰，瞑①少时，五息止。引肾气，去消渴，利阴阳。

挽两足指，五息止。引腹中气，去疝瘕②，利九窍③。

仰两足指，五息止。引腹脊痹，偏枯，令人耳聪。

两足相向，五息止。引心肺，去咳逆上气。

踵内相向，五息止。除五络之气，利肠胃，去邪气。

掩左胫，屈右膝内压之，五息止。引肺气，去风虚，令人目明。

张脚两足指，五息止。令人不转筋④。

仰卧，两手牵膝置心上，五息止。愈腰痛。

外转两足，十通止。治诸劳。

解发东向坐，握固，不息一通。举手左右导引，以手掩两耳，以指捏两脉边，五通。令人目明，发黑不白，治头风。

【注释】

①瞑：闭上眼睛。

②瘕：腹中蛊胀病。

③九窍：耳、目、口、鼻七窍，合前后二阴，总称九窍。

④转筋：病证名，筋肉痉挛，抽筋。

【按语】

彭祖是长寿的代表人物，而彭祖长寿得益于导引之术。《庄子·刻意》中指出："吹呴呼吸，吐故纳新，熊经鸟伸，为寿而已矣。"此导引之士，养形之人，彭祖寿考者之所好也。本功法是彭祖所传，还是后世托名，需要考证。关于本功法的习练，据现今珍藏的宋本《太清导引养生经》中归纳为："凡十节，五十息，五通二百五十息。欲为之，常于半夜至鸡鸣平旦为之，禁饱沐浴。”本功法适宜早晚起居时练习，尤其适宜老年体弱者为之。

二、老子按摩法

【原文】

两手捺胜，左右捩身二七遍。两手捻胜，左右扭肩二七遍。两手抱头，左右扭腰二七遍，左右挑①头二七遍。一手托头，一手托膝，三折，左右同。两手托头，三举之。一手托头，一手托膝，从下向上，三遍，左右同。两手攀头向下，三顿足。两手相捉头上过，左右三遍。两手相叉，托心前，推却挽来②三遍。两手相叉，着心三遍。曲腕筑肋挽肘，左右亦三遍。左右挽，前右拔，各三遍。舒手挽项，左右三遍，反手着膝，手挽肘，覆手着膝上，左右亦三遍。手摸肩，从上至下使遍，左右同。两手空拳筑三遍。外振手三遍，内振三遍，覆手振亦三遍。摩扭指三遍。两手相叉，反复搅，各七遍。两手反摇三遍。两手反叉，上下扭肘无数，单用十呼。两手上耸三遍。两手下顿三遍。两手相叉头上过，左右伸肋十遍。两手拳，反背上，掘脊上下三遍。两手反捉，上下直脊，三遍。覆掌搦腕，内外振三遍。覆掌前耸三遍。覆掌，两手相叉，交横三遍。覆掌，横直即耸，三遍。若有手患冷，从上打至下，得热便休。舒左脚，右手承之，左手捺脚，从上至下，直脚三遍。右手捺脚亦尔。前后捩足三遍。左捩足，右捩足，各三遍。前后却捩足三遍。直脚三遍。纽胜三遍。内外振脚三遍。若有脚患冷者，打热便休。扭髀，以意多少，顿脚三遍。却直脚③三遍。虎据，左右扭肩三遍。推天托地左右三遍。左右排山、负山、拔木④各三遍。舒手，直前顿伸手三遍。舒两手、两膝，亦各三遍。舒脚直反，顿伸手三遍。捩内脊、外脊，各三遍。

【注释】

①挑：引也。

②推却挽来：前伸，然后收回。

③却直脚：伸膝伸髋。

④负山、拔木：下蹲起立，如同搬起重物一样。

【按语】

老子按摩法载录于《备急千金要方》一书。本法虽以“按摩”命名，实则是托“老子”之名的动功锻炼方法。它通过主动的肢体屈伸、转动、按摩，能使全身各个部位得到锻炼，从而起到祛病强身。本套共有四十九式，都是徒手体操和原地操练，没有前进和后退动作。习练时，可根据具体情况和条件选择运用。该法是古代备受重视的导引法之一，为《圣济总录》等多种养生医学典籍所载录。

三、圣济总录·治法·导引

【原文】

一气盈虚，与时消息①。万物壮老，由气盛衰②。人之有是形体也，因气而荣，因气而病。喜怒乱气，情性交争，则壅遏而为患。炼阳消阴，以正遣邪，则气行而患平……矧夫中央之地，阴阳所交，风雨所会，其地平以湿，其民食杂而不劳，其病多痿厥寒热，故导引按跻之术，本从中央来。盖斡旋气机③，周流荣卫，宣摇百关，疏通凝滞，然后气运而神和，内外调畅，升降无碍，耳目聪明，身体轻强，老者复壮，壮者益治。圣人谓呼吸精气，独立守神，然后能寿敝天地，调和阴阳，积精全神，然后能益其寿命。盖大而天地，小而人物，升降出入，无器不有。善摄生者，惟能审万物出入之道，适阴阳升降之理，静养神气，完固形体，使贼邪不得入，寒暑不能袭，此导引之大要也。

【注释】

①一气盈虚，与时消息：大自然之气的盈虚消长随四季寒暑而运动。

②万物壮老，由气盛衰：万物的生长壮老，都是由所禀赋元气的盛衰所决定的。

③斡旋气机：使体内的气机流动周转。

【按语】

《圣济总录》是宋徽宗时期，由朝廷组织编撰的医典。内容系采集历代医籍并收集民间验方、医家献方并整理汇编而成。本文引自《治法·导引》篇，着重论述了元气阴阳与导引养生的关系，系统阐述了导引术何以能够调气摄生、强身健体的理论观点。导引家追求练气安神养生，比较中医别的专科更容易接受关于"气"的哲理影响，而强调元气学说是导引养生的重要理论依据，这反映出宋代导引理论开始由秦汉时期注重肢体活动转向注重内在真气的运练流注，更加注重行气练气的技术和功夫。

四、规中指南（节选）·止念第一

【原文】

精满不思色，气满不思食。耳目聪明男子身，洪钧赋予不为贫。因探月窟方知物，为摄天根①始识人。乾遇巽时②观月窟③，地逢雷处④见天根。天根月窟闲来往，三十六宫都是春。念起即觉，觉之即无，修行妙门惟在此已。此法无多子，教子炼念头，一毫如未尽，何处觅踪由。夫无念者，非同土石草木，块然无情也。盖无念之念，谓之正念⑤。正念现前，回光返照，使神御气，使气归神，神凝气结，乃成汞铅。牢擒意马⑥锁心猿，慢著工夫炼汞铅；大道教人先止念⑦，念头不住亦徒然。

【注释】

①天根：指天之根，为阳生之处。与月窟相对。

②乾遇巽时：指退符而言。

③月窟：阴生之处。

④地逢雷处：指进火而言。

⑤正念：与杂念相对，指保持宁静与清醒主动的意念，是诱导、维持与深化入静状态所必须有的意念。

⑥意马：与下面的"心猿"合称"心猿意马"，指意识活动如马奔驰在外，如猿活动不止。

⑦止念：指习练功法时，首先要精神内守，排除妄念。

【按语】

本文强调习练功法时，必须精神内守，排除杂念。文中指出，为了达到"无念"必须有一种主动维持"无念"的意念，这意念就是正念。在头脑保持清静的状态下，要意守丹田，做到万念俱泯，一灵独存。按阴阳互根的原则，进火退符有时。只有这样，才能做到神气相依，神形合一。这是习练功法的首要条件。

五、一指禅推拿说明书（节选）

推拿学术，创始于岐伯，光大于达摩。其道虽出一途，应用实有区别。岐伯之推拿术，施术都无须练习内外功，而达摩之一指禅，须先练外功，使两臂及十指骨节，能柔屈如棉。更须练内功，调匀气息使周身气力，贯注于指顶，务使医者之指，着于病者之身，其柔如棉。然极柔之中，又须济以至刚，含有一种弹力，虽隔重裘，皆能按穴，贯腠理而直达症结。故冬日就诊之人决无受寒之虞。即初生小儿，为之推拿，亦无伤及肌肤筋骨之虑。实较岐伯之术大有进步。惟达摩所传之一指禅，与达摩所传之点穴法，虽同为指顶工夫，然其功用，则完全相反。盖点穴在闭气血，致失感觉，为拳术中之神功。一指禅在流通气血，祛病神速，为医术中之神功也。

【按语】

（1）作者黄汉如为一指禅推拿流派传人。强调一指禅推拿流派的传统练功项目是"易筋经"。

（2）练功不仅能练形体，练霸力，也能练柔韧性，"柔屈如棉"即"易筋"效果。

六、祛病延年六字诀

【原文】

总诀：肝若嘘时目睁精，肺知呬气双手擎，心呵顶上连叉手，肾吹抱取膝头平，脾病呼时须撮口，三焦客热卧嘻宁。

肾吹气：肾为水病主生门，有疾尪羸气色昏。眉蹙耳鸣兼黑瘦，吹之邪妄立逃奔。

心呵气：心源烦躁急须呵，此法通神更莫过，喉内口疮并热痛，依之目下便安和。

肝嘘气：肝主龙涂位号心，病来还觉好酸辛，眼中赤色兼多泪，嘘之病去立如神。

肺呬气：呬呬数多作生涎，胸膈烦满上焦痰，若有肺病急须呬，用之目下自安然。

脾呼气：脾病属土号太仓，有痰难教尽择方，泻痢肠鸣并吐水，急调呼字次丹成。

三焦嘻：三焦有病急须嘻，古圣留言最上医，若或通行去壅塞，不因此法又何知。

【按语】

《祛病延年六字诀》首为总诀，次为各字之诀。其中，总诀叙述了六字气法与脏腑的联系，以及与各吐气法相应的导引姿态，表明此功法当属动静结合的服气功法，其脏腑配属沿用肾吹、心呵、肝嘘、肺呬、脾呼、三焦嘻的模式；与之相应的导引体态为"嘘"时极力瞪眼，"呬"时双手上擎，"呵"时两手交叉于头顶，"吹"时双手抱膝，"呼"时撮口而呼，"嘻"时取卧姿。而在六个分歌诀中，分别阐述了五脏及三焦所主的主要病症。歌诀所记载的功法，语言简练，篇幅短小，内容具体、完备，广为后世传颂。

【思考题】

1.彭祖是长寿的代表人物，如何理解彭祖导引之术？

2.如何理解老子按摩法中"按摩"的含义？

3."无念""止念""元和"的含义是什么？

4.祛病延年六字诀与现代六字诀有何异同？

主要参考书目

［1］吕立江．推拿功法学．北京：中国中医药出版社，2012.

［2］刘天君．中医气功学．北京：中国中医药出版社，2011.

［3］吕明．推拿功法学．北京：人民卫生出版社，2009.

［4］王国才．推拿手法学．北京：中国中医药出版社，2007.

［5］周信文．推拿功法学．上海：上海中医药大学出版社，1994.

［6］金宏柱．中国推拿练功学．上海：上海中医药大学出版社，1990.

全国中医药行业高等教育"十四五"规划教材

全国高等中医药院校规划教材（第十一版）

教材目录（第一批）

注：凡标☆号者为"核心示范教材"。

（一）中医学类专业

序号	书 名	主 编		主编所在单位	
1	中国医学史	郭宏伟	徐江雁	黑龙江中医药大学	河南中医药大学
2	医古文	王育林	李亚军	北京中医药大学	陕西中医药大学
3	大学语文	黄作阵		北京中医药大学	
4	中医基础理论☆	郑洪新	杨 柱	辽宁中医药大学	贵州中医药大学
5	中医诊断学☆	李灿东	方朝义	福建中医药大学	河北中医学院
6	中药学☆	钟赣生	杨柏灿	北京中医药大学	上海中医药大学
7	方剂学☆	李 冀	左铮云	黑龙江中医药大学	江西中医药大学
8	内经选读☆	翟双庆	黎敬波	北京中医药大学	广州中医药大学
9	伤寒论选读☆	王庆国	周春祥	北京中医药大学	南京中医药大学
10	金匮要略☆	范永升	姜德友	浙江中医药大学	黑龙江中医药大学
11	温病学☆	谷晓红	马 健	北京中医药大学	南京中医药大学
12	中医内科学☆	吴勉华	石 岩	南京中医药大学	辽宁中医药大学
13	中医外科学☆	陈红风		上海中医药大学	
14	中医妇科学☆	冯晓玲	张婷婷	黑龙江中医药大学	上海中医药大学
15	中医儿科学☆	赵 霞	李新民	南京中医药大学	天津中医药大学
16	中医骨伤科学☆	黄桂成	王拥军	南京中医药大学	上海中医药大学
17	中医眼科学	彭清华		湖南中医药大学	
18	中医耳鼻咽喉科学	刘 蓬		广州中医药大学	
19	中医急诊学☆	刘清泉	方邦江	首都医科大学	上海中医药大学
20	中医各家学说☆	尚 力	戴 铭	上海中医药大学	广西中医药大学
21	针灸学☆	梁繁荣	王 华	成都中医药大学	湖北中医药大学
22	推拿学☆	房 敏	王金贵	上海中医药大学	天津中医药大学
23	中医养生学	马烈光	章德林	成都中医药大学	江西中医药大学
24	中医药膳学	谢梦洲	朱天民	湖南中医药大学	成都中医药大学
25	中医食疗学	施洪飞	方 泓	南京中医药大学	上海中医药大学
26	中医气功学	章文春	魏玉龙	江西中医药大学	北京中医药大学
27	细胞生物学	赵宗江	高碧珍	北京中医药大学	福建中医药大学

序号	书 名	主 编		主编所在单位	
28	人体解剖学	邵水金		上海中医药大学	
29	组织学与胚胎学	周忠光	汪 涛	黑龙江中医药大学	天津中医药大学
30	生物化学	唐炳华		北京中医药大学	
31	生理学	赵铁建	朱大诚	广西中医药大学	江西中医药大学
32	病理学	刘春英	高维娟	辽宁中医药大学	河北中医学院
33	免疫学基础与病原生物学	袁嘉丽	刘永琦	云南中医药大学	甘肃中医药大学
34	预防医学	史周华		山东中医药大学	
35	药理学	张硕峰	方晓艳	北京中医药大学	河南中医药大学
36	诊断学	詹华奎		成都中医药大学	
37	医学影像学	侯 键	许茂盛	成都中医药大学	浙江中医药大学
38	内科学	潘 涛	戴爱国	南京中医药大学	湖南中医药大学
39	外科学	谢建兴		广州中医药大学	
40	中西医文献检索	林丹红	孙 玲	福建中医药大学	湖北中医药大学
41	中医疫病学	张伯礼	吕文亮	天津中医药大学	湖北中医药大学
42	中医文化学	张其成	臧守虎	北京中医药大学	山东中医药大学

（二）针灸推拿学专业

序号	书 名	主 编		主编所在单位	
43	局部解剖学	姜国华	李义凯	黑龙江中医药大学	南方医科大学
44	经络腧穴学☆	沈雪勇	刘存志	上海中医药大学	北京中医药大学
45	刺法灸法学☆	王富春	岳增辉	长春中医药大学	湖南中医药大学
46	针灸治疗学☆	高树中	冀来喜	山东中医药大学	山西中医药大学
47	各家针灸学说	高希言	王 威	河南中医药大学	辽宁中医药大学
48	针灸医籍选读	常小荣	张建斌	湖南中医药大学	南京中医药大学
49	实验针灸学	郭 义		天津中医药大学	
50	推拿手法学☆	周运峰		河南中医药大学	
51	推拿功法学☆	吕立江		浙江中医药大学	
52	推拿治疗学☆	井夫杰	杨永刚	山东中医药大学	长春中医药大学
53	小儿推拿学	刘明军	邰先桃	长春中医药大学	云南中医药大学

（三）中西医临床医学专业

序号	书 名	主 编		主编所在单位	
54	中外医学史	王振国	徐建云	山东中医药大学	南京中医药大学
55	中西医结合内科学	陈志强	杨文明	河北中医学院	安徽中医药大学
56	中西医结合外科学	何清湖		湖南中医药大学	
57	中西医结合妇产科学	杜惠兰		河北中医学院	
58	中西医结合儿科学	王雪峰	郑 健	辽宁中医药大学	福建中医药大学
59	中西医结合骨伤科学	詹红生	刘 军	上海中医药大学	广州中医药大学
60	中西医结合眼科学	段俊国	毕宏生	成都中医药大学	山东中医药大学
61	中西医结合耳鼻咽喉科学	张勤修	陈文勇	成都中医药大学	广州中医药大学
62	中西医结合口腔科学	谭 劲		湖南中医药大学	

（四）中药学类专业

序号	书名	主编		主编所在单位	
63	中医学基础	陈晶	程海波	黑龙江中医药大学	南京中医药大学
64	高等数学	李秀昌	邵建华	长春中医药大学	上海中医药大学
65	中医药统计学	何雁		江西中医药大学	
66	物理学	章新友	侯俊玲	江西中医药大学	北京中医药大学
67	无机化学	杨怀霞	吴培云	河南中医药大学	安徽中医药大学
68	有机化学	林辉		广州中医药大学	
69	分析化学（上）（化学分析）	张凌		江西中医药大学	
70	分析化学（下）（仪器分析）	王淑美		广东药科大学	
71	物理化学	刘雄	王颖莉	甘肃中医药大学	山西中医药大学
72	临床中药学☆	周祯祥	唐德才	湖北中医药大学	南京中医药大学
73	方剂学	贾波	许二平	成都中医药大学	河南中医药大学
74	中药药剂学☆	杨明		江西中医药大学	
75	中药鉴定学☆	康廷国	闫永红	辽宁中医药大学	北京中医药大学
76	中药药理学☆	彭成		成都中医药大学	
77	中药拉丁语	李峰	马琳	山东中医药大学	天津中医药大学
78	药用植物学☆	刘春生	谷巍	北京中医药大学	南京中医药大学
79	中药炮制学☆	钟凌云		江西中医药大学	
80	中药分析学☆	梁生旺	张彤	广东药科大学	上海中医药大学
81	中药化学☆	匡海学	冯卫生	黑龙江中医药大学	河南中医药大学
82	中药制药工程原理与设备	周长征		山东中医药大学	
83	药事管理学☆	刘红宁		江西中医药大学	
84	本草典籍选读	彭代银	陈仁寿	安徽中医药大学	南京中医药大学
85	中药制药分离工程	朱卫丰		江西中医药大学	
86	中药制药设备与车间设计	李正		天津中医药大学	
87	药用植物栽培学	张永清		山东中医药大学	
88	中药资源学	马云桐		成都中医药大学	
89	中药产品与开发	孟宪生		辽宁中医药大学	
90	中药材加工与炮制	王秋红		广东药科大学	
91	人体形态学	武煜明	游言文	云南中医药大学	河南中医药大学
92	生理学基础	于远望		陕西中医药大学	
93	病理学基础	王谦		北京中医药大学	

（五）护理学专业

序号	书名	主编		主编所在单位	
94	中医护理学基础	徐桂华	胡慧	南京中医药大学	湖北中医药大学
95	护理学导论	穆欣	马小琴	黑龙江中医药大学	浙江中医药大学
96	护理学基础	杨巧菊		河南中医药大学	
97	护理专业英语	刘红霞	刘娅	北京中医药大学	湖北中医药大学
98	护理美学	余雨枫		成都中医药大学	
99	健康评估	阚丽君	张玉芳	黑龙江中医药大学	山东中医药大学

序号	书名	主编		主编所在单位	
100	护理心理学	郝玉芳		北京中医药大学	
101	护理伦理学	崔瑞兰		山东中医药大学	
102	内科护理学	陈燕	孙志岭	湖南中医药大学	南京中医药大学
103	外科护理学	陆静波	蔡恩丽	上海中医药大学	云南中医药大学
104	妇产科护理学	冯进	王丽芹	湖南中医药大学	黑龙江中医药大学
105	儿科护理学	肖洪玲	陈偶英	安徽中医药大学	湖南中医药大学
106	五官科护理学	喻京生		湖南中医药大学	
107	老年护理学	王燕	高静	天津中医药大学	成都中医药大学
108	急救护理学	吕静	卢根娣	长春中医药大学	上海中医药大学
109	康复护理学	陈锦秀	汤继芹	福建中医药大学	山东中医药大学
110	社区护理学	沈翠珍	王诗源	浙江中医药大学	山东中医药大学
111	中医临床护理学	裘秀月	刘建军	浙江中医药大学	江西中医药大学
112	护理管理学	全小明	柏亚妹	广州中医药大学	南京中医药大学
113	医学营养学	聂宏	李艳玲	黑龙江中医药大学	天津中医药大学

（六）公共课

序号	书名	主编		主编所在单位	
114	中医学概论	储全根	胡志希	安徽中医药大学	湖南中医药大学
115	传统体育	吴志坤	邵玉萍	上海中医药大学	湖北中医药大学
116	科研思路与方法	刘涛	商洪才	南京中医药大学	北京中医药大学

（七）中医骨伤科学专业

序号	书名	主编		主编所在单位	
117	中医骨伤科学基础	李楠	李刚	福建中医药大学	山东中医药大学
118	骨伤解剖学	侯德才	姜国华	辽宁中医药大学	黑龙江中医药大学
119	骨伤影像学	栾金红	郭会利	黑龙江中医药大学	河南中医药大学洛阳平乐正骨学院
120	中医正骨学	冷向阳	马勇	长春中医药大学	南京中医药大学
121	中医筋伤学	周红海	于栋	广西中医药大学	北京中医药大学
122	中医骨病学	徐展望	郑福增	山东中医药大学	河南中医药大学
123	创伤急救学	毕荣修	李无阴	山东中医药大学	河南中医药大学洛阳平乐正骨学院
124	骨伤手术学	童培建	曾意荣	浙江中医药大学	广州中医药大学

（八）中医养生学专业

序号	书名	主编		主编所在单位	
125	中医养生文献学	蒋力生	王平	江西中医药大学	湖北中医药大学
126	中医治未病学概论	陈涤平		南京中医药大学	

策划编辑 李 昆
责任编辑 李 昆
责任印制 刘 衍

全国中医药行业高等教育"十四五"规划教材（第一批）

全国高等中医药院校规划教材（第十一版）

中国医学史	免疫学基础与病原生物学	中医药统计学	护理专业英语
医古文	预防医学	物理学	护理美学
大学语文	药理学	无机化学	健康评估
中医基础理论	诊断学	有机化学	护理心理学
中医诊断学	医学影像学	分析化学（上）（化学分析）	护理伦理学
中药学	内科学	分析化学（下）（仪器分析）	内科护理学
方剂学（中医学类）	外科学	物理化学	外科护理学
内经选读	中西医文献检索	临床中药学	妇产科护理学
伤寒论选读	中医疫病学	方剂学（中药学类）	儿科护理学
金匮要略	中医文化学	中药药剂学	五官科护理学
温病学	局部解剖学	中药鉴定学	老年护理学
中医内科学	经络腧穴学	中药药理学	急救护理学
中医外科学	刺法灸法学	中药拉丁语	康复护理学
中医妇科学	针法治疗学	药用植物学	社区护理学
中医儿科学	各家针灸学说	中药炮制学	中医临床护理学
中医骨伤科学	针灸医籍选读	中药分析学	护理管理学
中医眼科学	实验针灸学	中药化学	医学营养学
中医耳鼻咽喉科学	推拿手法学	中药制药工程原理与设备	中医学概论
中医急诊学	● 推拿功法学	药事管理学	传统体育
中医各家学说	推拿治疗学	本草典籍选读	科研思路与方法
针灸学	小儿推拿学	中药制药分离工程	中医骨伤科学基础
推拿学	中外医学史	中药制药设备与车间设计	骨伤解剖学
中医养生学	中西医结合内科学	药用植物栽培学	骨伤影像学
中医药膳学	中西医结合外科学	中药资源学	中医正骨学
中医食疗学	中西医结合妇产科学	中药产品与开发	中医筋伤学
中医气功学	中西医结合儿科学	中药材加工与炮制	中医骨病学
细胞生物学	中西医结合骨伤科学	人体形态学	创伤急救学
人体解剖学	中西医结合眼科学	生理学基础	骨伤手术学
组织学与胚胎学	中西医结合耳鼻咽喉科学	病理学基础	中医养生文献学
生物化学	中西医结合口腔科学	中医护理学基础	中医治未病学概论
生理学	中医学基础	护理学导论	
病理学	高等数学	护理学基础	

读中医药书，走健康之路

服务号
（zgzyycbs）

医开讲
（yikaijiang）

6844-8
中医药教育云平台
医开讲
客服QQ群:935504304
网址: www.e-lesson.cn
刮开深层药码查序号

ISBN 978-7-5132-6844-8

9 787513 268448

定价：55.00 元